经典经方医学丛书

经方探源

经典经方医学概述

主编 许家栋

副主编

林树元 刘 畅 刘建廷

人民卫生出版社
·北京·

图书在版编目（CIP）数据

经方探源：经典经方医学概述/许家栋主编. —
北京：人民卫生出版社，2020.10（2024.12 重印）
ISBN 978-7-117-30649-2

Ⅰ. ①经… Ⅱ. ①许… Ⅲ. ①六经辨证 Ⅳ.
①R241.5

中国版本图书馆CIP数据核字（2020）第193943号

人卫智网　**www.ipmph.com**	医学教育、学术、考试、健康，	
	购书智慧智能综合服务平台	
人卫官网　**www.pmph.com**	人卫官方资讯发布平台	

经方探源——经典经方医学概述
Jingfang Tanyuan——Jingdian Jingfang Yixue Gaishu

主　　编：许家栋
出版发行：人民卫生出版社（中继线 010-59780011）
地　　址：北京市朝阳区潘家园南里 19 号
邮　　编：100021
E - mail：pmph @ pmph.com
购书热线：010-59787592　010-59787584　010-65264830
印　　刷：北京汇林印务有限公司
经　　销：新华书店
开　　本：787×1092　1/16　印张：20
字　　数：370 千字
版　　次：2020 年 10 月第 1 版
印　　次：2024 年 12 月第 6 次印刷
标准书号：ISBN 978-7-117-30649-2
定　　价：72.00 元

打击盗版举报电话：010-59787491　E-mail：WQ @ pmph.com
质量问题联系电话：010-59787234　E-mail：zhiliang @ pmph.com

3

吕·序

岁值庚子，"新冠"肆虐。在大疫面前，中医药再次彰显出独特的价值，成为防治新型冠状病毒肺炎的重要手段，让世人再次感受到中医药的魅力。

中医药魅力的根基，蕴藏在中医药经典之中。纵观中医学史：历代名家，无不从经典入；后世名方，无不从经方出。经典是中医临床的基础，是步入中医殿堂的稳捷之径。广东省中医院多年来，既致力于对中医经典的研究，亦广邀国内经方名家，前来传道讲学，备受广大学人欢迎，对提高医院的中医药临床疗效起着关键作用。

许先生，出身山东五莲中医世家，为中医泰斗董建华教授再传弟子。多年来挖掘、还原张仲景经方医学体系，形成"病机解伤寒"的独到心法，探明《伤寒论》六病开篇"辨"之玄机，形成严谨而丰满的经典经方医学学术体系。许先生自 2018 年起，定期前来我院授业带教，在临证中使用经方原方，疗效显著，吸引了一大批中青年骨干跟随其修习经典经方。

今先生将多年来对中医经方的思考与实践，集结成《经方探源——经典经方医学概述》一书。是书从研究文献出发，溯源仲景经方的学术体系及临床辨治特点；从生理的津液观、营卫论与病理表里观与传变论，确立经典经方的理论基础；进而详细阐发六病病机辨证体系与六病方机体系。每一病机下，设基础病机与复合病机；每一方机下立主证方，以"气血水火"四证为基础传衍化方。其条理分明，各有法度，于病情药性，一目了然。知病从何处来，传变何处，见机施治，随证衍化，与仲景之意，无不吻合。更令人叹服的是，应用于临床屡见奇效。

是书即成，为杏林佳事，后之习经方者，可以此为津梁矣。故欣然为之作序。并借此希望诸多青年骨干在各专科及危急疑难疾病诊疗中更多地发挥中医药的作用，重现中医药护佑人类健康的价值。

广东省中医院终身名誉院长

广东省中医药学会会长

吕玉波

庚子仲秋于羊城

冯·序

祖国医学，博大精深，经方医药更显光辉，但取庚之道亦颇曲颇深。章太炎曰："中国医药，来自实验，信而有征，皆合乎科学，中间历受劫难。一为阴阳家言，掺入五行之说，是为一劫；次为道教，掺入仙方丹药，又一劫；又受佛教及积年神鬼迷信影响；又受理学家玄空推论，深文週内，离疾病愈远，学说愈空，皆中国医学之劫难。"中华儿女，自强不息，历经磨难，一代一代通过临床实践，在不断探讨中，排除劫难，向前发展着中医。

继承和弘扬中医，近来尤注重经方的研究。《汉书·艺文志》已明确记载中医有两大理论体系，并明确经方的定义，即："经方者，本草石之寒温，量疾病之浅深，假药味之滋，因气感之宜，辩五苦六辛，致水火之齐，以通闭解结，反之于平"。由于误读传统的影响，经方概念变得模糊难知，这亦是引起业内人士学术争鸣、探讨增多的原因之一吧。许家栋是其中佼佼者，步入医门，即潜心经方研究，坚持知行合一，读经典，做临床，带教授徒，一门深入，从独特的视角探讨经方，十年磨一剑，大论三篇，不但探讨了经方的渊源，还探讨了经方理论及其方证，展示了丰富的参考资料和学术观点，给读者以启迪。

许家栋在不断地总结经验教训，不断地探讨经方的真髓。陆渊雷曰："学问与年俱进，今以为是者，安知他日不以为非？订正甯有止境。"望学术日进，做一代经方传人。

著名经方学家

中日友好医院主任医师

冯世纶

2020 年 9 月

黄·序

这本著作，字里行间寓含着一位青年中医追寻十多年的梦。作者要破译经方的密码，还原张仲景的思路！作者的工作做得很有特点，以经解经，即以《伤寒论》《金匮要略》中的内容互相印证，"无一字无来历，无一字无出处"，揣摩张仲景治病的思路和方法，用古朴的语言解释经方治病事实背后的机制。本书的结论不少是有特色和冲击力的，如表里观、津液论、营卫论、胃气论、三焦论、精气论及四证释义等，对理解经典原文提供了很大的帮助。作者挑战了教科书的解释霸权，这在当今中医界尤为可贵！

许家栋医生是一位来自基层的中医临床工作者，也是我当年主持经方沙龙的活跃网友。他不仅理论功底深厚，而且经方使用娴熟，常常使用原方，疗效显著，令人瞩目。经过十多年的潜心研究，他的学术思想日渐成熟。今看到他杀青的大作，十分高兴。经方的推广需要更多像许家栋这样的年轻学者。

《伤寒论》是一本奇书，流传千百年，阅读者无数，注释并成书者也成百上千。据刘渡舟主编的《伤寒论辞典》统计，我国历代《伤寒论》著作达457种，其中注释、发挥的著作达427种。日本的《伤寒论》研究著作亦不比我国少。据龙野一雄统计，为531种，其中明确为注本的达162种（《日本东洋医学会志》第1卷）。可以说这是世界医学史上罕见的奇迹！

"察症候而罕言病理，出方剂而不言药性"（岳美中先生语），是《伤寒论》的最大学术特征。《伤寒论》言词古朴而简略，但字里行间所含的义理十分深邃，全书着重于对方证及方证流转变化的轨迹的描述，而未展开解释体系的构建，更少有对病机的阐述，从而为后人提供了极大的想象空间，成为培养中医师理解力、鉴别力、创造力的绝佳教案。可以说，历代《伤寒论》注本，一家有一家的仲景，一本有一本的《伤寒》。许家栋医生以他独特的视角和方法，成功地诠释了《伤寒论》，而《伤寒论》的成功诠释也造就了一位优秀的经方学者。

南京中医药大学国际经方学院院长

黄煌

2020 年 8 月 31 日

曹·序

经方之难学难精，由来尚矣；经方之效专力宏，由来尚矣。

我从事《伤寒论》与《金匮要略》的教学与研究多年，始终觉得"六经辨伤寒""脏腑辨杂病"这一现行的教学框架与仲景经方体系并不完全契合，特别是外感与内伤缺乏一以贯之的理论桥梁，临证亦难以见病知源。2014年，我在与林树元博士交谈的过程中，得知许师以太阴中风三层次病机及病传规律，系统解构《金匮要略》杂病病传理论，让我大为惊艳，随即在树元博士的陪同下赶往山东拜访许师。

在半月余的交往中，亲见其用经典经方病机方机辨证理论指导临床，以经方原方原量，屡攻沉疴重疾。许师逻辑严谨，论证清晰，其解经方，无一字无来历，无一字无出处，常让人有"经方本当如此"之叹，往往寥寥数语，却如灌顶之醍醐。其术精诚，其人谦和，求学问道，引为知己。叹其才华横溢之余，为了让更多学子得窥经典经方理法，经我引荐，2016年，我所任教的浙江中医药大学基础医学院聘请许师为特聘教授。此后许师定期来杭讲学，每次台下均座无虚席，掀起了杭城经方学习之热潮。2017年，由我院承办的第三届经典经方学术年会在浙江中医药大学举行，许师解码《隐藏在经方中的"温病"法要》，极大地促进了经方在浙江的传播与发展。

早在与许师初识之时，我即感慨，若其能将所学整理出版，对经方后学者而言当是一件幸事。许师当即让树元博士等开始组织师弟师妹们整理讲课文稿与带教记录，为本书的编撰积累素材。出于对学术的极高追求，许师带领学生们不断改进和完善全书的理论框架与逻辑主线。编撰大纲数易其稿，成文校订逐字斟酌，一毫有疑考校求验，百炼千锤终得大成。该书始于追溯经方源流，上篇阐释生理病理，中篇解惑六病病机，下篇辨明六病方机，构建了理法完备的"病机方机解伤寒"辨治学术体系。其理论既基于经典原文，又不单纯局限于条文方证。学者阅之，读书有道，条分缕析，登堂入室；医者用之，临证有术，辨析有法，执简驭繁。

　　本书之付梓，必将对经方理法之正本清源、对经方原方之临床运用，多有裨益。谨为之序。

浙江中医药大学教授

博士研究生导师

曹灵勇

庚子年书于杭州钱塘江畔

自·序

《晋书》云："扁鹊造虢而尸起……仲景垂妙于定方。"世皆知仲景之"对病真方有神验"，惜遗文远旨，代寡能用，经方难精，由来尚已。

而精用之要，首在探源，夫仲景之学，方源《汤液》，法出扁鹊。《汉书·艺文志》言："经方者，本草石之寒温，量疾病之浅深，假药味之滋，因气感之宜，辨五苦六辛，致水火之齐，以通闭解结，反之于平。"故伊尹撰用《本草》以为《汤液》，仲景源出《汤液》以为《伤寒》；且《伤寒论》开篇即曰："中世有长桑、扁鹊""余每览越人入虢之诊，望齐侯之色，未尝不慨然叹其才秀也"，仲景思求经旨，演其所知，尽察幽微，探其理致，得以见病知源，疗治明悉，而成"千古医方之祖"。

为挖掘还原仲景经方医学体系，编者溯本追源，以经解经，秉伤寒法脉贯六经微旨，启汉唐宝典传二旦遗篇。探究《伤寒论》开篇"辨"之玄机，阐明经方津液、营卫、三焦、胃气、精气五大生理基础，提炼水火气血四大病理证型，归纳里邪出表、阴病转阳两大施治法则，明确阴阳自和病必自愈之疾病痊愈规律。释表束三个层面，以期伤寒主旨得明；述阳明清热四法，以使火证条分缕析；阐少阳四大病机，以解半病往来之惑；辨卫阳真阳实义，以别少阴表里异同；论太阴兼有中风，以理杂病层次渊薮；审厥阴真类之别，以析古今聚讼疑案。倡四饮大论，知晓津液输布离合；重表位表邪，爕理正邪疏导出路；有法有方，原方原量，尊古炮制，复原经药。坚持遵循"知行合一""无一字无来历，无一字无出处"之治学与临证理念，在临床一线带教授徒多年。一门深入，廿载未懈，十历寒暑，八易其稿，讲义撷菁，汇成此书。虽属愚者千虑之一得，但为仲圣继绝学、为经方续慧命之碧心，如鱼向海、如水归壑、如玉壶之对冰鉴也！

许家栋

庚子年书于山东五莲山麓

目·录

绪
·
论

张仲景伤寒经方学术
溯源及临床辨治特点

一 方源《汤液》升华二旦，从经验之方圆融到经典之方

（一）伊尹撰用神农本草以为汤液经，仲景论广汤液，识用精微过其师

《晋书》中《皇甫谧传》记载："伊尹以亚圣之才，撰用神农本草以为汤液"；又谓："仲景论广伊尹汤液为数十卷，用之多验"。

林亿校《伤寒论》序引唐代甘伯宗《名医录》曰："张仲景……始受术于同郡张伯祖，时人言，识用精微过其师。所著论，其言精而奥，其法简而详，非浅闻寡见者所能及。"

《太平御览》引《何颙别传》云："同郡张仲景，总角造颙，谓曰：君用思精而韵不高，后将为良医。卒如其言。颙先识独觉，言无虚发。"

可见张仲景是在同乡张伯祖先生指导下，学习过以《汤液经法》（以下简称《汤液》）为代表的经方派典籍，但为何时人会有"识用精微过其师"的评价呢？这是因为张仲景"论广汤液"而建立的伤寒经方体系，是对包括《汤液经法》在内整个东汉以前经方医学的升华与圆融。

通过上述史料可知，经方医学起源于《神农本草经》（以下简称《本经》），遵循《本经》四气五味理论而配伍成方。

皇甫谧生于公元215年，即张仲景在《伤寒论》（以下简称《伤寒》）序言中"感往昔之沦丧，伤横夭之莫救"的东汉建安十九年，谧曾祖父皇甫嵩曾官至献帝朝太尉。而谧聪慧异人，博览百典，魏、晋两朝皆诏征出仕而不就，曾恩获晋武帝赠书一车。更曾远追绳契，縻采内史，博案经传，旁及百家，撰成史书《帝王世纪》，上起三皇，下迄汉魏，补阙《史记》，增资《汉书》。

皇甫谧身为国士宿耆且能执笔史家，并与仲景生活年代相叠，故其所论足以采信。《晋书》中《皇甫谧传》记载："仲景论广伊尹汤液为数十卷，用之多验"与陶弘景"昔南阳张机，依此诸方（二旦四神大小方）撰为伤寒论一部"亦可形成考据学上的互证。

"论广……汤液""依……诸方……撰为"都提示仲景并非机械地继承《汤液经法》，而是增广升华圆融《汤液》而构建成为《伤寒》经方体系。

汉魏时期，读书人往往首选出仕为官，且时行相术，即掌握相法之高士据人之相貌形态、言行气度来断其人生发展方向，如东汉名家何颙先生即是其中佼佼者。

据《何颙别传》记载，张仲景年少时曾求教于何颙，颙谓："君用思精而韵不高，后将为良医"，即仲景有缜密之思维，但无轩昂之气韵，故不适合为官，但可以成为明医。

这与仲景先师反对"竞逐荣势，企踵权豪，孜孜汲汲，惟名利是务"（《伤寒论·序》）的人生观不谋而合，更坚定了"留神医药，精究方术，上以疗君亲之疾，下以救贫贱之厄，中以保身长全，以养其生"（《伤寒论·序》）的人生信条。

（二）原始经方是经验之方以药对病，仲景升华为经典之方辨证论治

据《汉书·艺文志》记载，有经方十一家：

《五藏六府痹十二病方》三十卷

《五藏六府疝十六病方》四十卷

《五藏六府瘅十二病方》四十卷

《风寒热十六病方》二十六卷

《泰始黄帝扁鹊俞跗方》二十三卷

《五藏伤中十一病方》三十一卷

《客疾五藏狂颠病方》十七卷

《金疮疭瘛方》三十卷

《妇人婴儿方》十九卷

《汤液经法》三十二卷

《神农黄帝食禁》七卷

上述典籍后世皆已失传，散佚之因除了战乱，更主要的是学术进化和历史的选择。

其实在仲景之前，经方本义即是经验之方，这些原始的"经方"，大多以药对病对症，尚不能达到辨证论治的水平。故而当仲景的《伤寒》经方体系横空出世，旋即风行医界而"后学咸尊奉之"（陶弘景语），前述十一家经方亦即逐渐湮没于历史之尘埃中。

上述医书虽已失传，但尚可以通过近世出土的诸如《五十二病方》《武威汉代医简》等汉以前文献一睹原始经方风貌。

如《五十二病方》中记载：

"止血出者，燔发，以安（按）其痏。

令伤者毋痛，毋血出。

取故蒲席厌□□□燔 席 冶 按 其 痏。

伤者血出，祝曰：'男子竭，女子戴'，五画地 傅 之。"

记载的止血方法，

一是将头发烧灰（血余炭），外敷伤患处；

二是将破旧蒲席烧灰，外用或再配合内服；

三是祝由（而"钦望巫祝"正是仲景所批判的）再配合外敷的治法。

又如：

"膏弱（溺），是胃（谓）内复，以水与弱（溺）煮陈葵种而饮之，有（又）鏊（韲）阳□而羹之。"

记载的膏淋方，

一是用陈葵子加人尿共水煮饮用；

二是用韭菜捣烂煮服。

诸如此等朴素经验性方药，显然还未达到"辨证"和"理法"高度，故谓原始"经方"本义即是"经验之方"。

《汉书》是断代史书，史书记叙同一类事物会按照时间先后排序，是以《艺文志》篇记载的经方十一家，照例亦应是依面世时间次序或当时医家例行学习顺序而收录。

譬如首先是《五藏六府痹十二病方》，古医书"痹"为形体不仁不用之疾，非后世疼痛痹证所专指。五藏六府皆可有痹，而"痹"以表为所急所苦，即以擅治表病为特点的经方流派。

次则是《五藏六府疝十六病方》，古医书"疝"亦非后世之疝气，而是腹中坚痛之疾。五藏六府皆有疝，而"疝"以里为所急所苦，即以擅治里病为特点的经方流派。

再如《五藏六府瘅十二病方》，此"瘅"非后世狭义之黄疸病，而是一大类黄汗、黄疸、淋浊、消渴等诸表里合病之证候，即以擅治表里合病为特点的经方流派。

《风寒热十六病方》则是以擅治外感时疫为主之经方流派。

《五藏伤中十一病方》则是以擅治内伤杂病为主之经方流派。

《客疾五藏狂颠病方》则是以擅治神志疾病为主之经方流派。

《金疮疭瘲方》则是以擅治外科金疡及相关并发症为主之经方流派。

《妇人婴儿方》则是以擅治妇科儿科为主之经方流派。

《泰始黄帝扁鹊俞跗方》则相当于"名老中医"学术经验集。

以上诸多经验方流派进化汇编后，最后形成了《汤液经法》，这就是仲景以前原始经方医学的集成。在仲景撰写《伤寒杂病论》之前，《汤液经法》代表着经方医学的最高水平。故《汤液》以后，原始经方学派著作无法再提升，只能撰写诸如《神农黄帝食禁》等饮食宜忌类"科普"书籍了。

以上也是"经方派"又被称为"汤液派"，"经方"又被称作"汤液"的历史轨迹。

仲景先师慧眼识珠，入手即直接学习最高进化级别的《汤液经法》而尤得力于扁鹊之学，《汤液经法》中自然包含了《泰始黄帝扁鹊俞跗方》等前述经方典籍，所以使得仲景在扁鹊学术体系中获益良多且青出于蓝。

如《伤寒论》序言开篇即曰："余每览越人入虢之诊，望齐侯之色，未尝不慨然叹其才秀也。"

《史记·扁鹊仓公列传》记载：

"扁鹊过齐，齐桓侯客之。入朝见，曰：'君有疾在腠理，不治将深'，桓侯曰：'寡人无疾。'扁鹊出，桓侯谓左右曰：'医之好利也，欲以不疾者为功。'

后五日，扁鹊复见，曰：'君有疾在血脉，不治恐深。'桓侯曰：'寡人无疾。'扁鹊出，桓侯不悦。

后五日，扁鹊复见，曰：'君有疾在肠胃间，不治将深。'桓侯不应，扁鹊出，桓侯不悦。

后五日，扁鹊复见，望见桓侯而退走，桓侯使人问其故。扁鹊曰：'疾之居腠理也，汤熨之所及也；在血脉，针石之所及也；其在肠胃，酒醪（火齐）[1]之所及也；其在骨髓，虽司命无奈之何。今在骨髓，臣是以无请也。'

后五日，桓侯体病，使人召扁鹊，扁鹊已逃去。桓侯遂死。"

扁鹊的诊断过程体现了经方学派最为重视的"表里观"，即表轻里重、里深易死的病理规律。

又，陶弘景曰："汉晋以还，诸名医辈，张机、卫汜、华元化、吴普、皇甫玄晏、支法师、葛稚川、范将军等，皆当代名贤，咸帅式此《汤液经法》，愍救疾苦，造福含灵。其间增减，虽各擅其异，或致新效，似乱旧经，而其旨趣，仍方圆之于规矩也。"又云："外感天行，经方之治，有二旦、六[2]（四）神大小等汤。昔南阳张机，依此诸方，撰为《伤寒论》一部，疗治明悉，后学咸尊奉之。"

由此可见，仲景"始受术于同郡张伯祖"而"识用精微过其师"，在汉晋以还，名医辈出的经方"战国"时代，之所以能够脱颖而出远超诸家，就是因为学习继承了《汤液经法》的方剂与扁鹊的表里观，用阴阳二旦的治则治法体系来统摄汤液之方，把原始以药对病对症的"经验之方"升华到真正辨证论治的"经典

---

[1] 酒醪，《韩非子》作"火齐"。

[2] 《辅行诀》论述原意为二旦方+四神方为六方，而非"二旦"+"六神"，勾陈腾蛇方为张大昌先生后行补入。如："弘景曰：阳旦者，升阳之方，以黄芪为主；阴旦者，扶阴之方，以柴胡为主；青龙者，宣发之方，以麻黄为主；白虎者，收重之方，以石膏为主；朱鸟者，清滋之方，以鸡子黄为主；玄武者，温渗之方，以附子为主。此六方者，为六合之正精，升降阴阳，交互金木，既济水火，乃神明之剂也。张机撰《伤寒论》，避道家之称，故其方皆非正名也，但以某药名之，以推主为识耳。"

之方"，建立了圆融的三阴三阳六病辨治体系，从而使得伤寒经方学术体系达到了法度森严、疗治明悉，放之于四海而皆准，穿越过千年仍神效的状态，是以能够吸引后学争相尊奉和学习运用。

所以仲景以后，学子们尊崇的不再是《汤液经法》而是《伤寒杂病论》（一又名《张仲景方》或《张仲景药方》，录于《隋书·经籍志》；一又名《张仲景辨伤寒并方》与《张仲景杂方》，录于《小品方》），奉行的是阴阳二旦理法体系而非简单原始的以药对病对症的经验用法。

如上所述，正是因为张仲景的学术体系真正达到了辨证论治的高度，并能以药物的四气五味、升降浮沉去燮理人体阴阳，达到"以平为期"和《伤寒论》58条"阴阳自和者，必自愈"之佳效，经方医学至此始能真正称得上理法方药完备，所以伤寒经方才会被尊奉为经典并能流传实践至今，成为祖国传统方脉医学的百脉之源和源头活水。

二 法出扁鹊，加入半病，确立三阴三阳六病辨治体系

如前所述，仲景在《伤寒论》序言开篇即曰："余每览越人入虢之诊，望齐侯之色，未尝不慨然叹其才秀也。"对扁鹊的崇敬之情可谓溢于言表。

《史记·扁鹊仓公列传》载："扁鹊者，渤海郡郑人也，姓秦氏，名越人"，扁鹊得长桑君授以禁方（经方的古称）后始成一代名医，如《汉书·艺文志》经方十一家中即有《泰始黄帝扁鹊俞跗方》二十三卷。

扁鹊对于经方医学体系最大的理论贡献是建立了"表里观"，如《伤寒论》序言列举的两个案例——"入虢之诊"和"望齐侯之色"，无一不体现出表里观的特色。

（一）病分表里，治法迥异；表轻里重，里深易死

扁鹊曰："疾之居腠理也，汤熨之所及也；在血脉，针石之所及也；其在肠胃，酒醪（火齐）之所及也；其在骨髓，虽司命无奈之何。"（《史记·扁鹊仓公列传》）

在扁鹊表里观理论指导下：

病在腠理、血络、四肢百骸是表病，需用汤熨、针石去解表。

病在脾胃肠间、五藏六府是里病，需用汤液酒醪去治里。

表病轻而里病重，当病位深入至骨髓膏肓则会形成危疾死证。

在《史记》中详细记载了扁鹊"入虢之诊"救治太子尸蹶病、"望齐侯之色"而断其生死的过程，这两个典型医案都诠释了扁鹊的表里观。

如扁鹊见桓侯，从最初"疾在腠理"，其次"疾在血脉"，再则"疾在肠胃"，到最后"疾在骨髓"。扁鹊断定桓侯病深将不治时，乃"望见桓侯而退走"。

当"桓侯使人问其故"时，扁鹊的回答尤为重要，这段论述是医学史上最早完整阐明表里观及治则治法的文献：

"疾之居腠理也，汤熨之所及也"

当邪气处于皮表肌腠毫末之端属于最表浅的一层，可通过热水泡浴或烧地蒸熨［其法尚见载《外台秘要》[1]（以下简称《外台》）］等方式，开达肌腠玄府取汗以解表。

"在血脉，针石之所及也"

当邪气再深入一层到达经筋血脉之间，则非汤熨取汗法所能解透，需用针砭刮痧等方法，调畅血脉发"红汗"以祛邪。

"其在肠胃，酒醪（火齐）之所及也"

当邪气再深入到达里位，在藏府之间尚未形成"五藏风寒积聚"时，需"致水火之齐（剂）""以通闭解结"（《汉书·艺文志》）。

"其在骨髓，虽司命无奈之何"

当邪气到达最深的骨髓膏肓里位而形成"五藏风寒积聚"时，就属司命之神所辖，只能听天由命，非医者所尽能起死回生也。

扁鹊的表里观理法极大地启发了仲景，是伤寒经方三阴三阳六病辨治体系建立之滥觞。如：

夫阳盛阴虚（编者按：《外台》作表和里病），汗之则死，下之则愈。阳虚阴盛（编者按：《外台》作里和表病），汗之则愈，下之则死。夫如是，则神丹安可以误发，甘遂何可以妄攻？虚盛之治（编者按：《外台》作表里之治），相背千里，吉凶之机，应若影响，岂容易哉！况桂枝下咽，阳盛即毙（编者按：《外台》作表和则毙）；承气入胃，阴盛以亡（编者按：《外台》作里平以亡）。死生之要，在乎须臾，视身之尽，不暇计日。此阴阳虚实之交错，其候至微。发汗吐下之相反，其祸至速。而医

---

［1］《外台秘要·崔氏方一十五首》："又疗伤寒，阮河南蒸法。薪火烧地良久，扫除去火，可以水小洒，取蚕砂、若桃叶、桑柏叶、诸禾糠及麦㜺皆可取用，易得者，牛马粪亦可用，但臭耳。桃叶欲落时，可益收取干之，以此等物著火处，令厚二三寸，布席卧上温覆，用此发汗，汗皆出。若过热，当审细消息，大热者可重席，汗出周身辄使止，当以温粉粉身，勿令遇风。"

8

术浅狭，憞然不知病源，为治乃误，使病者殒没，自谓其分。至令冤魂塞于冥路，死尸盈于旷野，仁者鉴此，岂不痛欤！（《伤寒论·伤寒例》）

此段论述，宋本林亿校《伤寒论》误以阴阳易表里，唐本《外台秘要》训表里以正阴阳，当从之。况有北宋御纂《太平圣惠方·卷八》作为旁证："夫表和里病，下之则愈，汗之则死。里和表病，汗之则愈，下之则死。夫如是则神丹安可以误发，甘遂何可以妄攻。"

故而在《伤寒论》体系中，邪在肌腠表位则可温熨取汗或服用辛温麻桂类发汗方药，甚至缓急无药时可以"多饮暖水，汗出愈"，如：

凡伤寒之病，多从风寒得之。始表中风寒，入里则不消矣，未有温覆而当不消散者。（《伤寒论·伤寒例》）

太阳病……熨其背……（《伤寒论》110 条）

脉浮者，病在表，可发汗，宜麻黄汤。方十七。用前第五方，法用桂枝汤。（《伤寒论》51 条）

麻黄汤……温服八合，覆取微似汗。（《伤寒论》35 条）

（桂枝汤）服已须臾，啜热稀粥一升余，以助药力。温覆令一时许，遍身漐漐微似有汗者益佳……若一服汗出病差，停后服，不必尽剂；若不汗，更服，依前法；又不汗，后服小促其间，半日许令三服尽。若病重者，一日一夜服，周时观之，服一剂尽，病证犹在者，更作服；若汗不出，乃服至二三剂。（《伤寒论》12 条）

"在血脉，针石之所及也"，故血痹初起则可"针引阳气"，用药则以升阳解表的黄芪桂枝五物类方为主，如：

问曰：血痹病从何得之？师曰：夫尊荣人，骨弱肌肤盛，重因疲劳汗出，卧不时动摇，加被微风，遂得之。但以脉自微涩，在寸口、关上小紧，宜针引阳气，令脉和、紧去则愈。（《金匮要略·血痹虚劳病脉证并治》）

血痹，阴阳俱微，寸口关上微，尺中小紧，外证身体不仁，如风痹状，黄芪桂枝五物汤主之。（《金匮要略·血痹虚劳病脉证并治》）

"在肠胃，酒醪（火齐）之所及也"，肠胃是里位的代名词，当病位在里时，则"致水火之齐（剂）""反之于平"，如《备急千金要方·论诊候》引仲景语："荡涤五藏六府，开通诸脉，治道阴阳，破散邪气，润泽枯朽"以"补不足，损有余"(《金匮要略》)。

"其在骨髓，虽司命无奈之何"，故《伤寒论》中非常客观地把疾病分为"可愈""可治""不可治""不治""难治""死"证等级别，并在序言中明言："虽未能尽愈诸病，庶可以见病知源。若能寻余所集，思过半矣。"

（二）解表可以开窍醒神以疗尸蹶

据司马迁《史记·扁鹊仓公列传》记载，扁鹊为说服中庶子去救治虢国太子尸蹶，阐述了自己的医学理论："闻病之阳，论得其阴；闻病之阴，论得其阳。病应见于大表，不出千里，决者至众，不可曲止也。"

了解到疾病的症状（阳，表面的现象），即可推论出疾病的病机（阴，里面的本质）；了解到疾病的病机（阴，里面的本质），即可推论出疾病的症状（阳，表面的现象）。而对于那些具有明显、典型、特异性证候的患者，纵然相距千里，亦有多种方法和手段来决断。

能让扁鹊先生如此自信的秘诀就是表里观。病分表里，治法迥异，表轻里重，里深易死，明此诀要，可断生死。

由于虢国太子尸蹶病是邪气积蓄于上焦脑窍，表位不得泄越，故用解表法之汤熨针石方式开窍醒神，这与仲景用还魂汤及续命类方（包含还魂汤方眼）解表开窍醒神治卒死、客忤死、中恶、鬼击（尸蹶病在汉晋时期的称谓）的理法如出一辙。

> 扁鹊乃使弟子子阳厉针砥石，以取外三阳五会。有间，太子苏。乃使子豹为五分之熨，以八减之齐和煮之，以更熨两胁下，太子起坐。更适阴阳，但服汤二旬而复故。（《史记·扁鹊仓公列传》）

正因为扁鹊医学理论体系病分表里，治法各异，才使其效卓著，时人甚至有"起死回生"之赞誉。

仲景构建的伤寒经方体系就是汲取了扁鹊的表里观，表里的分法除四肢百骸为表、五藏六府为里，尚有上焦为表、下焦为里的理念，所以脑窍不通归为上焦表束，需用解表法以开窍醒神。

这种继承于扁鹊的"上焦为表，下焦为里"理论，还可佐见于《金匮要略·水气病脉证并治》："师曰：诸有水者，腰以下肿，当利小便；腰以上肿，当发汗乃愈。"

腰以上肿，属上焦表位，发汗，乃解表外邪气之法。

腰以下肿，属下焦里位，利小便，乃治里位淡饮之法。

扁鹊使弟子子阳"厉针砥石，以取外三阳五会"。

"三阳五会"即百会穴，古人修道达到一定程度时头顶（泥丸宫）会出现三花聚顶、五气来朝的现象，故而百会穴又被称作三阳五会。

经过开表窍醒脑神的治疗，太子过了一会儿就苏醒了，扁鹊"乃使子豹为五分之熨，以八减之齐和煮之，以更熨两胁下，太子起坐。更适阴阳，但服汤二旬而复故"。

"五分之熨""八减之齐和煮之""更熨两胁下"，仍是"在肌腠，汤熨之所及也""在血脉，针石之所及也"的解表疗法，故知脑窍蒙蔽的尸蹶病属表病范畴。

正是扁鹊这种高明的表里分类理法令仲景"慨然叹其才秀"，并直接影响到仲景治疗此类疾病遣方施药的思路，如《金匮要略》还魂汤治疗"卒死，客忤死"，这些名称是相同疾病不同时代的称谓，春秋称尸蹶，汉代称猝死或者中恶，魏晋称客忤、鬼击。

正所谓"仲景垂妙于定方"（《晋书·皇甫谧传》），还魂汤以麻黄、甘草、杏仁三味药，辛甘发散为阳而解表，是仲景继承扁鹊解表思路，以开窍醒脑复神而治尸蹶猝死，能以方药化合的药势达到扁鹊汤熨针石之功的基础方。

《金匮要略》还魂汤：

> 救卒死，客忤死，还魂汤主之方。《千金方》云：主卒忤鬼击飞尸，诸奄忽气绝，无复觉，或已无脉，口噤拗不开，去齿下汤。汤下口不下者，分病人发左右，捉搦肩引之。药下复增取一升，须臾立苏。
>
> 麻黄三两，去节一方四两　杏仁去皮尖，七十个　甘草一两，炙《千金》用桂心二两
> 右三味，以水八升，煮取三升，去滓，分令咽之。通治诸感忤。

《金匮》还魂汤是续命类方的祖方，且作为基础方干（编者按："方干"概念详见本书下篇）广泛贯穿于麻黄汤、麻杏甘石汤、麻杏薏甘汤、桂枝麻黄各半汤、桂枝二麻黄一汤、桂枝二越婢一汤、文蛤汤、《千金》小续命汤、续命煮散、大续命散、古今录验续命汤等经方中。

还魂汤能开表束闭塞，发痰湿水困，逐瘀滞恶血，醒脑开窍复神。

表束闭塞，除了可导致头身肢节疼痛等表证，还会导致头昏欠清甚至神志昏迷，肢节沉重甚至痿躄不用。

这些证候在夹杂痰湿水饮困束的时候会更为显著，甚至还会伴有"喘而胸满""呕逆""烦躁"等表束气不旁流而水气上逆的症状（麻黄证需要解表与降逆并施时，多配伍桂枝降逆，如麻黄汤、葛根汤、葛根加半夏汤、小青龙汤、小青龙加石膏汤、大青龙汤、桂枝芍药知母汤等），而发痰湿水困也正是麻黄解表发

汗外的第二层功效。

在太阳伤寒的麻黄汤证层面可以见到身体沉重嗜卧，也可以见到头腰骨节疼痛；到了风湿的麻杏薏甘汤证层面就会一身尽疼；而到了治中风痱的续命类方层面，则可见"身体不能自收持，口不能言，冒昧不知痛处，或拘急不得转侧"（《古今录验》续命汤）或"卒中风欲死，身体缓急，口目不正，舌强不能语，奄奄忽忽，神情闷乱"（《千金》小续命汤）等更为突出的瘘躄不用、神志昏昧诸症。

还魂汤本来就有多维的方证，所以包含还魂汤方干诸方皆可有上述或多或少或明或晦的症状，这就可以解释包含还魂汤方干的文蛤汤除了治水热证也可兼主微风脉紧头痛。（《金匮要略·呕吐哕下利病脉证治》："吐后渴欲得水而贪饮者，文蛤汤主之。兼主微风脉紧头痛。"）还魂汤既是续命类方的祖方，又是麻黄汤的方眼，所以麻黄汤也是续命类方的重要方干之一。

古病名解析：

卒死：卒同猝，卒者，仓促、急促、突然；死，在这里指失去活力的假死状态，而不是真正的死亡，即如扁鹊所治虢太子的尸蹶之类。

客忤死："客者，寄也"（《说文解字》，以下简称《说文》），外来之气入中的意思；忤，逆也，上冲、上逆也，忤逆，以下犯上也。即外来之邪气导致人体的气机上逆上冲引起的一组特有症候群。

客忤：葛洪《肘后备急方·治卒客忤死方》云："客忤者，中恶之类也，多于道门门外得之，令人心腹绞痛胀满，气冲心胸，不即治，亦杀人。"并在下文亦记载："又张仲景诸要方：麻黄四两，杏仁七十枚，甘草一两。以水八升，煮取三升，分令咽之。通治诸感忤。"感者，感触、触冒也，即触冒客忤也；道门，泛指道观、寺庙、祠堂等地，这类场所的共同特点是多位于山野僻地，林森草湿，空旷寂寥，阴寒气瘴，所以更容易使易感之人感触外邪或心旌神摇而发生客忤中恶。客忤死，亦即是因为客忤中恶引起的卒死（假死）状态，所以也叫卒忤。

鬼击：《肘后备急方·治卒得鬼击方》云："鬼击之病，得之无渐，卒着如人力刺状，胸胁腹内，绞急切痛，不可抑按。或即吐血，或鼻中出血，或下血。一名鬼排。"渐者，慢也。言鬼击这种病，不是慢慢得的，都是急促发生的。发作时就像被人用力刺中一样，胸胁、腹部剧烈疼痛，不敢触碰。甚至衄血、吐血、下血。这种病又叫鬼排。排，"挤也"（《说文》），"推也"（《广雅》），就像被鬼魅挤压打击了似的。因为是急促发生的实证而不是慢性虚损性疾病，所以可以用麻黄去攻逐恶血以治血证（兼虚证参见麻黄升麻汤法）。

飞尸：五尸之一。《肘后备急方·治卒中五尸方》："五尸者，飞尸、遁尸、风尸、沉尸、尸注也，今所载方兼治之，其状腹痛胀急不得气息，上冲心胸，旁攻两胁，或礧块涌起，或牵引腰脊。"又曰："虽有五尸之名，其例皆相似，而有小异者。飞尸者，游走皮肤，洞穿藏府，每发刺痛，变作无常也；遁尸者，附骨入肉，攻凿血脉，每发不可得近，见尸丧、闻哀哭便作也；风尸者，淫跃四肢，不知痛之所在，每发昏恍，得风雪便作也；沉尸者，缠结藏府，冲心胁，每发绞切，遇寒冷便作也；尸注者，举身沉重，精神错杂，常觉惽废，每节气改变，辄致大恶。"可见飞尸是代表五尸病状特点的一种称谓，这种病与客忤、鬼击相类。

如上所述，分类虽繁，令人眩目，实质则一，关乎命魂。客忤、感忤、中恶、鬼击、飞尸皆是一组病状相同的急性疾病的细分称谓，这类疾病发作则胸胁心腹胀痛绞痛，气冲心胸两胁或引腰脊如被鬼魅或人力刺中一般，可以伴有吐血、衄血、下血，或神志不清、失去知觉，情绪波动、节气变换、气候寒冷或遇风雪可以诱发，重则发生卒死（即客忤死），不及时治疗或治疗不当则有生命危险。

西医学的脑卒中及猝死患者急性发病时多会出现以上症状，并且常伴有消化道出血等并发症，与古人的记述极其吻合。而这类疾病，在春秋战国时期即名"尸蹶"。

扁鹊的疗法为何能够起死回生、续命还魂？因其与还魂汤、续命汤法度相通：

厉针外三阳五会——开表束闭塞，逐瘀滞恶血，醒脑开窍复神（还魂汤功效）；砭石和煮熨胁下——发痰湿水困（还魂汤功效）。

这类疾病，春秋战国时期名为尸蹶，汉晋隋唐时代名为客忤、感忤、中恶、鬼击、飞尸，西医学名为脑卒中、猝死（包括急性心肌梗死、心源性猝死、蛛网膜下腔出血、脑出血、脑梗死等）。由于起病急骤（得之无渐），病势多偏阳偏实，所以只要病机符合，经方学派即以还魂类方来治疗。

若缓慢起病，或旧疾复发，或素有虚损又骤急卒中而夹杂阴证、虚证、饮邪、火邪者，则宜施用续命类方。

续命类方仍以还魂汤作为祖方，延伸而成：

兼阴证则多配伍附子、干姜类；

兼虚证则多配伍人参、当归类；

兼水邪则多配伍防己、茯苓类；

兼火邪则多配伍石膏、黄芩类。

此即从还魂类方到续命类方过渡之理法也，亦即汉唐以降中医急症忽略千载之良法也。还魂汤中麻黄可以解表祛邪、发越水气、攻散血实、醒脑开窍，杏仁可以解表邪、散水气、调气机，甘草可以补中、生津、缓急、止痛。三药和合，构筑了还魂汤的四大功效，即：开表束闭塞，发痰湿水困，逐瘀滞恶血，醒脑窍复神。这也正是在还魂汤以后延伸出续命类方的基本功效和治疗理念。并且续命类方注重通过解表束来降逆气而醒脑开窍复神的独特理法，亦是来源于《金匮》还魂汤，故而方名内涵本为一致，还魂、续命，皆有死而复生而能"生死人"（扁鹊语）之意。

《素问·调经论》云："血之与气，并走于上，则为大厥，厥则暴死，气复反则生，不反则死。"这段论述对还魂、续命法则的使用同样具有独特的指导意义。

"血之与气，并走于上，则为大厥"

此处之"血"乃是恶血（离经之血），"气"乃是浊气（源于下焦），而皆非正常之气血。若为正常气血，伴行走上营养濡润是为生理之常，则无病厥之虞。

"厥则暴死"

发生尸蹶类疾病后，会出现暴死（即卒死）之反应。

"气复反则生，不反则死"

浊气若能息息下行反回下焦为气反，即可从谷道而出，不会继续困昧心脑，故能回生；若不能反回下焦，持续上逆困昧心脑达到一定时间和程度而不解者，即可死亡。

需要注意的是，前文曰"血之与气，并走于上"，而文末只云"气反"，未云"血反"，皆因离经离脉腐败之浊血恶血，急需治以发越决散，而不可留返脉中，故还魂汤中用麻黄，取其逐散恶血之功效。这也是针刺放血法可急救尸蹶猝死之缘由（常用的针刺放血急救醒神穴位有百会、耳尖、十宣、十二井穴、八邪、八风、曲池、委中等）。

续命类方服法及摄养宜忌：

还魂汤服法颇为独特，"口噤拗不开，去齿下汤。汤下口不下者，分病人发左右，捉擒肩引之。药下复增取一升，须臾立苏"。这是最早见于文字记载的被动给药法之一，不能自主张口者可以打掉门齿把汤药灌下去；汤药灌到病者口中而不能下咽者，就把病者的头发左右分开（古人蓄长发）固定好，"捉擒肩引之"，引，拉弓之意，引申为弯曲，把头肩向后拉，以辅助汤药下行并能开放气道。西医学心肺复苏的抬头举颏法与《千金方》所记载一致。"药下复增取一升，须臾立苏"，短时间即服用2/3剂药，为的是使药力递增；抓住抢救机会，缩短昏迷时间，减少或避免后遗症的发生。

凡人忽遇风发，身心顿恶，或不能言，有如此者，当服大小续命汤及西州续命、排风、越婢等汤，于无风处密室之中，日夜四五服，勿计剂数多少，亦无虑虚，常使头面手足腹背汗出不绝为佳。服汤之时，汤消即食粥，粥消即服汤，亦少与羊肉臛将补。若风大重者，相续五日五夜，服汤不绝。即经二日停汤，以羹臛自补将息四体，若小差即当停药，渐渐将息。(《备急千金要方·论服饵》)

这段叙述是所有续命类方的服药饮食宜忌原则：人若猝发中风病，身（肢体）心（神智）顿（立即）恶（受到损害），或伴失语，治以续命类方为主，服药需处不透风密室（古亦称蚕室）中，以防服药发汗后再次被贼风邪气所侵袭。中风病发作属急重症，所以服药频率不需拘泥于常规日三服，要使药力相续昼夜不停，少则每日服用四五次（即最低每日用药量为常规量的 1.5 倍以上），重症则可更多，不需要拘泥剂数，以期能达到全身尽透邪汗。

在续命煮散方后并有孙思邈自身亲历："吾尝中风，言语蹇涩，四肢疼曳，处此方日服四，十日十夜服之不绝，得愈。"孙真人八十岁时突患中风瘫痪，言语不利，肢体不举，每日服用四剂续命煮散，连续服用十天而得以痊愈。

可见续命类方治中风病的良效与解表祛邪可以益寿延年的经方智慧，譬如孙思邈高龄中风用解表法治疗后不仅未留后遗症，并且更加脑聪目明、益寿延年，九十余岁被唐高宗李治诏为御医，一百多岁还在著书立说。一则验证了续命类方之效确性良，二则证明了里邪出表之重要意义，不仅可以却疾疗病，更可以益寿延年。是故《辅行诀》陶隐居曰："凡学道辈，欲求永年，先须祛疾。"而祛疾之要，则在于"里邪出表，阴病转阳"，此伤寒经方条文中处处隐而未发之要诀也。是以经方辨证法则重在明确"人身不过表里，气血不过阴阳"，施治法则重在追求"里邪出表，阴病转阳"。

"服汤之时，汤消即食粥，粥消即服汤，亦少与羊肉臛将补。若风大重者，相续五日五夜，服汤不绝。即经二日停汤，以羹臛自补将息四体，若小差即当停药，渐渐将息。"

服用续命类方发汗治中风病时，亦需如桂枝汤后啜粥法，以养胃气津液而助药力，且啜粥频率需更加频繁，更要配合补益作用更强的羊肉等物，据《名医别录》（以下简称《别录》）记载："羊肉，味甘，大热，主缓中……及头脑大风汗出……补中益气"，故而非常适合补益汗后津血虚胃气弱的状态。

若风邪盛病重时，如此不间断大量进药可以采取服用 5 天、停用 2 天而助以食疗补益的给药方式。食疗用羹，羹是个会意字，从羔，从美。羔，《说文解字》："羊子也"，即用鲜嫩小羊羔煮的美味肉糜，既可补益津血胃气又可治头脑邪风。在服羹食疗后，若症状越来越轻，则可以停用续命汤发汗，经过合理的休养调整即可以康复。

《备急千金要方》中续命汤的宜忌调摄，源于仲景桂枝汤的解表助汗法度，而仲景的解表法度归根到底是继承于扁鹊先生。如：

1. "啜热稀粥""以助药力"法。

2. "温覆"（续命汤是处无风处密室）法；"汗出病差，停后服"法。

3. "小促其间，半日许令三服尽。若病重者，一日一夜服，周时观之，服一剂尽，病证犹在者，更作服；若汗不出，乃服至二三剂"法。

桂枝汤对汗出的要求是"遍身漐漐微似有汗者益佳，不可令如水流离"，而续命汤则要求"常使头面手足腹背汗出不绝"，也就是说在发汗的程度和数量上，续命汤比桂枝汤要大。

因为桂枝汤治的是中风证，病机是津血亏少而致感触外邪，引起营卫不和的风寒入中表束轻证；而续命汤所治是中风病，病机是客忤、卒死、鬼击等引起表束闭塞、痰湿水困、瘀滞恶血、心脑昏昧的风寒入中（或虚实夹杂）表束重证。

仲景学术源于扁鹊还有一个旁证，即比较扁鹊与仲景对于"尸厥"病的论述。

《史记·扁鹊仓公列传》："扁鹊仰天叹曰：'子以吾言为不诚，试入诊太子，当闻其耳鸣而鼻张，循其两股以至于阴，当尚温也'。"

《伤寒论·平脉法》："少阴脉不至，肾气微，少精血，奔气促迫，上入胸膈，宗气反聚，血结心下，阳气退下，热归阴股，与阴相动，令身不仁，此为尸厥。"

扁鹊：循其两股以至于阴，当尚温也。

仲景：热归阴股，与阴相动，令身不仁，此为尸厥。

扁鹊与仲景，穿越千年，其论如一；医神与医圣，再越百代，其理不二。

因为能"生死人"（《史记》）的扁鹊医术令人叹为观止，故汉晋前对于扁鹊的景仰是全民性的，从庙堂之上到江湖之远，皆推崇备至。如司马迁的《史记》为其立传记，班固的《汉书》为其存书目（《扁鹊内经》和《扁鹊外经》），仲景的《伤寒论》开篇以纪言，银雀山汉墓出土帛画有扁鹊行医画像等。

（三）从阴阳的二分法发展出三分法，确立了三阴三阳六病辨治体系

仲景继承并发展了扁鹊的表里观，继而又在"表"之阴阳，"里"之阴阳的基础上加入了"半"之阴阳的概念，使之圆融而成伤寒经方的"三阴三阳"辨治学术体系。

1. 阴阳二分法的局限性

如《伤寒论》148 条："伤寒五六日，头汗出，微恶寒，手足冷，心下满，口不欲食，大便鞕，脉细者，此为阳微结。必有表，复有里也。脉沉，亦在里也。

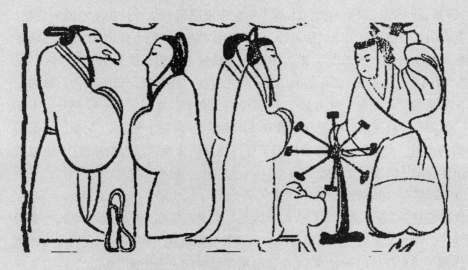

银雀山汉墓扁鹊形象图（帛画白描版）

汗出为阳微。假令纯阴结，不得复有外证，悉入在里，此为半在里半在外也。脉虽沉紧，不得为少阴病。所以然者，阴不得有汗，今头汗出，故知非少阴也，可与小柴胡汤。设不了了者，得屎而解。"这段论述，使我们得以明了仲景设立半之阴阳病的必要性。

148 条所描述的这组症状纷杂繁乱，先用二阴二阳的表里观归纳一下：

阴之表证：微恶寒，手足冷；

阳之表证：头汗出；

阴之里证：心下满，口不欲食，脉细；

阳之里证：大便鞕，脉沉紧。

"伤寒五六日"，发生病传，出现了一组表里阴阳夹杂并且相互矛盾的症状，所以既有阴之表的"微恶寒，手足冷"，又有阳之表的"但头汗出"（宋本《伤寒论》中"但头汗出"凡六见，皆是阳明热盛熏表而汗出，见于 111 条、134 条、147 条、216 条、228 条、236 条）；既有阴之里的"心下满，口不欲食，脉细"，又有阳之里的"大便鞕，脉沉紧"。究其原因，在于"血弱气尽，腠理开"不能卫外，即阳气津液衰微而不能通达敷布（阳微结），而发生表证。（阳微结不是阳明微结的意思，而是阳气津液衰微而不通，故而后文说"汗出为阳微"，也就是说汗出使得阳气津液更加衰微了。）

"阳微结"一词的断句方法：阳微（弱）（而）结（滞）。

这组症状，"心下满，口不欲食，脉细"之虚寒证在里病层面似可归为里阴太阴病，但同时又兼见里阳阳明病的"大便鞕，脉沉紧"实热证；表外兼见外热的"伤寒……头汗出……有表"，在表病层面似可归为表阳太阳病，但同时又兼见少阴表阴的"微恶寒，手足冷"虚寒证。

由于表之阴证阳证与里之阴证阳证在此证候中同时集中并现，故而此类证型用阴阳二分法是不能圆满诠释的。

2．阴阳三分法的必要性

仲景在后文又进行分析，假令是阴结，有少阴或太阴的虚寒水饮凝滞，则不会出现外热证。正因为有表外热证的夹杂，此证型就排除了单纯的少阴病、太阴病、太阳病、阳明病。

如上所述，用"假令纯阴结，不得复有外证"联系上文去取舍，排除了单纯的少阴病、太阴病、太阳病和阳明病，这是《伤寒》书中常用到的排除法。《伤寒》行文惯用逆向思维来排除或确定治法方药，此亦后学研读经典和临证践行所需注重之处。

通过排除、否定后，仲景高明而巧妙地用"半阴阳"概念来解决了这个方脉医学体系中的千载学术难题。将此证型规范为半阴半阳病，病位在半表半里，即后文所说"必有表，复有里也"。如此则证型既可有阴之表又可有阳之表，既可有阴之里又可有阳之里，兼杂对立而矛盾统一。此类证型在临床中客观存在，若立法不明则不利于辨治，故"半病"概念的提出才使得表里观有了质的飞跃，以至于经方从"天下言脉者，由扁鹊也"（《史记·扁鹊仓公列传》）之阴阳二分法，进化为更加圆融的仲景阴阳三分法，方使得"后学咸尊奉之"（陶弘景语）。

"此为半在里半在外也"——病位在"半"；

"必有表，复有里也"——病势是半表半里；

而在治法上则设立小柴胡汤法为主来对治：

用生姜辛温发散配合柴胡推陈致新发太阳表邪；

黄芩苦寒清热配合柴胡推陈致新清阳明热结；

生姜辛温发散配伍人参、甘草、大枣（即生姜甘草汤）温少阴表邪〔古经方时代姜（干姜、生姜）附（附子、乌头、天雄）法可相互并用代用，如《本经》《别录》中以上诸药皆可主"伤（风）寒""头痛""头面风""逐风湿痹（寒湿踒躄）""温中""淡（淡饮）冷""咳逆"等虚寒兼表证候〕；

半夏温化降逆，配伍生姜、人参、甘草、大枣（即小半夏汤合生姜甘草汤）化太阴水饮。

方中柴胡量最大，用以和解表里、推陈致新，配合生姜甘草汤法和黄芩汤法以保胃气、存津液，而成为六病体系中半病之主方。

若从六病特点来分析小柴胡汤，可知病传后未尽的太阳层面需要辛温发散，故用生姜配伍柴胡，辛温升散去解太阳郁滞的表邪；兼阴兼虚的少阴层面又是津血虚寒，津血虚寒而有表邪则需要温补津血而解表，故用生姜、人参、甘草、大枣来补益发散少阴虚寒的表邪；兼里兼实多火热的阳明病，则用黄芩配柴胡，苦寒清热除结；兼里兼虚多水饮的太阴病，则用生姜半夏汤、小半夏汤配合生姜甘草汤法，温补温化、补虚化饮。

一方之中于表则既能散越又能补益，于里则既能温化又能清利，合而成为和表解邪、和里调燮、疏利三焦、推陈致新、保胃气存津液，统治三阴三阳"半病"（少阳、厥阴）之基础方。

自此，伤寒经方的三阴三阳病传病解与六病辨治体系终于圆满建立起来了：

阳之表病为太阳，而可有中风传里；

阳之里病为阳明，而可有水热冲表；

阳之半病为少阳，而可有胃虚水逆；

阴之表病为少阴，而可有入里死候；

阴之里病为太阴，而可有中风出表；

阴之半病为厥阴，而可有胃实火逆。

【附】

干姜（生姜）

《本经》：（干姜）味辛，温。治胸满，咳逆上气，温中，止血，出汗，逐风湿痹，肠澼下痢一作利，生者尤良。久服去臭气，通神明。

《别录》：（干姜）味辛，微温。治伤寒，头痛，鼻塞，咳逆上气，止呕吐。又生姜，微温，辛。归五藏，去淡，下气，止呕吐，除风邪寒热，久服小志少智，伤心气。

附子

《本经》：味辛，温。治风寒，咳逆，邪气，温中，金创，破癥坚积聚，血瘕，寒湿踒躄，拘挛，膝痛不能行走一作步。

《别录》：味甘，大热，有大毒。主治脚疼冷弱，腰脊风寒，心腹冷痛，霍乱转筋，下痢赤白，坚肌骨，强阴，又堕胎，为百药长。八月采为附子，春采为乌头。

乌头

《本经》：味辛，温。治中风，恶风洗洗，出汗，除寒湿痹，咳逆上气，破积聚，寒热，其汁煎之名射罔，杀禽兽。

《别录》：味甘，大热，有毒。消胸上淡冷，食不下，心腹冷疾，脐间痛，肩胛痛不可俯仰，目中痛不可力视，又堕胎。

天雄

《本经》：味辛，温。治大风，寒湿痹，历节痛，拘挛缓急，破积聚，邪气，金创，强筋骨，轻身，健行。

《别录》：味甘，大温，有大毒。主治头面风去来疼痛，心腹结积，关节重不能行步，除骨间痛，长阴气，强志，令人武勇，力作不倦，又堕胎。

三 表证再分，倡导中风贯穿发病、病传、病解全程

如前所述，仲景在扁鹊医学体系基础上结合自己的临床思考与实践，创立

了阴阳的三分法，即三阴三阳六病辨治体系，而且仲景经方体系的特点是"首辨表里，尤重表证"，故经方学派亦有"伤寒"学派之称谓，而在治则治法和病传病解规律中，六病实则以"中风"证为主要眼目，是以《伤寒论》书中"伤寒""中风"两个名词频现。

仲景在传承扁鹊表里观的基础上，在病因方面指出，所有的邪气都是从表入里的，此为邪气之来路。

如《金匮要略·藏府经络先后病脉证》言："客气邪风，中人多死。千般疢难，不越三条：一者，经络受邪入藏府，为内所因也"，即内因是表邪入里引起的。

"二者，四肢九窍，血脉相传，壅塞不通，为外皮肤所中也"，即外因是外邪困表引起的。

"三者，房室、金刃、虫兽所伤。以此详之，病由都尽。"

由此可见，在仲景三因病学说中，除了第三种房劳和生物、物理性损伤外，皆与表邪客气邪风相关。而在治法上，也是通过汗、吐、下、温、清、补等方法，以使得里邪出表、阴病转阳，达到人体阴阳自和病乃自愈之医疗目的。

或问：表病解表易懂，里病解表难会，里病应治里，表病应解表，然乎？

答曰：此即仲景伤寒体系所以厥功甚伟、登峰造极之所在也。欲将表里绝对隔离，实乃象牙之塔、空中楼阁也，执于此念，终其一生不能入仲圣法门。纯表纯里，非曰不见，只百中一二耳，表里互兼，互为消长，则十之八九焉。

或问：表证里证，泾渭分明，如何贯通？

答曰：经言煌煌，《伤寒论》书中六病之"中风"证耳。

伤寒大论，（风、寒、湿、燥、火）伤寒中风为表急，卫气之消长盈亏存焉；（二便、经带、精血）不利下利为里急，胃气之强弱虚实寒热存焉。

而表急之"伤寒"与"中风"实则大有不同。

仲景在表病中再分出伤寒证和中风证，这是伤寒经方体系对扁鹊表里观的又一重大突破，体现了仲景经方体系"首辨表里，尤重表证"，"六病皆有中风"，"中风为六病眼目"的学术特点。这种分类方法既能确立不同表证的治法，又能揭示六病的病传病解规律，还能判断表里、阴阳、正邪之进退。而且也从侧面证明了陶弘景评论张仲景等大批汉末魏晋名医"似乱旧经""或致新效"的治学风潮是真实存在的，而尤以仲景最为"疗治明悉，后学咸尊奉之"，故被尊为"医圣"。

《素问·疏五过论》："病深者，以其外耗于卫，内夺于荣，良工所失，不知病情，此亦治之一过也？"

在《伤寒论》中，六病皆有中风，而只有太阳（麻黄汤证）和少阴（麻黄附子甘草汤证）才有伤寒。缘由寒性凝滞收引，羁绊百骸而困表；风行开泄善行，洞开肌腠而入里。

1．伤寒释名

伤，《说文》："伤，创也。"《礼记·月令》注："创之浅者曰伤。"

伤寒就是人体浅表被寒邪所创伤之意。

2．中风释名

中，《周礼·考工记·桃氏》司农注："谓穿之也。"

中风就是人体内外被风邪所中穿之意。

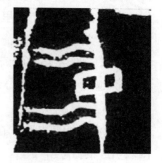

图0-1 古体"中"字

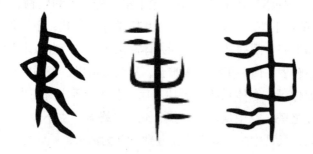

图0-2 演变体"中"字

图0-1为"中"的古体字，是拉弓开箭、羽箭射穿箭的（箭靶）之象。后来演变体的"中"字（图0-2），从其演化过程还能看出具备弓箭穿箭的之特点。

所以通读《伤寒论》就会发现六病皆有中风，而唯太阳、少阴始有伤寒之规律。

也就是说，在临床上有一类表病，具有纯表证而无里证的特点，即太阳伤寒的麻黄汤证和少阴伤寒的麻黄附子甘草汤证。

"麻黄附子甘草汤微发汗，以二三日无（里）证，故微发汗也。"（宋本《伤寒论》302条，据《圣济总录·伤寒门》同条补入"里"字）。

又如麻黄汤"头痛发热，身疼，腰痛，骨节疼痛，恶风，无汗而喘"（宋本《伤寒论》35条）、"脉浮紧，无汗发热，身疼痛，八九日不解，表证仍在"（宋本《伤寒论》46条）等纯表无里的伤寒证。

编者从2013年开始从事经典经方教学工作，当时在解读到《伤寒论》302

条时告知学生们，若依据仲景理论体系推衍，本条理应遗落一个"里"字，即"二三日无里证"，因为"可发汗"的前提是有表证，表为所急所苦而无里证牵绊，方可以放手发汗。两年后恰巧获赠《圣济总录》，阅读至《伤寒门》，不禁眼前一亮，"二三日无里证"赫然在目，更觉读书入细如理如法始能体悟古人真意，得以坚定了"以经解经"的读经典做临床模式。

而除了纯表无里的伤寒证，临床上还有一类表病虽然也以表证为所急所苦，但是夹杂着里证；或者在病传病解过程中出现里病兼表邪而反以表证为所急所苦的病机特点。

如太阳中风发热恶寒而伴有"阴弱""干呕"、阳明中风"口苦咽干"而伴有发热恶寒等表里同病而以表位病势为所急所苦之中风证。

六病中风条文：

太阳中风，阳浮而阴弱。阳浮者，热自发；阴弱者，汗自出。啬啬恶寒，淅淅恶风，翕翕发热，鼻鸣干呕者，桂枝汤主之。（《伤寒论》12 条）

阳明中风，口苦咽干，腹满微喘，发热恶寒，脉浮而紧。若下之，则腹满，小便难也。（《伤寒论》189 条）

少阳中风，两耳无所闻、目赤，胸中满而烦者，不可吐下，吐下则悸而惊。（《伤寒论》264 条）

太阴中风，四肢烦疼，阳微阴涩而长者，为欲愈。（《伤寒论》274 条）

少阴中风，脉阳微阴浮者，为欲愈。（《伤寒论》290 条）

厥阴中风，脉微浮为欲愈，不浮为未愈。（《伤寒论》327 条）

中风概念：中风是表病病传入里而仍以表证为所急所苦；或者里病兼表或里邪出表，而反以表证为所急所苦的证候。

凡读《伤寒论》，但有"伤寒"二字者，其意义不离三类层面：

第一层面有表证有表邪，如麻黄汤证。

第二层面有表证无表邪，如苓桂术甘汤证。

第三层面为外证，如29条的甘草干姜汤证。

但有"中风"二字者，其意义皆一：表里同病而以表证为所急所苦。

此乃"伤寒""中风"名词之文字密码，依此思路研读，则仲景书中行文涉泛者可真义毕现。

（一）卫强则为伤寒，卫缓则为中风，确立表证治法之异同

> 寸口脉浮而紧，紧则为寒，浮则为虚，寒虚相抟，邪在皮肤。（《金匮要略·中风历节病脉证并治》）

> 寸口脉迟而缓，迟则为寒，缓则为虚。荣缓则为亡血，卫缓则为中风。（《金匮要略·中风历节病脉证并治》）

通过对上述条文的解读，可以得知在仲景体系经方理法中，绝对卫强则为伤寒，绝对卫缓则为中风。

而又因为"（新产）血虚，多汗出，喜中风"（《金匮要略·妇人产后病脉证治》），故营血弱而相对的卫强也为中风（又见于《伤寒论》95条："太阳病，发热汗出者，此为荣弱卫强，故使汗出。欲救邪风者，宜桂枝汤。"）。

依此则可区分出不同表证的治法，如伤寒证是卫气津液过强、绝对有余，凝滞在表而充盛，治法需泄津液而解表，如麻黄汤、麻黄附子甘草汤等，皆以苦泄之麻黄为主，泄津液而发汗解表。中风证是卫气津液绝对或相对不足、凝滞在表而涣散，治法需补津液而解表，如桂枝汤、桂枝加黄芪汤等，皆以甘温之桂枝为主，补津液而发汗解表。

当一个伤寒学家的学术研究真正上升到理法高度时，就会发现一部伤寒大论其实就是一部津液大论，伤寒经方体系是用形而上的津液输布离合来揭示和诠释人体的正邪关系和表里结构，即"表里观""正邪观"最后需要落实到"津液观"上，一言蔽之，伤寒体系"病虽分六经，津液论一元"。

故而将"有表证有表邪"（正邪观）、"以表为所急所苦"（表里观）的伤寒证、中风证上升到津液观剖析，就会发现卫（津液之防御、温煦、濡养）强（太过）则为伤寒、卫（津液之防御、温煦、濡养）缓（不及）则为中风的病理规律。

正所谓"文以载道"，经典经方学术对于仲景体系任何一个概念的挖掘还原，都力争做到"无一字无来历，无一字无出处"，理法的提炼，首先重视严谨的训诂考据。

> 强，古字写作"彊"，是有余、强盛、强悍、太过的意思。
> 彊，弓有力也。（《说文》）
> 彊，健也。（《广韵》）
> 缓，是不足、弱小、迟缓、不及的意思。
> 缓，舒也。（《广韵》）

舒，迟也。（《广雅》）

卫强是津液绝对有余，凝滞在表而充盛，故而出现发热、恶寒、身体疼痛的表证表邪——伤寒证，病理是卫津太过而强悍充斥。

卫缓是津液绝对不足或相对不足，凝滞在表而涣散，虽亦可出现发热、恶寒、身体疼痛的表证表邪——中风证，但病理是卫津不及而弱小离涣。

"寸口脉浮而紧，紧则为寒，浮则为虚，寒虚相搏，邪在皮肤。""寸口脉迟而缓，迟则为寒，缓则为虚。荣缓则为亡血，卫缓则为中风。"这两段论述同时也有示范表邪中风病传的意义。

脉紧是寒邪侵袭表位所致，寒邪袭表，本应病表病伤寒证而现脉浮紧有力之实象，但由于病家素体津血不足，故而迅速产生紧脉—浮虚脉—迟缓脉的转变。

此即中风证或中风病之病入病传路径。

如上所述，"荣缓则为亡血"，此处"亡"乃减少、削弱、衰退之意，而非消失亡佚（同理，《伤寒论》中"亡阳"亦是阳气减少、削弱、衰退之意，亦非消失亡佚），即"中风"必须有"亡血"之病机基础；六经中风证病家营血都必然亏虚，是以《金匮要略·妇人产后病脉证治》有"（新产）血虚，多汗出，喜中风"之定论。

（二）里邪出表，阴病转阳，揭示六病痊愈之规律

在扁鹊及仲景医学体系中，都会特别重视表邪由浅入深、由表入里的致病规律，故而在疾病的康复过程中，也必然存在着由深出浅、由里出表的痊愈规律，是以《伤寒论》中三阴中风皆是得阳脉、浮脉而愈，《伤寒论·辨脉法》亦云："凡阴病见阳脉者生，阳病见阴脉者死。"（此处之"生"是病浅向愈之意，"死"是病进加重之意。）

此即隐藏在仲景经方体系中"里邪出表，阴病转阳"的正邪消长与表里病位规律，若能把握此规律，不仅可将三阴里病病解而成为表位中风，或进一步使得病邪从阳从表而透解，从而杜绝邪入里位而形成"五藏风寒积聚"而病入膏肓，更可以为益寿延年奠定基础，如《金匮要略·藏府经络先后病脉证》所谓"若五藏元真通畅，人即安和"，《辅行诀藏府用药法要》所云"凡学道辈，欲求永年，先须祛疾……使藏气平和，乃可进修内视之道"。

是以《伤寒论》中三阴病皆需得阳脉、浮脉始能转愈。

如274条："太阴中风，四肢烦疼，阳微阴涩而长者，为欲愈。"长脉是阳脉。

290条："少阴中风，脉阳微阴浮者，为欲愈。"浮脉是阳脉。

327条："厥阴中风，脉微浮为欲愈，不浮为未愈。"浮脉是阳脉。

以上三条皆明确提出了三阴中风得阳脉、浮脉而愈的病理规律。

《伤寒论·辨脉法》言："阴病见阳脉者生，阳病见阴脉者死。"揭示了阴病、寒病、虚病得阳脉，如脉见浮、长、实象则为出表转阳而病浅向愈；表病、热病、实病得阴脉，如脉见沉、小、弱象则会传里入阴而病进加重的规律。

1. 里邪出表法

如《金匮要略·水气病脉证并治》指出"身体洪肿，汗出乃愈"，"痒为泄风，久为痂癞"，是把水病阴病治成表病中风或透疹而解的示范。

"脉浮而洪，浮则为风，洪则为气。风气相搏，风强则为隐疹，身体为痒，痒为泄风，久为痂癞。""痒为泄风"，痒是里位风寒等邪气出表之反应，里邪出表则可给邪气以出路，给邪气出路即是给病人生路。

但在泄风的同时，风邪也会耗散津液，故疏泄日久，则会"久为痂癞"，表位津液被耗，肌肤甲错或生痂癞疮疡。于是仲景在此提醒医者，后续之施治法则需在解表中加强固护津液。故"里邪出表"的本质即"津液一元论"在"表里观"中的体现。

又如《金匮要略·黄疸病脉证并治》言："诸病黄家，但利其小便。假令脉浮，当以汗解之，宜桂枝加黄芪汤主之。"这也是把握时机将黄疸治成太阴中风黄汗从表而解的示范。

黄汗病（水热证以水为主）是太阴中风的第三个层面，如果病传到阳明，则会发生黄疸病（水热证以热为主）。这是邪气的来路，即黄汗病传病进而为黄疸。

而黄疸病的治疗则需要把握时机适时解表，出透一身黄汗则愈。

如"诸病黄家，但利其小便"，黄疸病阳明水热郁结，利小便是常规治法。

"假令脉浮，当以汗解之，宜桂枝加黄芪汤主之"，即前文病传路径所述，若黄疸是由太阴中风黄汗病传入于阳明病位，并以阳明水热为所急所苦，而给邪气以去路之病解路径，则需与病传来路相反。

故当正气抗邪、里邪出表而脉现浮象时，则不可再妄利小便，需及时把握时机解表发汗，如条文中用太阴中风补津液而解表发汗的方式，使邪气得汗出透表而解。即：

邪气来路：黄汗—病传—黄疸。

邪气去路：黄疸—病解—黄汗。

这就是经典经方体系定义《伤寒论》辨治规律为"首辨表里，尤重表证"的原因。有表急则立足于"表里观"先解表，无表急则立足于"正邪观"，创造机会透邪出表。

再如《金匮要略·血痹虚劳病脉证并治》："问曰：血痹病从何得之？师曰：

夫尊荣人，骨弱肌肤盛，重因疲劳汗出，卧不时动摇，加被微风，遂得之。但以脉自微涩，在寸口、关上小紧，宜针引阳气，令脉和、紧去则愈。"此乃太阴病血痹证用针砭解表引邪外出之治法，与扁鹊"在血脉，针石之所及也"施治理念本无二致。

2. 阴病转阳法

伤寒，先厥，后发热而利者，必自止，见厥复利。（《伤寒论》331 条）

厥是厥冷，即先病身冷下利，而后阳热来复胜于寒邪则现发热，此时发热之症不是病进加重，而是阴病转阳之善候，故能利止；若寒邪未得以全除，医者要适时把握时机施以温阳达表治法，否则寒邪的存在还会继续导致厥冷下利。提示医者在临证中要"详察形候，纤毫勿失"，善于把握阴病转阳的规律，则无贻误战机之失而有事半功倍之功。

伤寒发热四日，厥反三日，复热四日，厥少热多者，其病当愈。（《伤寒论》341 条）

寒少热多符合"阴病转阳"的规律，故能病愈，"阴病转阳"的本质即是"津液一元论"在"正邪观"中的体现。

伤寒厥四日，热反三日，复厥五日，其病为进。寒多热少，阳气退，故为进也。（《伤寒论》342 条）

寒多热少是阳气衰退，则会阳病转阴，而为病进病深，故难愈。

下利，有微热而渴，脉弱者，今自愈。（《伤寒论》360 条）

脉弱下利本是寒病、阴病、里病、虚病，如若出现微微发热或者口渴的现象，便是转阳向愈之佳兆，一定不要妄用清解热邪方药戕伐阳气，可以适当饮用温水微和之。

下利，脉数，有微热汗出，今自愈。设复紧，为未解。（《伤寒论》361 条）

（脉）"紧则为寒"，复现紧脉说明寒病、阴病尚未转阳透彻，还需依法治之。若症状转阳而现微热汗出，脉象转阳而现数脉、阳脉，则病可自愈。

阴病转阳可有微热、口渴、咽干等表现，又可见于小青龙汤证的"服汤已，渴者，此寒去欲解也"条文，这才是真正的"排病反应"，所以经方医家在临证中一定要立足于"津液观"的阴阳规律来辨析"正邪观"所统摄的病传病解路径。

> 下利，脉沉而迟，其人面少赤，身有微热，下利清谷者，必郁冒汗出而解，病人必微厥。所以然者，其面戴阳，下虚故也。(《伤寒论》366条)

当病人下利，患有寒病、里病、虚病时，而出现热象，如"面少赤，身微热"，医者可采取让病人饮用暖水或覆被微汗等方法，使病人得以"郁冒汗出而解"，从阳从表而解。由此可知，即便下利等里病，仲景也会创造条件让病者从阳从表而解，以避免形成"五藏风寒积聚"，如此不仅可治疗病家目下症状，更可利用治病疗疾、里邪出表、阴病转阳的过程，以达到益寿延年的长期收益。

本条即是太阴里病下利最后从太阴表病中风而解。

这是因为病传规律为：(太阴中风)黄汗—病传—太阴里病下利。

那么病解规律则为：太阴里病下利—病解—黄汗(太阴中风)。

"病人必微厥，所以然者，其面戴阳，下虚故也。"这段是举例，若病家又出现厥冷，则病势还要继续向阴向里病传，病传进展到一定程度引起"下虚"，出现下焦虚寒，火衰而不能制水，故小便澄澈清白，这是太阴里病中阳虚病传合并少阴里病真阳虚，也是三阴合病从而发生戴阳厥脱的真厥阴病传路径。

上述6条《伤寒论》条文都揭示了里病阴病转阳转热则愈，不转阳转热则不愈的病理规律。

综上所述，伤寒经方体系就是在仲景先师勤求古训、博采众方的治学理念下，方源《汤液》，法出扁鹊；在阴阳二分法的基础上升华圆融而成为三阴三阳六(经)病辨治体系；同时具备了表里观、正邪观、津液观理法；并且首辨表里，尤重表证；遵循里邪出表，阴病转阳施治规律的一门医学学术体系。

仲景学术具有源出经典、理法自洽、方药严谨、疗效确切的特点，已经呈现并达到中医学应有的圆融状态，是真正值得后学穷尽毕生才华精力去追寻践行"经典"之"经方"学术，此即编者倡立以"经典经方"体系解读伤寒学术之缘起。

上·篇

生理病理基础

第一章

津液论

一 津液的概念

《伤寒论·平脉法》云："荣卫血气，在人体躬；呼吸出入，上下于中；因息游布，津液流通。"是以经方之法，津液为本。

《伤寒论》是在津液观的基础上来阐释阴阳营卫的，所以津液既不单纯是阳气卫气，也不单纯是阴液营血。而是既包含有阳的层面——阳气、卫阳、卫气，又包含有阴的层面——阴液、营阴、营血，是为伤寒经方体系独具之概念。

人体津液本为一体，只是在不同的部位，有着不同的称谓而已。并且它们之间是可以互根互用、相互转换的。正常人体如同一杯37℃的温水，若无水之形体，则热能无所出无所附；若无热能存在，则为冷水冷血死人，即失去了辨治之意义。故而此热水之"热"与"水"液虽功能不同而又能抱合一体，彼此依附密不可分。

比如同为人民军队，在地方驻防的时候是地方部队，抚民、安民、护民、爱民（荣）。当人民的生命财产安全受到威胁时，如发生天灾人祸时，驻防的人民子弟兵都会冲锋在前去抢险救灾。

而在边防驻防的时候则是边防军，职责是保家卫国、抵御外侮（卫）。当国家的边境动荡不安受到威胁时，如外族外侮入侵时，边防的人民子弟兵都会首当其冲奋起抗敌。

所以同为人民军队，本质是一，只是由于在不同的位置发挥了不同的作用，所以会有不同的称谓。并且根源一致、作用交互、相互转换。譬如当边防发生战乱，就需要从地方抽调地方部队去补充边防兵力（营液补充卫津）；而当地方发生动乱，边防军也可以撤回来维持治安（卫津补充营液）。

在仲景书中，津液这个名词有着很多种称谓：或曰"气"、或曰"阳"、或曰"卫"、或曰"血"、或曰"营（荣）"、或曰"阴"、或曰"津"、或曰"液"，统称为"津液"。

当发挥温煦作用为主的时候，曰阳；

发挥防御的作用为主的时候，曰卫；

发挥推动的作用为主的时候，曰气；

发挥濡润、营养、敛降的作用为主的时候，曰阴或营（荣）或血。

但卫亦兼有濡养之功，故"卫气者……充皮肤，肥腠理"（《灵枢·本藏》），且"夺汗者无血"（《灵枢·营卫生会》）也。

而营亦兼有温煦之功，故"亡血家，不可发汗，发汗则寒慄而振"（《伤寒论》87条），且"夺血者无汗"（《灵枢·营卫生会》）也。

故曰津液一元——根源一致、互根互用、作用交互、相互转换。

如：

1. 阳 = 津液

脉阳微而汗出少者，为自和一作如也。汗出多者，为太过；阳脉实，因发其汗，出多者，亦为太过。太过者，为阳绝于里，亡津液，大便因鞭也。(《伤寒论》245 条)

2. 血 = 津液

问曰：病有不战不汗出而解者，何也？答曰：其脉自微，此以曾发汗、若吐、若下、若亡血，以内无津液。此阴阳自和，必自愈，故不战不汗出而解也。(《伤寒论·辨脉法》)

3. 阳 = 血

水去呕止，其人形肿者，加杏仁主之。其证应内麻黄，以其人逐痹，故不内之。若逆而内之者，必厥。所以然者，以其人血虚，麻黄发其阳故也。(《金匮要略·淡饮咳嗽病脉证并治》)

是以经典经方体系挖掘还原之经方津液观，

虽不同于前人之述，而本蕴于伤寒之中；

虽不见于时人之说，而本存乎仲圣之门；

若学者能熟记于心，以之校读仲景之书，每可言下顿悟；以之思辨临床之证，每可拨云见日。

二 津液分阴阳论

阴阳自和病必自愈，如《伤寒论》58 条："凡病，若发汗，若吐，若下，若亡血、亡津液，阴阳自和者，必自愈。"这里的"阴阳"就是津液的派生，所以"阴阳自和"的本质就是"津液自和"，即津液在阴和阳的两类分型上的平衡和合。

通过纵览汉晋经方与神仙家典籍，编者提出"人身本俱阴阳，病则兼现寒热"的学术观点，纯阳为仙，纯阴为鬼，人是半阴半阳的机体。由于人体本来就是"半阴半阳"的综合体，而这两个"半"必须紧密地抱合融和为一体才不会"阴阳离决"，这种阴阳交融状态的载体就是"津液"。

如前所述，将津液喻作一杯37℃的温水，才符合正常人体的状态。故而无此水（阴、血、荣），热能（阳、气、卫）何来？即无此濡养润降之"水"，温煦（"火"）亦无从谈起。若但有冷水，而无温度，则为冷水、冷血、死人，失去了医学辨治的意义。是以津液虽在功能上可分阴阳，而在本质上则不可机械地分割，故从体用学来诠释，则是津液"体本一元，用分阴阳"。

既然伤寒体系强调的就是"津液观"，那么"津液分阴阳论"具体到经方中会有什么特点呢？那就是它总会以阴阳（温清、攻补、表里）并用为主，故而经方方剂极少为纯阴、纯阳、纯寒、纯热、纯攻、纯补、纯表、纯里结构（不足一成），而温清、攻补、表里并用者占九成以上！也就是经方的组方结构必须符合津液分阴阳论的特点，同样在临证思维中也必须按照津液分阴阳论去施用，才能真正用到经方的精髓，才可以执简驭繁、丝丝入扣地去克制大病顽疾。

在临证思维中，津液分阴阳论尤其要抓住津液的温煦防御和濡养润降这两个层面。

譬如：当津液温煦不及而生寒证，则用温药为主，而佐以阴药固液；当津液濡润不及而生热证，则用寒药为主，而佐以阳药升发。

这两个大方向是构成经方结构之准绳，如"群方之魁"桂枝汤，以温卫解表为功，即"攻表宜桂枝汤"，故包含桂枝甘草汤方干辛温解表，而佐以芍药甘草汤方干濡养润降固液。如寒下里急的承气类方，亦非一派大苦大寒攻里降泄，大黄亦需酒洗，厚朴可以升发，枳实主"风在皮肤"（《神农本草经》），若用承气类方不加清酒，则失去了其方势的完整四气五味，所以难以达到仲景所描述的效果。

三　津液的输布离合

经方的津液辨证需要辨津液的输布离合，如何去辨？

在表辨营卫，在里辨胃气也。

具体而言，输是水谷摄入胃中化生津液的过程，即津液之来路；布是津液通过正常的三焦通道布散周身，即津液之去路；离者散失也，是津液绝对或相对减少导致温煦防御或濡养润降不足；合者凝聚也，是津液绝对或相对增多而变为废水废血。

伤寒体系津液输布离合与《素问·经脉别论》的生理理论（"饮入于胃，游溢精气，上输于脾，脾气散精，上归于肺，通调水道，下输膀胱，水精四布，五经并行。合于四时五藏阴阳，揆度以为常也"）同中有异，《素问·经脉别论》这段话阐述的是津液的来路和去路，即津液的常态，而伤寒经方体系更加看重津液的病态。

如：

津液病输——如理中汤证，胃气虚不欲食，则津液化生减少，则用人参甘草类去补益津液。

津液病布——如小柴胡汤证，上焦不通津液不下，津液的布散不利，则用柴胡＋生姜甘草汤推陈致新、健胃布津，以使得"上焦得通，津液得下"。

津液病离——如白虎加人参汤证，津液被热灼伤耗散初起则濡养润降不足而汗出口燥渴，继而温煦防御功能亦受累及，或可亦兼背恶寒或身恶寒，则用石膏、知母清热邪，人参、甘草补津液。

津液病合——如五苓散证，津液聚集而成废水，则小便不利、腹满、心悸、头眩，若阻碍津液上承即口渴，则用茯苓、白术类温渗化饮。

第二章

营卫论

一　营卫总论

津液一元—气血源于津液—气血为体—营卫为用

黄帝曰：夫血之与气，异名同类，何谓也？岐伯答曰：营卫者精气也，血者神气也，故血之与气，异名同类焉。故夺血者无汗，夺汗者无血，故人生有两死而无两生。(《灵枢·营卫生会》)

释义：

（一）津液一元论

"血之与气，异名同类"。气血异名同类即津液一元论，因为气血来源于津液，津液包含气血，故曰异名同类。

（二）气血为体，营卫为用

"营卫者，精气也，血者，神气也"。这里用了骈体文的写法，本义是：营卫者，精气也〔"阳气者，精则养（本）神"（《素问·生气通天论》)〕；气血者，本神（人之正常机体曰本神）也。概括起来也就是气血为体、营卫为用的体用关系。

（三）营卫功能异同

"故夺血者无汗，夺汗者无血"。汗是脉外之津液，即卫、卫气；血是脉内之津液，即营、营气。

卫，防御、温煦、濡润。——"卫气者，所以温分肉，充皮肤，肥腠理，司开阖者也。"

营，荣养、濡润、温煦。——"营气者，泌其津液，注之于脉，化以为血，以荣四末，内注五藏六府。"

荣者，水谷之精气也，和调于五藏，洒陈于六府，乃能入于脉也。故循脉上下，贯五藏，络六府也。卫者，水谷之悍气也，其气慓疾滑利，不能入于脉也。故循皮肤之中，分肉之间，熏于肓膜，散于胸腹。(《素问·痹论》)

卫气者，所以温分肉，充皮肤，肥腠理，司开阖者也。(《灵枢·本藏》)

营气者，泌其津液，注之于脉，化以为血，以荣四末，内注五藏六府。(《灵枢·邪客》)

（四）营血亏不可强汗，卫气亏不可耗血

夺血者无汗——营血亏者不可以再强汗误汗。

夺汗者无血——卫气亏者不可以再耗血散血。

如：

脉浮紧者，法当身疼痛，宜以汗解之。假令尺中迟者，不可发汗。何以知然，以荣气不足，血少故也。（《伤寒论》50条）

亡血家，不可发汗；发汗则寒慄而振。（《伤寒论》87条）

少阴病，但厥无汗，而强发之，必动其血。未知从何道出，或从口鼻，或从目出者，是名下厥上竭，为难治。（《伤寒论》294条）

亡血不可发其表，汗出即慄而振。（《金匮要略·惊悸吐衄下血胸满瘀血病脉证治》）

问曰：寸口脉浮微而涩，然当亡血，若汗出，设不汗者云何？答曰：若身有疮，被刀斧所伤，亡血故也。（《金匮要略·疮痈肠痈浸淫病脉证并治》）

（五）脱阳而亡与脱阴而亡

"故人生有两死而无两生"，该句前人断句解读多牵强附会，今以经解经断句解读如下：

原句：故夺血者无汗，夺汗者无血，故人生有两死而无两生。

断句：故夺血者无汗，夺汗者无血，故人，生有两死，而无两生。

（六）孤阴不生，独阳不长

因为津液一元，派生阴阳，孤阴不生，独阳不长。故而营卫如环无端，如影随形，彼此依附，息息相关。

是以经言："故人，生有两死（脱阳死、脱阴死），而无两生（未尝见脱阳脱阴尚能存活者）。"

二 营卫分论

经典经方营卫总诀：

津液一元，阴阳抱合。   营卫不和，变生百病。

为阳为气，为阴为血。   营弱卫强，补营泄卫。

阳气辨卫，阴血辨营。   营卫俱弱，温卫补营。

气血为体，营卫为用。   营卫俱强，废水滞血。

     卫弱营强，水寒丛生。

     总司调和，一身表病。

卫行脉外，营行脉中。

营为卫守，卫为营使。   血弱气尽，里病必应。

荣养濡润，营之主功。   肌腠血脉，扁鹊之名。

防御温煦，卫之要用。   气血营卫，仲景妙用。

     阴阳自和，即建神功。

（一）营卫不和，变生百病

如：

病常自汗出者，此为荣气和。荣气和者，外不谐，以卫气不共荣气谐和故尔。以荣行脉中，卫行脉外。复发其汗，荣卫和则愈，宜桂枝汤。（《伤寒论》53 条）

病人藏无他病，时发热、自汗出，而不愈者，此卫气不和也。先其时发汗则愈，宜桂枝汤。（《伤寒论》54 条）

（二）营弱卫强，补营泄卫

如：

二阳并病，太阳初得病时，发其汗，汗先出不彻，因转属阳明，续自微汗出，不恶寒。若太阳病证不罢者，不可下，下之为逆，如此可小发汗。设面色缘缘正赤者，阳气怫郁在表，当解之、熏之。若发汗不彻，不足言，阳气怫郁不得越，当汗不汗，其人躁烦，不知痛处，乍在腹中，乍在四肢，按之不可得。其人短气但坐，以汗出不彻故也，更发汗则愈。何以知汗出不彻，以脉涩故知也。（《伤寒论》48 条）

太阳病，发热、汗出者，此为荣弱卫强，故使汗出。欲救邪风者，宜桂枝汤。（《伤寒论》95 条）（编者按：太阳中风发热之桂枝汤汗法证，即攻表宜桂枝汤法度。)

寸口脉浮而紧，紧则为寒，浮则为虚，寒虚相抟，邪在皮肤。浮者血虚，络脉空虚，贼邪不泻，或左或右。邪气反缓，正气即急，正气引邪，喎僻不遂。邪在于络，肌肤不仁；邪在于经，即重不胜；邪入于府，即不识人；邪入于藏，舌即难言，口吐涎。(《金匮要略·中风历节病脉证并治》)(编者按：主治以续命类方，桂枝汤或生姜甘草汤方干补营，麻黄汤方干泄卫。)

《古今录验》续命汤：治中风痱，身体不能自收持，口不能言，冒昧不知痛处，或拘急不得转侧。姚云：与大续命同。兼治妇人产后出血者，及老人小儿。(《金匮要略·中风历节病脉证并治》)

少阴脉浮而弱，弱则血不足，浮则为风，风血相搏，即疼痛如掣。(《金匮要略·中风历节病脉证并治》)

《千金方》越婢加术汤：治肉极热，则身体津脱，腠理开，汗大泄，厉风气下焦脚弱。(《金匮要略·中风历节病脉证并治》)(编者按：续命类方基础方干之一，生姜甘草汤方干补营，甘草麻黄汤方干泄卫。)

(三)营卫俱弱，温卫补营

如：

脉浮紧者，法当身疼痛，宜以汗解之。假令尺中迟者，不可发汗。何以知然，以荣气不足，血少故也。(《伤寒论》50条)(编者按：即血痹。)

问曰：血痹病从何得之？师曰：夫尊荣人，骨弱肌肤盛，重因疲劳汗出，卧不时动摇，加被微风，遂得之。但以脉自微涩，在寸口、关上小紧，宜针引阳气，令脉和、紧去则愈。(《金匮要略·血痹虚劳病脉证并治》)

血痹，阴阳俱微，寸口关上微，尺中小紧，外证身体不仁，如风痹状，黄芪桂枝五物汤主之。(《金匮要略·血痹虚劳病脉证并治》)

寸口脉迟而缓，迟则为寒，缓则为虚。荣缓则为亡血，卫缓则为中风。邪气中经，则身痒而瘾疹，心气不足，邪气入中，则胸满而短气。(《金匮要略·中风历节病脉证并治》)

味酸则伤筋，筋伤则缓，名曰泄。咸则伤骨，骨伤则痿，名曰枯。枯泄相抟，名曰断泄。荣气不通，卫不独行，荣卫俱微，三焦无所御，

四属断绝，身体羸瘦，独足肿大，黄汗出，胫冷，假令发热，便为历节也。(《金匮要略·中风历节病脉证并治》)

寸口脉微而数，微则无气(编者按：即少卫气)，无气则荣虚，荣虚则血不足(编者按：即少营血)，血不足则胸中冷。(《金匮要略·呕吐哕下利病脉证治》)

师曰：寸口脉迟而涩，迟则为寒，涩为血不足。趺阳脉微而迟，微则为气，迟则为寒。寒气不足，则手足逆冷；手足逆冷，则荣卫不利；荣卫不利，则腹满胁鸣相逐，气转膀胱，荣卫俱劳。阳气不通即身冷，阴气不通即骨疼；阳前通则恶寒，阴前通则痹不仁。阴阳相得，其气乃行；大气一转，其气乃散。实则失气，虚则遗尿，名曰气分。(《金匮要略·水气病脉证并治》)

夫失精家，少腹弦急，阴头寒，目眩一作目眶痛，发落，脉极虚芤，迟为清谷，亡血失精。脉得诸芤动微紧，男子失精，女子梦交，桂枝加龙骨牡蛎汤主之。(《金匮要略·血痹虚劳病脉证并治》)(编者按：即血痹虚劳。)

(四)营卫俱强，废水滞血

如：

太阳病，脉浮紧，无汗发热，身疼痛，八九日不解，表证仍在，此当发其汗。服药已微除，其人发烦目瞑，剧者必衄，衄乃解。所以然者，阳气重故也。麻黄汤主之。(《伤寒论》46条)

太阳病，头痛发热，身疼腰痛，骨节疼痛，恶风，无汗而喘者，麻黄汤主之。(《伤寒论》35条)

太阳与阳明合病，喘而胸满者，不可下，宜麻黄汤。(《伤寒论》36条)

太阳病，十日以去，脉浮细而嗜卧者，外已解也。设胸满胁痛者，与小柴胡汤；脉但浮者，与麻黄汤。(《伤寒论》37条)

伤寒，脉浮紧，不发汗，因致衄者，麻黄汤主之。(《伤寒论》55条)

(五)卫弱营强，水寒丛生

如：

问曰：病者苦水，面目身体四肢皆肿，小便不利，脉之不言水，反言胸中痛，气上冲咽，状如炙肉，当微咳喘。审如师言，其脉何类？

师曰：寸口脉沉而紧；沉为水，紧为寒，沉紧相抟，结在关元，始时当微，年盛不觉。阳衰之后，荣卫相干，阳损阴盛（编者按：即卫弱营强），结寒微动，肾气上冲，喉咽塞噎，胁下急痛。医以为留饮而大下之，气击不去，其病不除。后重吐之，胃家虚烦，咽燥欲饮水，小便不利，水谷不化，面目手足浮肿。又与葶苈丸下水，当时如小差，食饮过度，肿复如前，胸胁苦痛，象若奔豚，其水扬溢，则浮咳喘逆。当先攻击冲气，令止，乃治咳，咳止，其喘自差。先治新病，病当在后。(《金匮要略·水气病脉证并治》)

寸口脉弦而紧，弦则卫气不行（编者按：即卫弱），即恶寒，水不沾流，走于肠间。少阴脉紧而沉，紧则为痛，沉则为水，小便即难。(《金匮要略·水气病脉证并治》)

腹痛，脉弦而紧，弦则卫气不行（编者按：即卫弱），即恶寒，紧则不欲食，邪正相抟，即为寒疝。寒疝绕脐痛，若发则白汗出，手足厥冷，其脉沉弦一云沉紧，一云弦者，大乌头煎主之。(《金匮要略·腹满寒疝宿食病脉证治》)

（六）血弱气尽，里病必应。肌腠血脉，扁鹊之名。气血营卫，仲景妙用。阴阳自和，即建神功

如：

扁鹊曰："疾之居腠理也，汤熨之所及也；在血脉，针石之所及也。"(《史记·扁鹊仓公列传》)

论曰：余每览越人入虢之诊，望齐侯之色，未尝不慨然叹其才秀也。(《伤寒论·序》)

血弱气尽，腠理开，邪气因入，与正气相搏，结于胁下。正邪分争，往来寒热，休作有时，嘿嘿不欲饮食。藏府相连，其痛必下。邪高痛下，故使呕也一云藏府相连，其病必下，胁鬲中痛。小柴胡汤主之。服柴胡汤已，渴者属阳明，以法治之。(《伤寒论》97条)

妇人中风，发热恶寒，经水适来，得之七八日，热除而脉迟，身凉，胸胁下满，如结胸状，谵语者，此为热入血室也。当刺期门，随其实而取之。(《伤寒论》143条)

凡病，若发汗，若吐，若下，若亡血、亡津液，阴阳自和者，必自愈。(《伤寒论》58条)

第三章

胃气论

在伤寒论中，胃的概念非常浑朴，并非解剖可见之"胃"，而是人体中焦里位功能的代名词，故而"胃"，也被称作胃气、胃家、脾家、中、里、太阴、阳明。

比如表病向里，即使刚传到少阳半表里的病位，仲景即曰"此属胃，胃和则愈"。[伤寒，脉弦细，头痛发热者，属少阳。少阳不可发汗，发汗则谵语。此属胃，胃和则愈，胃不和，烦而悸一云躁。(《伤寒论》265条)]

又如传到了阳明里位也说"属胃"，如"太阳病三日，发汗不解，蒸蒸发热者，属胃也。调胃承气汤主之。"(《伤寒论》248条)

再如传到了太阴里位，仍然是"属胃"(胃气弱)，如"太阴为病，脉弱，其人续自便利，设当行大黄、芍药者，宜减之。以其人胃气弱，易动故也。"(《伤寒论》280条)

胃气有虚实、强弱、寒热之别，常以辨虚实为主，且在"正邪观"的统摄下，尤重细辨胃虚之层面为要。

一　胃虚

胃虚，分为四类。

(一) 胃气虚

症状以纳呆不食为主，病机以水气上逆为主("喜唾""胸痹，心中痞")，治法以理中汤类甘以补益为主。胃气虚则不能温煦、固摄和制化。不能温煦则饮食不化甚则中上焦冷；不能固摄则二便频数甚则下利无度；不能制化则下焦的浊水浊气上逆，上逆到中焦则痞满，上逆到上焦则胸痹，上逆到口中则喜唾，上逆到脑窍则头痛。如：

大病差后，喜唾，久不了了，胸上有寒，当以丸药温之，宜理中丸。(《伤寒论》396条)

上逆到脑窍则头痛，上逆到表位则身痛(尚兼有不能荣养之不荣则痛的因素)。如：

霍乱，头痛、发热、身疼痛，热多欲饮水者，五苓散主之。寒多不用水者，理中丸主之。(《伤寒论》386条)

胃气虚则不能温煦、固摄和制化。如：

胸痹，心中痞，留气结在胸，胸满，胁下逆抢心，枳实薤白桂枝汤主之，人参汤亦主之。（《金匮要略·胸痹心痛短气病脉证治》）

不能制化则下焦的浊水浊气上逆，上逆到中焦则痞满，上逆到上焦则胸痹。如：

伤寒服汤药，下利不止，心下痞鞕。服泻心汤已，复以他药下之，利不止，医以理中与之，利益甚。理中者，理中焦，此利在下焦，赤石脂禹余粮汤主之。复不止者，当利其小便。（《伤寒论》159条）

大病差后，喜唾，久不了了，胸上有寒，当以丸药温之，宜理中丸。（《伤寒论》396条）

胸痹，心中痞，留气结在胸，胸满，胁下逆抢心，枳实薤白桂枝汤主之，人参汤亦主之。（《金匮要略·胸痹心痛短气病脉证治》）

（二）胃津虚

症状以口舌干燥、脘腹不适、便燥溲少为主，病机以津亏血燥为主，治法以芍药甘草汤类酸甘化阴为主。胃津虚则不能濡润、荣养和制化。不能濡润则口舌干燥、大便燥结、小便短少；不能荣养则女子血少、男子不华、腹痛脚挛；不能制化则下焦浊水浊气上逆或血虚水胜。如：

伤寒脉浮，自汗出，小便数，心烦，微恶寒，脚挛急，反与桂枝，欲攻其表，此误也，得之便厥。咽中干，烦躁吐逆者，作甘草干姜汤与之，以复其阳。若厥愈足温者，更作芍药甘草汤与之，其脚即伸。若胃气不和谵语者，少与调胃承气汤。若重发汗，复加烧针者，四逆汤主之。（《伤寒论》29条）

（三）胃虚寒

胃虚寒即里虚寒，症状以二便清冷频数为主，病机以虚寒不摄、中不制下为主，治法以甘草干姜汤类温固甘守为主。

胃虚寒以寒为主，胃气虚以虚为主，故而胃气虚不完全等于胃虚寒。虚则以补为主，人参、甘草为主；寒则以温为主，干姜、甘草为主。补胃以理中法为主；温胃以甘草干姜法为主。如：

伤寒脉浮，自汗出，小便数，心烦，微恶寒，脚挛急，反与桂枝，欲攻其表，此误也，得之便厥。咽中干，烦躁吐逆者，作甘草干姜汤与之，以复其阳。若厥愈足温者，更作芍药甘草汤与之，其脚即伸。若胃气不和谵语者，少与调胃承气汤。若重发汗，复加烧针者，四逆汤主之。（《伤寒论》29条）

肺痿吐涎沫而不咳者，其人不渴，必遗尿，小便数。所以然者，以上虚不能制下故也。此为肺中冷，必眩，多涎唾，甘草干姜汤以温之。若服汤已渴者，属消渴。（《金匮要略·肺痿肺痈咳嗽上气病脉证治》）

（四）胃虚热

证候以火逆上气为主，病机以阴伤津枯为主，治法以麦门冬汤类甘寒清热为主。

胃虚热以热为主，胃津虚以虚为主，故而胃津虚不完全等于胃虚热。虚则以补津为主，芍药、甘草酸甘化阴为主；热则以清火为主，麦冬、甘草寒清重降为主。润胃以芍药甘草法为主；清胃以麦冬甘草法为主。

故在《辅行诀》中"收重之方"有大小白虎汤，小白虎汤即《伤寒论》白虎汤原方，以石膏寒清重降而收重；大白虎汤即《伤寒论》竹叶石膏汤，以石膏配伍麦冬加强寒清重降之清胃功效。

麦门冬

《本经》——心腹结气、伤饱：

味甘，平，无毒。治心腹结气，伤中，伤饱，胃络脉绝，羸瘦，短气。

《别录》——心下支满、客热、消谷调中：

微寒，无毒。主治身重目黄，心下支满，虚劳、客热、口干、燥渴，止呕吐，愈痿蹷，强阴，益精，消谷调中，保神，定肺气，安五藏，令人肥健，美颜色，有子。

《药性论》——治热毒、疗心腹结气、心下苦支满，虚劳客热：

能治热毒，止烦渴，主大水，面目肢节浮肿，下水，治肺痿吐脓，主泄精，疗心腹结气，身黑目黄，心下苦支满，虚劳客热。

《日华子本草》——时疾热狂：

治五劳七伤，安魂定魄，止渴，肥人，时疾热狂，头痛，止嗽。

《金匮要略·肺痿肺痈咳嗽上气病脉证治》——逆上气：

大逆上气，咽喉不利，止逆下气者，麦门冬汤主之。

麦门冬汤方

麦门冬七升　半夏一升　人参三两　甘草二两　粳米三合　大枣十二枚

右六味，以水一斗二升，煮取六升，温服一升，日三、夜一服。

编者按：《外台》引录麦门冬二升。(《千金》《外台》同)

【附】麦门冬汤

治肺胃气壅。风热客搏。咽喉妨闷。(《圣济总录·卷第一百二十四》)

麦门冬汤方

麦冬去心，焙，三两　半夏汤洗七遍，焙干　人参　甘草炙，各一两　食粳米炒，一合

右五味，粗捣筛，每服三钱匕，以水一盏，入枣一枚擘破，煎至五分，去滓温服，日三，不计时候。

二　胃实

症状以大便干燥、腹满腹痛，甚则烦乱谵语为主，病机以"胃实为胃热之甚"为主，治法以承气类为主。胃实为胃热之甚，热甚则多燥多结，故而胃实则多见大便干燥、腹满、腹痛、癥瘕、疝结，甚则烦乱谵语。如：

1. 小承气汤证

大黄四两，酒洗　厚朴二两，炙，去皮　枳实三枚，大者，炙

右三味，以水四升，煮取一升二合，去滓。分温二服。初服汤当更衣，不尔者尽饮之。若更衣者，勿服之。

阳明病，其人多汗，以津液外出，胃中燥，大便必鞕，鞕则谵语，小承气汤主之。若一服谵语止者，更莫复服。(《伤寒论》213条)

阳明病，谵语、发潮热、脉滑而疾者，小承气汤主之。(《伤寒论》214条)

2. 调胃承气汤证

芒硝半升　甘草二两，炙　大黄四两，去皮，清酒洗

右三味，以水三升，煮取一升，去滓，内芒硝，更上火微煮令沸，少少温服之。

发汗后，恶寒者，虚故也。不恶寒，但热者，实也。当和胃气，与调胃承气汤。(《伤寒论》70 条)

伤寒十三日，过经，谵语者，以有热也，当以汤下之。若小便利者，大便当鞭，而反下利，脉调和者，知医以丸药下之，非其治也。若自下利者，脉当微厥，今反和者，此为内实也。调胃承气汤主之。(《伤寒论》105 条)

太阳病三日，发汗不解，蒸蒸发热者，属胃也。调胃承气汤主之。(《伤寒论》248 条)

阳明病，不吐，不下，心烦者，可与调胃承气汤。(《伤寒论》207 条)

伤寒吐后，腹胀满者，与调胃承气汤。(《伤寒论》249 条)

3. 大承气汤证

大黄四两，酒洗　厚朴半斤，炙，去皮　枳实五枚，炙　芒硝三合

右四味，以水一斗，先煮二物，取五升，去滓；内大黄，更煮取二升，去滓；内芒硝，更上微火一两沸。分温再服。得下，余勿服。

阳明病，脉迟，虽汗出不恶寒者，其身必重，短气，腹满而喘，有潮热者，此外欲解，可攻里也。手足濈然汗出者，此大便已鞭也。大承气汤主之。若汗多微发热恶寒者，外未解也一法与桂枝汤。其热不潮，未可与承气汤。若腹大满不通者，可与小承气汤，微和胃气，勿令至大泄下。(《伤寒论》208 条)

阳明病，谵语，有潮热，反不能食者，胃中必有燥屎五六枚也。若能食者，但鞭耳。宜大承气汤下之。(《伤寒论》215 条)

问曰：人病有宿食，何以别之？师曰：寸口脉浮而大，按之反涩，尺中亦微而涩，故知有宿食，大承气汤主之。(《金匮要略·腹满寒疝宿食病脉证治》)

少阴病，自利清水，色纯青，心下必痛，口干燥者，可下之，宜大承气汤。(《伤寒论》321 条)

下利脉迟而滑者，实也，利未欲止，急下之，宜大承气汤。(《金匮要略·呕吐哕下利病脉证治》)

产妇郁冒，其脉微弱，不能食，大便反坚，但头汗出，所以然者，

血虚而厥，厥而必冒，冒家欲解，必大汗出，以血虚下厥，孤阳上出，故头汗出。所以产妇喜汗出者，亡阴血虚，阳气独盛，故当汗出，阴阳乃复。大便坚，呕不能食，小柴胡汤主之。病解能食，七八日更发热者，此为胃实，大承气汤主之。(《金匮要略·妇人产后病脉证治》)

伤寒若吐、若下后不解，不大便五六日，上至十余日，日晡所发潮热，不恶寒，独语如见鬼状。若剧者，发则不识人，循衣摸床，惕而不安一云顺衣妄撮，怵惕不安，微喘直视，脉弦者生，涩者死。微者，但发热谵语者，大承气汤主之。若一服利，则止后服。(《伤寒论》212条)

阳明病，下之，心中懊憹而烦，胃中有燥屎者，可攻。腹微满，初头鞕，后必溏，不可攻之。若有燥屎者，宜大承气汤。(《伤寒论》238条)

大下后，六七日不大便，烦不解，腹满痛者，此有燥屎也。所以然者，本有宿食故也，宜大承气汤。(《伤寒论》241条)

阳明病，发热汗多者，急下之，宜大承气汤。(《伤寒论》253条)

发汗不解，腹满痛者，急下之，宜大承气汤。(《伤寒论》254条)

三 胃强

症状以发热、汗出、能食、大便干燥、小便不利为主，病机以"胃实＋胃津虚"为主，治法以麻子仁丸类为主（实则为承气类＋芍药甘草类）。

胃强则热实伤津且能迫使津液外泄，故而症状可见发热、汗出、尿频、便燥。如：

麻子仁丸

麻子仁二升　芍药半斤　枳实半斤，炙　大黄一斤，去皮　厚朴一尺，炙，去皮　杏仁一升，去皮尖，熬，别作脂

右六味，蜜和丸如梧桐子大。饮服十丸，日三服，渐加，以知为度。

问曰：病有太阳阳明，有正阳阳明，有少阳阳明，何谓也？答曰：太阳阳明者，脾约一云络是也。(《伤寒论》179条)

问曰：何缘得阳明病？答曰：太阳病，若发汗，若下，若利小便，此亡津液，胃中干燥，因转属阳明。不更衣，内实大便难者，此名阳明

也。（《伤寒论》181 条）

跌阳脉浮而涩，浮则胃气强，涩则小便数，浮涩相搏，大便则鞭，其脾为约，麻子仁丸主之。（《伤寒论》247 条）

四　胃弱

症状以腹满、纳呆、大便稀溏、小便不利为主，病机以"胃气虚 + 胃虚寒"为主，治法以《外台》茯苓饮类为主［实则为理中类 + 生（干）姜类］。

胃弱则虚，不能运化饮食、敷布津液、制化水饮，故而症状可见腹满、纳呆、大便稀溏、小便不利。如：

《外台》茯苓饮：治心胸中有停痰宿水，自吐出水后，心胸间虚，气满不能食。消痰气，令能食。（《金匮要略·淡饮咳嗽病脉证并治》）

茯苓　人参　白术各三两　枳实二两　橘皮二两半　生姜四两

右六味，水六升，煮取一升八合，分温三服，如人行八九里进之。

五　胃寒

症状以脘腹冷痛、胸胁逆满、呕逆痰涎为主，病机以"胃寒为胃（气）虚之甚"为主，治法以四逆辈为主（实则为甘草干姜类 + 附子类）。

胃寒以寒为所急所苦，以辛热法破阴散寒为主；胃虚寒以虚为所急所苦，以辛温法补益温养为主。如：

自利不渴者，属太阴，以其藏有寒故也。当温之，宜服四逆辈。（《伤寒论》277 条）

腹中寒气，雷鸣切痛，胸胁逆满，呕吐，附子粳米汤主之。（《金匮要略·腹满寒疝宿食病脉证治》）

既吐且利，小便复利而大汗出，下利清谷，内寒外热，脉微欲绝者，四逆汤主之。（《伤寒论》389 条）

六 胃热

症状以心下热痞、吐血衄血为主，病机以"胃热为胃实之渐"为主，治法以泻心汤法为主（实则为轻剂承气类）。

胃热以热为所急所苦，以苦寒法泻火坚阴为主（即阳明法）；胃虚热以虚为所急所苦，以甘寒法益阴制火为主（即厥阴法）。如：

> 心气不足（编者按:《千金》作"心气不定"），吐血、衄血，泻心汤主之。（《金匮要略·惊悸吐衄下血胸满瘀血病脉证治》）

第四章

三焦论

一 三焦概念

经方中的三焦是对人体解剖结构和生理功能的一种划分概念，在解剖结构上有上、中、下的区分，在生理功能上有承奉制化的区别。

二 三焦解剖结构

横膈心中（非心脏，而是指胃脘上口）至头面为上焦。

横膈心下（非心脏，而是指胃脘）至脐中为中焦。

脐以下至足为下焦。

如《灵枢·营卫生会》言：

> 上焦出于胃上口，并咽以上，贯膈而布胸中……
>
> 中焦亦并胃中，出上焦之后……
>
> 下焦者，别回肠，注于膀胱而渗入焉……

又如，学习抄录中国唐宋医学为主编纂成《东医宝鉴》的朝鲜医家许浚总结为：

> 头至心为上焦，心至脐为中焦，脐至足为下焦。

三 三焦生理功能

（一）上焦主承

上焦具有接纳受承由中焦上奉而来的水谷精微［上焦受中焦水谷气（《金匮要略》）］和呼吸清气（《内经》又曰"呼吸精气"）而充养藏府，以及布散周身卫外表位，以行使"清阳出上窍"（《素问·阴阳应象大论》）、"天运当以日光明，是故阳因而上（外），卫外（上）者也"（《素问·生气通天论》）的功能。

亦即"上焦开发，宣五谷味，熏肤、充身、泽毛，若雾露之溉"（《灵枢·决气》），以达到"病则无由入其腠理（腠者，是三焦通会元真之处，为血气所注；理者，是皮肤藏府之文理也）"（《金匮要略·藏府经络先后病脉证》）的作用。

故曰"上焦如雾"。

（二）中焦主奉、主制、主化

中焦的功能是上奉上焦、制约下焦，化合中焦水谷精微而为气血津液。

奉：如上所述，中焦将水谷精微上奉，与呼吸精气化合而成气血津液后，经上焦布散至藏府及周身表位。

化：中焦腐熟吸收水谷精微，化合而成气血津液，再通过上奉上焦而布散机体内外以奉生身。故：

> 中焦受气取汁，变化而赤，是谓血。(《灵枢·决气》)

> 中焦……此所受气者，泌糟粕，蒸津液，化其精微，上注于肺脉，乃化而为血，以奉生身。(《灵枢·营卫生会》)

制：在中焦胃气的制约下，人体的清气清水、营血上奉，浊气浊水、糟粕下行，才能具备正常的生、长、化、收、藏的生理功能。如：

> 脾胃大肠小肠三焦膀胱者，仓廪之本，营之居也，名曰器，能化糟粕，转味而入出者也。(《素问·六节藏象论》)

> 下焦竭，即遗溺失便，其（胃）气不和，不能自禁制。(《金匮要略·五藏风寒积聚病脉证并治》)

故曰"中焦如沤"。

（三）下焦主通利

下焦通利畅达，浊气浊水、糟粕秽浊、异物、代谢物质下行才有通道，人体才能有正常的排泄二便的功能；其他如妇人经带产褥、男子精窍开阖等功能，同样也需要下焦的通利。

如：

> 下焦者，别回肠，注于膀胱而渗入焉。故水谷者，常并居于胃中，成糟粕，而俱下于大肠，而成下焦，渗而俱下，济泌别汁，循下焦而渗入膀胱焉。(《灵枢·营卫生会》)

又如：

> 妇人之病因虚，积冷结气，为诸经水断绝，至有历年血寒，积结胞门。(《金匮要略·妇人杂病脉证并治》)

> 夫失精家，少腹弦急，阴头寒，目眩一作目眶痛，发落，脉极虚芤，迟为清谷，亡血失精。(《金匮要略·血痹虚劳病脉证并治》)

故曰"下焦如渎"。

综上所述，三焦的承奉、制化、通利功能正常，才能达到"饮入于胃，游溢精气，上输于脾，脾气散精，上归于肺，通调水道，下输膀胱，水精四布，五经并行"（《素问·经脉别论》）奉养生身之用。

四　三焦病理

（一）三焦俱病

三焦为津液输布之通道，三焦俱病则内外津液营卫输布俱不利，则会表里不和，即"荣卫俱微，三焦无所御，四属断绝"。既可以见到寒热、汗出、喷嚏、身痛、麻痹、不仁、逆冷、痛疽等表证，也可以见到口烂、不食、呕吐、吞酸、腹满、烦躁、肠鸣、失溲、下利、下血、二便不利等里证。如：

> 阴阳相搏，名曰动。阳动则汗出，阴动则发热。形冷，恶寒者，此三焦伤也。（《伤寒论·辨脉法》）

> 寸口脉阴阳俱紧者，法当清邪中于上焦，浊邪中于下焦。清邪中上，名曰洁也；浊邪中下，名曰浑也。阴中于邪，必内栗也。表气微虚，里气不守，故使邪中于阴也。阳中于邪，必发热头痛，项强颈挛，腰痛胫酸，所为阳中雾露之气，故曰清邪中上。浊邪中下，阴气为栗，足膝逆冷，便溺妄出，表气微虚，里气微急，三焦相混，内外不通，上焦怫郁，藏气相熏，口烂食断也。中焦不治，胃气上冲，脾气不转，胃中为浊，荣卫不通，血凝不流。若卫气前通者，小便赤黄，与热相搏，因热作使，游于经络，出入藏府，热气所过，则为痈脓。若阴气前通者，阳气厥微，阴无所使，客气内入，嚏而出之，声嗢咽塞，寒厥相逐，为热所拥，血凝自下，状如豚肝。阴阳俱厥，脾气孤弱，五液注下，下焦不阖，清便下重，令便数难，脐筑湫痛，命将难全。（《伤寒论·辨脉法》）

> 寸口脉微而涩，微者卫气不行，涩者荣气不逮。荣卫不能相将，三焦无所仰，身体痹不仁。荣气不足，则烦疼、口难言。卫气虚者，则恶寒数欠。三焦不归其部，上焦不归者，噫而酢吞；中焦不归者，不能消谷引食；下焦不归者，则遗溲。（《伤寒论·平脉法》）

> 寸口脉微而缓，微者卫气疏，疏则其肤空；缓者胃气实，实则谷消

而水化也。谷入于胃，脉道乃行，而入于经，其血乃成。荣盛则其肤必疏，三焦绝经，名曰血崩。(《伤寒论·平脉法》)

问曰：三焦竭部，上焦竭善噫，何谓也？师曰：上焦受中焦，气未和，不能消谷，故能噫耳。下焦竭，即遗溺失便，其气不和，不能自禁制，不须治，久则愈。(《金匮要略·五藏风寒积聚病脉证并治》)

味酸则伤筋，筋伤则缓，名曰泄。咸则伤骨，骨伤则痿，名曰枯。枯泄相抟，名曰断泄。荣气不通，卫不独行，荣卫俱微，三焦无所御，四属断绝，身体羸瘦，独足肿大，黄汗出，胫冷，假令发热，便为历节也。(《金匮要略·中风历节病脉证并治》)

寸口脉洪而大，数而滑，洪大则营气长，滑数则胃气实，营长则阳盛怫郁不得出，胃实则坚难，大便则干燥。三焦闭塞，津液不通，医发其汗，阳盛不周，复重下之，胃燥热蓄，大便遂摈，小便不利，营卫相搏，心烦发热，两眼如火，鼻干面赤，舌燥齿黄焦，故大渴，过经成坏病，针药所不能制，与水灌枯槁，阳气微散，身寒，温衣覆汗出，表里通利，其病即除，形脉多不同，此愈非法治，但医所当慎，妄犯伤营卫。(《金匮玉函经·辨可水病形证治》)

（二）上焦病

上焦病，则见嗳气呃逆、呕吐上逆、喘满咳痰咯血、肺痿肺痈、胸痹心痛、头痛脑动等诸上窍不利证候。如：

上焦不归者，噫而酢吞；中焦不归者，不能消谷引食；下焦不归者，则遗溲。(《伤寒论·平脉法》)

师曰：热在上焦者，因咳为肺痿；热在中焦者，则为坚；热在下焦者，则尿血，亦令淋秘不通。大肠有寒者，多鹜溏；有热者，便肠垢。小肠有寒者，其人下重、便血；有热者，必痔。(《金匮要略·五藏风寒积聚病脉证并治》)

食谷欲呕，属阳明也。吴茱萸汤主之。得汤反剧者，属上焦也。(《伤寒论》243条)

问曰：热在上焦者，因咳为肺痿。肺痿之病，从何得之？师曰：或从汗出，或从呕吐，或从消渴、小便利数，或从便难、又被快药下利，重亡津液，故得之。曰：寸口脉数，其人咳，口中反有浊唾涎沫者何？师曰：为肺痿之病。若口中辟辟燥，咳即胸中隐隐痛，脉反滑数，此为

肺痈，咳唾脓血。脉数虚者，为肺痿；数实者为肺痈。(《金匮要略·肺痿肺痈咳嗽上气病脉证治》)

师曰：夫脉当取太过不及，阳微阴弦，即胸痹而痛，所以然者，责其极虚也。今阳虚知在上焦，所以胸痹心痛者，以其阴弦故也。(《金匮要略·胸痹心痛短气病脉证治》)

（三）中焦病

中焦病，则见饮食异常，或不馨，或心下痞坚，或不能上奉而喘满、上不制下而浊水浊气冲逆中上焦，或三焦不和等证候。如：

上焦不归者，噫而酢吞；中焦不归者，不能消谷引食；下焦不归者，则遗溲。(《伤寒论·平脉法》)

肺痿吐涎沫而不咳者，其人不渴，必遗尿，小便数。所以然者，以上虚不能制下故也。此为肺中冷，必眩，多涎唾，甘草干姜汤以温之。若服汤已渴者，属消渴。(《金匮要略·肺痿肺痈咳嗽上气病脉证治》)

师曰：吸而微数，其病在中焦，实也，当下之即愈，虚者不治。在上焦者，其吸促；在下焦者，其吸远，此皆难治。呼吸动摇振振者，不治。(《金匮要略·藏府经络先后病脉证》)

师曰：热在上焦者，因咳为肺痿；热在中焦者，则为坚；热在下焦者，则尿血，亦令淋秘不通。大肠有寒者，多鹜溏；有热者，便肠垢。小肠有寒者，其人下重、便血；有热者，必痔。(《金匮要略·五藏风寒积聚病脉证并治》)

胃气下泄，阴吹而正喧，此谷气之实也，膏发煎导之。(《金匮要略·妇人杂病脉证并治》)——热伤胃津，胃津虚不能制下。

阳明病，胁下鞕满，不大便而呕，舌上白胎者，可与小柴胡汤。上焦得通，津液得下，胃气因和，身濈然汗出而解。(《伤寒论》230条)——水热伤胃气，胃气虚不能制下。

（四）下焦病

下焦病，则见二便、经带异常，或不利，或下血，或遗精、溲白带浊，或腹满烦乱等下窍不利证候。如：

上焦不归者，噫而酢吞；中焦不归者，不能消谷引食；下焦不归者，则遗溲。(《伤寒论·平脉法》)

师曰：热在上焦者，因咳为肺痿；热在中焦者，则为坚；热在下焦者，则尿血，亦令淋秘不通。大肠有寒者，多鹜溏；有热者，便肠垢。小肠有寒者，其人下重、便血；有热者，必痔。(《金匮要略·五藏风寒积聚病脉证并治》)

伤寒服汤药，下利不止，心下痞鞕。服泻心汤已，复以他药下之，利不止，医以理中与之，利益甚。理中者，理中焦，此利在下焦，赤石脂禹余粮汤主之。复不止者，当利其小便。(《伤寒论》159条)

太阳病六七日，表证仍在，脉微而沉，反不结胸，其人发狂者，以热在下焦，少腹当鞕满，小便自利者，下血乃愈。所以然者，以太阳随经，瘀热在里故也。抵当汤主之。(《伤寒论》124条)

少阴病，欲吐不吐，心烦但欲寐，五六日自利而渴者，属少阴也，虚故引水自救。若小便色白者，少阴病形悉具；小便白者，以下焦虚有寒，不能制水，故令色白也。(《伤寒论》282条)

妇人少腹满如敦状，小便微难而不渴，生后者，此为水与血并结在血室也，大黄甘遂汤主之。(《金匮要略·妇人杂病脉证并治》)

妇人怀娠六七月，脉弦发热，其胎愈胀，腹痛恶寒者，少腹如扇。所以然者，子藏开故也，当以附子汤温其藏方未见。(《金匮要略·妇人妊娠病脉证并治》)

妇人伤胎，怀身腹满，不得小便，从腰以下重，如有水气状，怀身七月，太阴当养不养，此心气实，当刺泻劳宫及关元，小便微利则愈。见《玉函》。(《金匮要略·妇人妊娠病脉证并治》)

师曰：产妇腹痛，法当以枳实芍药散。假令不愈者，此为腹中有干血着脐下，宜下瘀血汤主之。亦主经水不利。(《金匮要略·妇人产后病脉证治》)

产后七八日，无太阳证，少腹坚痛，此恶露不尽，不大便，烦躁发热，切脉微实，再倍发热，日晡时烦躁者，不食，食则谵语，至夜即愈，宜大承气汤主之。热在里，结在膀胱也。(《金匮要略·妇人产后病脉证治》)

五 三焦关系

（一）中焦与三焦

中焦胃气为三焦之主宰，中焦病则可三焦俱不利，此亦即经方施治重视中焦胃气（保胃气）之缘由。如：

师曰：吸而微数，其病在中焦，实也，当下之即愈，虚者不治。在上焦者，其吸促；在下焦者，其吸远，此皆难治。呼吸动摇振振者，不治。（《金匮要略·藏府经络先后病脉证》）

伤寒服汤药，下利不止，心下痞鞭。服泻心汤已，复以他药下之，利不止，医以理中与之，利益甚。理中者，理中焦，此利在下焦，赤石脂禹余粮汤主之。复不止者，当利其小便。（《伤寒论》159条）

肺痿吐涎沫而不咳者，其人不渴，必遗尿，小便数。所以然者，以上虚不能制下故也。此为肺中冷，必眩，多涎唾，甘草干姜汤以温之。若服汤已渴者，属消渴。（《金匮要略·肺痿肺痈咳嗽上气病脉证治》）

（二）表里与三焦

1. 三焦为津液输布之通道，为表与里之津血所共用，故三焦病，则表不解里亦不和；同理，表不解，则三焦亦易不利。如：

大过可怪，不及亦然。邪不空见，中必有奸，审察表里，三焦别焉。知其所舍，消息诊看，料度府藏，独见若神。为子条记，传与贤人。（《伤寒论·平脉法》）

脉浮而洪，浮则为风，洪则为气。风气相搏，风强则为隐疹，身体为痒，痒为泄风，久为痂癞；气强则为水，难以俯仰。风气相击，身体洪肿，汗出乃愈，恶风则虚，此为风水。不恶风者，小便通利，上焦有寒，其口多涎，此为黄汗。（《金匮要略·水气病脉证并治》）

阳明病，胁下鞭满，不大便而呕，舌上白胎者，可与小柴胡汤。上焦得通，津液得下，胃气因和，身濈然汗出而解。（《伤寒论》230条）——上焦表位得通，三焦得以疏利。

服桂枝汤，或下之，仍头项强痛，翕翕发热，无汗，心下满微痛，小便不利者，桂枝去芍药加茯苓白术汤（编者按：宋本作"去桂"，参《医宗金鉴》作"去芍药"）主之。（《伤寒论》28条）——上焦表位得通，三焦得以疏利。

以下诸五苓散条文亦是上焦表位得通，三焦得以疏利。

中风发热，六七日不解而烦，有表里证，渴欲饮水，水入则吐者，名曰水逆。五苓散主之。（《伤寒论》74条）

本以下之，故心下痞，与泻心汤。痞不解，其人渴而口燥烦，小便不利者，五苓散主之。（《伤寒论》156条）

太阳病，寸缓、关浮、尺弱（编者按：寸、关、尺分别指代上焦、中焦、下焦），其人发热汗出，复恶寒，不呕，但心下痞者，此以医下之也。如其不下者，病人不恶寒而渴，渴者，此转属阳明也。小便数者，大便必鞕，不更衣十日，无所苦也。渴欲饮水，少少与之，但以法救之。渴者，宜五苓散。（《伤寒论》244条）

假令瘦人，脐下有悸，吐涎沫而癫眩，此水也。五苓散主之。（《金匮要略·淡饮咳嗽病脉证并治》）

脉浮，小便不利，微热消渴者，宜利小便、发汗，五苓散主之。（《金匮要略·消渴小便利淋病脉证并治》）

2. 上焦为表，下焦为里。

（1）水病在上焦表位用汗法，在下焦里位利小便。如：

师曰：诸有水者，腰以下肿，当利小便；腰以上肿，当发汗乃愈。（《金匮要略·水气病脉证并治》）

（2）上焦得通亦同表得通解，表位得解亦同上焦得通，两者密不可分。如：

阳明病，胁下鞕满，不大便而呕，舌上白胎者，可与小柴胡汤。上焦得通，津液得下，胃气因和，身濈然汗出而解。（《伤寒论》230条）

伤寒五六日，头汗出，微恶寒，手足冷，心下满，口不欲食，大便鞕，脉细者，此为阳微结。必有表，复有里也。脉沉，亦在里也。汗出为阳微。假令纯阴

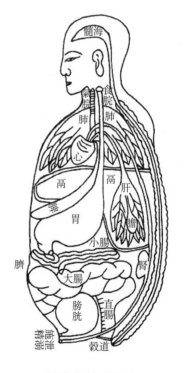

《针灸大成》藏府图

结，不得复有外证，悉入在里，此为半在里半在外也。脉虽沉紧，不得为少阴病。所以然者，阴不得有汗，今头汗出，故知非少阴也，可与小柴胡汤。设不了了者，得屎而解。(《伤寒论》148 条)

伤寒四五日，身热恶风，颈项强，胁下满，手足温而渴者，小柴胡汤主之。(《伤寒论》99 条)

妇人中风，七八日续得寒热，发作有时，经水适断者，此为热入血室。其血必结，故使如疟状，发作有时，小柴胡汤主之。(《伤寒论》144 条)

伤寒差以后更发热，小柴胡汤主之；脉浮者，以汗解之；脉沉实一作紧者，以下解之。(《伤寒论》394 条)

精气论

第五章

一 "精"的概念

精，是先天而有、与生俱来的，是胚胎发育和生命功能的基础物质。"精"来源于父母先天生殖之精，又充养于后天水谷之精，因为"精"离不开胃气和津血的滋养，故而又名精气、精血。

（一）"精"是生命的本源

> 夫精者，身之本也。（《素问·金匮真言论》）

（二）"精"先天而有与生俱来，源于父母先天生殖之精

> 故生之来谓之精。两精相搏谓之神。（《灵枢·本神》）
> 两神相搏，合而成形，常先身生，是谓精。（《灵枢·决气》）

精是生命体的根本，神来源于两精相搏，指的是父母生殖之精的阴阳气相互媾和而产生新的包含阴阳的生命体——神，即本神。

本神也就是"生杀之本始，神明之府也"的阴阳抱合承载之机体，故这里的"本神"和"神"都是指阴阳抱合而成的生命体，即人的机体。

"两精"（父母生殖之精）是"先天而有""常先身生"的，也就是在形成胚胎之前的受精卵。

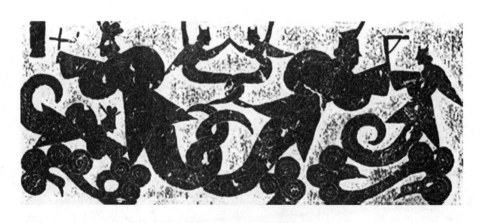

东汉"武梁祠"伏羲女娲交尾画像

（三）"精"的充养离不开胃气津血的滋养

胃满则肠虚，肠满则胃虚，更虚更满，故气得上下，五藏安定，血脉和利，精神乃居，故神者，水谷之精气也。（《灵枢·平人绝谷》）

神——生命机体，需要后天的水谷精微和气血不断地滋养才能有正常的生命形态和功能活动，而这些离不开胃气的运化、藏府的安和、气血的调畅、血脉的通利。

（四）"精"又名"精气""精血"

阴平阳秘，精神乃治，阴阳离决，精气乃绝。（《素问·生气通天论》）

少阴脉不至，肾气微，少精血，奔气促迫，上入胸膈，宗气反聚，血结心下，阳气退下，热归阴股，与阴相动，令身不仁，此为尸厥。（《伤寒论·平脉法》）

上文中的"精气""精血"都是"精"的不同语境称谓，实质则一。"精神"指的是受"精"充养的生命机体（本神）。如前所述，对尸厥病机认识的高度一致，是仲景学术源于扁鹊的又一例证：

扁鹊曰：若太子病，所谓"尸蹷"者也。夫以阳入阴中，动胃缠缘，中经维络，别下于三焦、膀胱，是以阳脉下遂，阴脉上争，会气闭而不通，阴上而阳内行，下内鼓而不起，上外绝而不为使，上有绝阳之络，下有破阴之纽，破阴绝阳，色废脉乱，故形静如死状。太子未死也。夫以阳入阴支兰藏者生，以阴入阳支兰藏者死。凡此数事，皆五藏蹷中之时暴作也。良工取之，拙者疑殆。

试入诊太子，当闻其耳鸣而鼻张，循其两股以至于阴，当尚温也。（《史记·扁鹊仓公列传》）。

"少阴脉不至，肾气微，少精血，奔气促迫，上入胸膈，宗气反聚，血结心下，阳气退下，热归阴股，与阴相动，令身不仁，此为尸厥。"（《伤寒论·平脉法》）本条也能看出经方学术进化的轨迹，显而易见，仲景书中的描述更为凝练、更为形而上。

"阳气退下，热归阴股"指卫阳慢慢从四末往里退，退到两股之间。两股之间是表中之里（四肢的中心，阳中之阴，亦即表中之里，故曰少阴）。

少阴的里病会导致胃气和津血亏虚，是因为少阴里病包含太阴里病，故而

《伤寒论》少阴病多下利。

六病阴阳大论，太阴病反而是被少阴病所涵盖的，厥阴病又可以涵盖少阴病，所以太阴是杂病之薮，少阴是死证之门，厥阴的厥热胜复是阴阳判官。

二 "伤精"与"伤营"，"伤精"即"虚劳"

《伤寒论》书中无涉及"精"的概念，《金匮要略》始有论及，且多见于《金匮要略·血痹虚劳病脉证并治》，经研读提炼，则会发现在仲景经方病机体系中，存在着以下概念与规律：

1. 伤营（血）为伤精之渐，伤精为伤营（血）之甚。
2. 伤精即虚劳。

所以《金匮要略》中血痹与虚劳同篇，行文中"亡血""失精"并称，并且"失精""精自出""精气清冷"常与"衄""亡血"并见。

这是因为虚劳伤精的前一层病机是伤营血痹，亦是太阴中风之病传，符合经典经方学术体系提出的"中风为杂病之薮"这一概念。

病传规律：伤营（血痹）→伤精（虚劳）。

所以表的完整病机公式是：表束—表寒—中风—伤营—伤精。

三 "伤精"为"伤营"之甚

营血的作用是荣养、温煦、濡润，所以伤营会出现面色萎黄、或下睑淡白、或肌肤甲错、或肢体倦怠、或嗜睡乏力、或不眠不寐、或沉重无力、或麻木震颤、或身痛不休、或恶寒自汗、或脉象微细弱等临床表现。

在仲景书中，这些症状被称作"血痹""黄家""骨弱""其身必甲错""疲劳汗出""自汗出""恶寒""两胫自冷""手足厥寒""身瞤动""身体不仁""身疼重""身痛不休""腰髋弛痛""（脉）阴阳俱微""脉细欲绝者"等，均为营血失去荣养、温煦、濡润作用的临床证候。

而伤精是伤营症状的进一步深重，故而在上述症状的基础上加重为肌肉薄弱、或身体羸瘦、或面容枯槁、或面色苍白、或大肉已脱、或大骨陷下、或汗出如油、或时时出血、或目视不明、或神昏昧、或腰背佝偻、或逆冷阴寒、或不耐寒热、或梦遗失精、或带下绵绵、或崩漏不止、或小产滑胎、或久不孕育、或脉象浮大极虚芤迟等临床表现。

在仲景书中，这些症状被称作"面色薄""面色白""喜盗汗""目瞑""衄""兼衄""亡血""目眩发落""两目黯黑""羸瘦""瘦削不能行""痹侠背行""腰痛""手足逆寒""阴头寒""阴寒精自出""精气清冷""男子失精，女子梦交""妇人则半产漏下，男子则亡血失精""梦失精""失精""无子""脉虚弱细微""脉大""脉浮大""（脉）极虚""脉极虚芤迟"等，均为精不能充养本神的临床证候。

第六章

四证释义

四证者，水证、火证、气证、血证也。人身不过表里，气血不过阴阳；阴阳涵于津液，津液病分四部。如：

津液不利而病水证：

大下之后，复发汗，小便不利者，亡津液也。（《伤寒论》59条）

里水者，一身面目黄肿，其脉沉，小便不利，故令病水。假如小便自利，此亡津液……（《金匮要略·水气病脉证并治》）

脾水者，其腹大，四肢苦重，津液不生，但苦少气，小便难。（《金匮要略·水气病脉证并治》）

津液不利而病火证：

问曰：何缘得阳明病？答曰：太阳病，若发汗，若下，若利小便，此亡津液，胃中干燥，因转属阳明。不更衣，内实，大便难者，此名阳明也。（《伤寒论》181条）

阳明病，本自汗出，医更重发汗，病已差，尚微烦不了了者，此必大便鞕故也。以亡津液，胃中干燥，故令大便鞕。当问其小便日几行，若本小便日三四行，今日再行，故知大便不久出。今为小便数少，以津液当还入胃中，故知不久必大便也。（《伤寒论》203条）

脉阳微而汗出少者，为自和一作如也。汗出多者，为太过；阳脉实，因发其汗，出多者，亦为太过。太过者，为阳绝于里，亡津液，大便因鞕也。（《伤寒论》245条）

动气在右，不可下，下之则津液内竭，咽燥鼻干，头眩心悸也。（《伤寒论·辨不可下病脉证并治》）

问曰：热在上焦者，因咳为肺痿。肺痿之病，从何得之？师曰：或从汗出，或从呕吐，或从消渴、小便利数，或从便难、又被快药下利，重亡津液，故得之。曰：寸口脉数，其人咳，口中反有浊唾涎沫者何？师曰：为肺痿之病。若口中辟辟燥，咳即胸中隐隐痛，脉反滑数，此为肺痈，咳唾脓血。脉数虚者，为肺痿；数实者为肺痈。（《金匮要略·肺痿肺痈咳嗽上气病脉证治》）

问曰：新产妇人有三病，一者病痉，二者病郁冒，三者大便难，何谓也？师曰：新产血虚，多汗出，喜中风，故令病痉；亡血复汗，寒多，故令郁冒；亡津液，胃燥，故大便难。（《金匮要略·妇人产后病脉证治》）

津液不利而病气证：

伤寒解后，虚羸少气，气逆欲吐，竹叶石膏汤主之。(《伤寒论》397条)

伤寒发汗、若吐、若下，解后(亡津液)，心下痞鞕，噫气不除者，旋覆代赭汤主之。(《伤寒论》161条)

津液不利而病血证：

津液四射，荣竭血尽，干烦而不得眠，血薄肉消，而成暴一云黑液。(《伤寒论·辨不可下病脉证并治》)

脉浮紧者，法当身疼痛，宜以汗解之。假令尺中迟者，不可发汗。何以知然，以荣气不足，血少故也。(《伤寒论》50条)

故而人有千病万症，而失调之最小病理单位不离此水火气血四者。是以仲景《金匮要略》以"四部病"分论之，如：

师曰：病有奔豚，有吐脓，有惊怖，有火邪，此四部病，皆从惊发得之。师曰：奔豚病，从少腹起，上冲咽喉，发作欲死，复还止，皆从惊恐得之。(《金匮要略·奔豚气病脉证治》)

"奔豚""吐脓""惊怖""火邪"四部病虽所急所苦各异，而病机不离外感表邪(首辨表里，尤重表证)、内伤七情(人身不过表里，气血不过阴阳)。

举凡此四部病，即水火气血四证：

奔豚——气证

吐脓——水证

惊怖——血证

火邪——火证

由于《金匮要略》此条只论及奔豚，其余三部病脱简，经披靡《伤寒论》及《金匮要略》，整理如下：

奔豚气部病——气证：

师曰：病有奔豚，有吐脓，有惊怖，有火邪，此四部病，皆从惊发得之。师曰：奔豚病，从少腹起，上冲咽喉，发作欲死，复还止，皆从惊恐得之。(《金匮要略·奔豚气病脉证治》)

烧针令其汗，针处被寒，核起而赤者，必发奔豚。气从少腹上冲心者，灸其核上各一壮，与桂枝加桂汤，更加桂二两也。(《伤寒论》

68

117 条）

吐脓水部病——水证：

师曰：病有奔豚，有吐脓，有惊怖，有火邪，此四部病，皆从惊发得之。（《金匮要略·奔豚气病脉证治》）

诸脉浮数，当发热，而洒淅恶寒，若有痛处，饮食如常者，畜积有脓也。（《伤寒论·辨脉法》）

伤寒六七日，大下后，寸脉沉而迟，手足厥逆，下部脉不至，喉咽不利，唾脓血，泄利不止者，为难治。麻黄升麻汤主之。（《伤寒论》357 条）

惊怖血部病——血证：

师曰：病有奔豚，有吐脓，有惊怖，有火邪，此四部病，皆从惊发得之。（《金匮要略·奔豚气病脉证治》）

男子面色薄者，主渴及亡血，卒喘悸，脉浮者，里虚也。（《金匮要略·血痹虚劳病脉证并治》）

寸口脉动而弱，动即为惊，弱则为悸。（《金匮要略·惊悸吐衄下血胸满瘀血病脉证治》）

虚劳里急，悸，衄，腹中痛，梦失精，四肢酸疼，手足烦热，咽干口燥，小建中汤主之。（《金匮要略·血痹虚劳病脉证并治》）

火邪火部病——火证：

师曰：病有奔豚，有吐脓，有惊怖，有火邪，此四部病，皆从惊发得之。（《金匮要略·奔豚气病脉证治》）

太阳病，以火熏之，不得汗，其人必躁。到经不解，必清血，名为火邪。（《伤寒论》114 条）

火邪者，桂枝去芍药加蜀漆牡蛎龙骨救逆汤主之。（《金匮要略·惊悸吐衄下血胸满瘀血病脉证治》）

千般疢难，不越三条：一者，经络受邪入藏府，为内所因也；二者，四肢九窍，血脉相传，壅塞不通，为外皮肤所中也；三者，房室、金刃、虫兽所伤。以此详之，病由都尽。（《金匮要略·藏府经络先后病脉证》）

在三因病中，除第三条房劳和生物、物理性损伤外，第一二条内因和外因皆从表而入中，此即经方体系"首辨表里，尤重表证"之病因学说的体现，故而水火气血四证亦皆从表位以及桂枝法展开而逐步延伸，而水火气血四证贯穿表里融于六经，是为经方之最小病理单位。

在仲景书中：

常见的水证病名如"水逆""水气""水结""水分"等。

常见的火证病名如"火逆""火邪""火气"等。

常见的气证病名如"气逆""气结""结气""气分"等。

常见的血证病名如"血证""血少""亡血""血虚""无血""有血""瘀血""血寒""血分"等。

六病病机辨证体系

一 病机概念

经方辨证之病机，统而言之就是在伤寒理论指导下，三阴三阳六病发生发展和病传病解的机理与规律。病机的内容包括：

1. 人体对风、寒、湿、燥、火等邪气外侵或内生的反应。
2. 水证、火证、气证、血证的形成与转归。
3. 卫气营血的消长盈亏输布转化。
4. 胃气的强弱、虚实、寒热。
5. 精气的平秘离决。
6. 三焦的承奉、制化、通利。
7. 形成三阴三阳六病后，病势（病位、病性和病态）的体现。

二 病机释义

人体对于邪气，无论外感还是内生，都会表现出各种异常反应，即症状，这些症状是机体的不正常状态，则称为"病"。

在形成病以后，人体的津液输布离合就会出现异常变化，从而表现出表里、寒热、虚实诸种异常。

津液输布的异常最终会形成四大证——水证、火证、气证和血证。故而经典经方体系把以上规律总结为："人身不过表里，气血不过阴阳"。

在临证中，只要辨析把握了上述内容，就不会出现所谓的"（辨证）无证可辨""（施治）缺乏思路"之惑。无论寻常小疾还是疑难顽症，都能辨得出清晰明了之病势，再纷繁复杂的症状也会有丝丝入扣的治则治法应对。所以伤寒经方辨证的最高心法就是辨病机。

经典经方辨治口诀：病随机转，方从法出；以法统方，以平为期。

经方施治的法则就是用药势去对应平衡病势，达到"反之于平"的"阴阳自和"的状态，即以药物的寒热温凉、升降浮沉，对应病势的表里、寒热、虚实。

如《汉书·艺文志》所言："经方者，本草石之寒温，量疾病之浅深，假药味之滋，因气感之宜，辩五苦六辛，致水火之齐，以通闭解结，反之于平。"

三　病机与三观，病机与四证

人体在形成水火气血四证后，就会出现卫气营血、胃气精气及三焦功能异常的病机，而这些表、里、半的病机皆可被经典经方体系所提炼的三观（表里观、正邪观、津液观）理论执简驭繁地统摄。

表里观：首辨表里，尤重表证。

正邪观：主辨虚实，细分胃虚。

津液观：津液一元，阴阳自和。

如前所述，一部伤寒大论就是一部津液大论，阴阳卫气营血皆为津液所派生，津液观也是正邪观和表里观的基础，胃气、精气是生身之本和津（血）液之源，三焦又是津液之通路，所以伤寒之学重津液。

正常津液的产生，是通过食物和水液的摄入，到达中焦腐熟运化，加之上焦呼吸清气，下焦分清泌浊，布散三焦而生成津血，并派生出营卫（营出中焦，卫出下焦）[1]。

如若津液的来路出现异常，或中焦、下焦失调，不欲饮食、不化饮食（胃气的强弱、虚实、寒热导致）；或上焦、下焦失调，不能正常呼吸清气（三焦通利异常，如郁火、瘀血、停水、滞气）等，则津（血）液生化不足而会产生：

水证——津虚水盛（胜）、胃虚水盛（胜）、血虚水盛（胜）等[2]；

火证——津虚火盛、胃（津）虚火盛、血虚火盛等；

气证——胃气虚、胃气虚寒、胃气虚热等；

血证——津血虚、津血虚寒、津血虚热等。

如若津液的去路出现异常，或中焦、下焦失调，不能"胃满肠虚、肠满胃虚、更虚更满"（胃气的强弱、虚实、寒热所致）；或上焦、下焦失调，不能正常通调水道（三焦通利异常，如郁火、瘀血、停水、结气）等，则津（血）液积聚有余而会产生：

水证——淡饮及其演变之悬饮、溢饮、支饮等；

火证——火逆、火邪、火气；

气证——结气、气逆、气利；

血证——瘀血、血分。

---

[1]　营出中焦者，水谷清气生营阴也；卫出下焦者，卫阳根于真阳也。

[2]　津虚水盛，如甘草干姜汤证之溲数；胃虚水盛，如理中丸证之吐涎沫；血虚水盛，如桂枝加黄芪汤证之小便不利、小建中汤证之悸失精、黄芪建中汤证之黄疸（详细考证见后续篇章）等。

故而"三观统六经"（详见下文）就是在经典经方"津液一元论"的指导下，三分阴阳（六病）、四分证候（四证）。

四 四证与六病，病机与六病

《伤寒论》所言之"辨太阳病脉证并治""辨阳明病脉证并治""辨少阳病脉证并治"……六病前面都是一个"辨"字，这个"辨"字辨的就是病机，所以说六病不是生搬硬套而来的，而是"辨"病机辨出来的。病机有基础病机和复合病机之分（见后续篇章详解），病势就是三阴三阳六病，即伤寒学派所辨的六经。

由于四证既是卫气营血、胃气精气及三焦出现异常后的结果，又是进一步导致卫气营血、胃气精气及三焦异常的原因，故而把水火气血四证用阴阳的三分法归类的过程就是辨病机。

所以四证既是六病的病理，六病又是四证的病势，也就是说，四证必须落实到六经上才会有实际的应用意义。

譬如同为溢饮水证，"无少阴证者，大青龙汤发之"（《伤寒论》39条），有少阴证者"当发其汗……小青龙汤亦主之"（《金匮要略·淡饮咳嗽病脉证并治》）。

同样，六经必须细辨到四证层面才能处判方药。

譬如同为太阴病，水证需要用肾着类方，如《金匮要略·五藏风寒积聚病脉证并治》："肾着之病，其人身体重，腰中冷，如坐水中，形如水状，反不渴，小便自利，饮食如故，病属下焦，身劳汗出，衣—作表里冷湿，久久得之，腰以下冷痛，腹重如带五千钱，甘姜苓术汤主之"（编者按：《千金》作肾着汤）；血证需要用建中类方，如《金匮要略·血痹虚劳病脉证并治》："虚劳里急，悸，衄，腹中痛，梦失精，四肢酸疼，手足烦热，咽干口燥，小建中汤主之。"

那么三阴三阳六病在病机体系中如何体现？人体所有的疾病，都可以分为病位、病性和病态。

病位：表、里、半表里。

病性：寒、热、半寒热。

病态：虚、实、半虚实。

在此基础上，水火气血四证的病理元素在不同的组合条件下，就会形成不同的病势，而最少的组合模式就是六种证型的分类方法，这就是"辨××病脉证并治"三阴三阳六经辨证体系的来历。

太阳病就是表上的实证和热证，形成了表实热的病势，津血有余凝滞在表而郁阻了卫阳，所以就会体痛、恶寒、发热。如：

> 太阳之为病，脉浮，头项强痛而恶寒。(《伤寒论》1 条)
>
> 太阳病，或已发热，或未发热，必恶寒，体痛，呕逆，脉阴阳俱紧者，名为伤寒。(《伤寒论》3 条)
>
> 太阳病，头痛发热，身疼腰痛，骨节疼痛，恶风，无汗而喘者，麻黄汤主之。(《伤寒论》35 条)

阳明病是里实热证，病位在里，病性属热，病态为实。所以阳明病是里的阳性实性症状的集中营。虽然入里，但病尚属阳，所以即使阳明病在临床中会出现一些看起来较重的症状，如谵语衄血、发热神昏、腹大满不通，但病势一般易治，只要把握住阳明四法去论治，就可以痊愈。

又则阴经病的危重患者，若能出现阳明证，反而是阴病转阳之佳兆，若能及时把握时机从阳面去消息病机，则会化繁为简地解决难疾。如"服柴胡汤已，渴者属阳明，以法治之"(《伤寒论》97 条)，又如"呕家本渴，渴者为欲解，今反不渴，心下有支饮故也。小半夏汤主之《千金》云：小半夏加茯苓汤。"(《金匮要略·淡饮咳嗽病脉证并治》)等。

少阳病，与厥阴病相对，同为伤寒体系半表半里、半虚半实、半寒半热的概念，是半表里、半虚实、半寒热之偏于阳者。病位是半表里；病性是半寒热，邪正交争而寒热往来于半位，外出近太阳则恶寒，内入近阳明则恶热，既有发热恶寒之表证，又有胃气不和、默默不欲饮食之里证；病态是半虚实，既会出现实性的口苦、咽干、胸满、躁烦、便难，也会出现虚性的默默不欲饮食、下利等症状。如：

> 少阳之为病，口苦、咽干，目眩也。(《伤寒论》263 条)
>
> 少阳中风，两耳无所闻、目赤，胸中满而烦者，不可吐下，吐下则悸而惊。(《伤寒论》264 条)
>
> 伤寒五六日中风，往来寒热，胸胁苦满，嘿嘿不欲饮食，心烦喜呕，或胸中烦而不呕，或渴，或腹中痛，或胁下痞鞕，或心下悸、小便不利，或不渴、身有微热，或咳者，小柴胡汤主之。(《伤寒论》96 条)
>
> 本太阳病不解，转入少阳者，胁下鞕满，干呕不能食，往来寒热，尚未吐下，脉沉紧者，与小柴胡汤。(《伤寒论》266 条)

少阴病，病性是寒，病态是虚，而少阴病的病位概念比较特殊。第一层病位，阴之表寒证，是与太阳病相对的，太阳是表实热，少阴是表虚寒；第二层病位，阴之虚寒证，包含了太阴里病的虚寒重症，再进一步则会形成三阴合病，这就可以解释为什么《伤寒论》中少阴下利多死证，而太阴下利无死证的学术疑案。

在少阴病的第一层病位中，虚损的是表位及上焦的卫阳；在少阴病的第二层病位中，虚损的是里位及下焦的真阳。

卫阳伤损则恶寒身痛，故少阴表病寒而痛，太阴表病烦而痛。需要注意的是，少阴病第二层病位是关乎下焦真阳真火的，下焦虚有寒，不能制水，重则出现真阳外越，也就是戴阳的危象。戴阳的含义是本应潜于下焦丹田的真阳真火，散逸于头面上焦，则会有阴阳离决的性命之虞。如：

> 少阴病，欲吐不吐，心烦但欲寐，五六日自利而渴者，属少阴也，虚故引水自救。若小便色白者，少阴病形悉具；小便白者，以下焦虚有寒，不能制水，故令色白也。（《伤寒论》282条）
> 少阴病，脉细沉数，病为在里，不可发汗。（《伤寒论》285条）
> 少阴病，脉微，不可发汗，亡阳故也。阳已虚，尺脉弱涩者，复不可下之。（《伤寒论》286条）

太阴病，与阳明病相对，病位在里，病性属寒，病态为虚。太阴里寒虚，是"表里观""正邪观"中病传里位正虚的明确标志，故而是伤寒体系中里病的典型代表，这是伤寒的规则。而太阴病还因为兼有外证（汗液和尿液大泄——统摄于"津液观"）和中风（表）的病机层面，是以通过太阴一经，即可完整体现出表里病位进退、正邪关系转换、津液输布离合"经方三观"的完整贯穿，故而它的病传可以延伸出整个的杂病辨治框架，也就是经典经方体系之所以提出了"太阴为杂病之数"的学术观点的原因之一。

并且在太阴中风层面有"邪风虚热""水饮血痹""风水黄汗"三个层次。如：

> 太阴中风，四肢烦疼，阳微阴涩而长者，为欲愈。（《伤寒论》274条）
> 太阴病，脉浮者，可发汗，宜桂枝汤。（《伤寒论》276条）
> 黄汗之病，两胫自冷；假令发热，此属历节。食已汗出，又身常暮盗汗出者，此劳气也，若汗出已，反发热者，久久其身必甲错。发热不止者，必生恶疮。若身重汗出已，辄轻者，久久必身瞤。瞤即胸中痛，又从腰以上必汗出，下无汗，腰髋弛痛，如有物在皮中状，剧者不能

食，身疼重，烦躁，小便不利，此为黄汗，桂枝加黄芪汤主之。(《金匮要略·水气病脉证并治》)

问曰：黄汗之为病，身体肿一作重，发热汗出而渴，状如风水，汗沾衣，色正黄如柏汁，脉自沉，何从得之？师曰：以汗出入水中浴，水从汗孔入，得之，宜芪芍桂酒汤主之。(《金匮要略·水气病脉证并治》)

风水，脉浮，身重，汗出恶风者，防己黄芪汤主之。(《金匮要略·水气病脉证并治》)

诸病黄家，但利其小便。假令脉浮，当以汗解之，宜桂枝加黄芪汤主之。(《金匮要略·黄疸病脉证并治》)

在外证层面，有甘草干姜汤证。如：

伤寒脉浮，自汗出，小便数，心烦，微恶寒，脚挛急，反与桂枝，欲攻其表，此误也，得之便厥。咽中干，烦躁，吐逆者，作甘草干姜汤与之，以复其阳。(《伤寒论》29 条)

厥阴病，与少阳病相对，病势是半表里、半寒热、半虚实之偏于阴者。一阴一阳之谓道，《伤寒论》三阴三阳辨治体系精准规范，是多维的两两相对，故能理法圆融，疗效卓著。是以有半表里、半寒热、半虚实之偏于阳者的少阳病，必有半表里、半寒热、半虚实之偏于阴者的厥阴病相对应。

厥阴病，在《伤寒论》研究史上是很难解的一篇。因为厥阴病篇条文少，而症状却异常繁杂，有很多临床表现与本身应该具有的病机不相伴和。如后世多以乌梅丸为厥阴病之主方，但是乌梅丸证的病机，实则是蛔厥（类厥阴病）而非藏厥（真厥阴病），病情相对较轻，与厥阴病需要具备的阴阳离决、断绝的危候大有不同；甚至学术界对于厥阴的本质是寒还是热也争论不已，故而厥阴病聚讼千年，被陆渊雷称为"千古疑案"。

之所以众说纷纭，是因为对厥阴病的藏厥、蛔厥之分未能厘清。

真厥阴病（藏厥）是厥阴病最典型的体现，乃人体真阴真阳离决、断绝之危候，如《伤寒论》中的通脉四逆汤证，"下利清谷，里寒外热，手足厥逆，脉微欲绝"，戴阳欲脱，病情凶险，死亡率高，多见于疾病的终末期。

而类厥阴病（蛔厥）才是在日常临床中最常见到的。之所以称其为类厥阴病，是因为它也具有厥阴病阴阳气不相顺接的特点，但是类厥阴病不是真正的阴阳断绝，只是由于邪气阻碍，引起阴阳相对不通，如寒热邪气或水火气血失常或三焦不利，导致人体的阴阳、营卫、气血不能交合，从而形成偏阴的半表里、半寒热、半虚实性质的一组杂病。如三泻心汤证，既有口苦渴饮，又有腹冷便溏，上面是热证、下面是寒证，即半寒热；既有胃弱纳呆，又有口燥消水，即半虚实；既有恶寒恶风等表证寒证，又有烧心便难、肛门灼热等里证热证。这是因为寒热邪气或水火气血病机的阻碍，导致人体出现寒热不均、上下格拒，如三泻心汤证、黄连汤证、《外台》六物黄芩汤证等。如：

伤寒脉微而厥，至七八日肤冷，其人躁无暂安时者，此为藏厥，非蛔厥也。蛔厥者，其人当吐蛔。令病者静，而复时烦者，此为藏寒。蛔上入其膈，故烦，须臾复止，得食而呕，又烦者，蛔闻食臭出，其人常自吐蛔。蛔厥者，乌梅丸主之。又主久利。（《伤寒论》338条）

伤寒汗出解之后，胃中不和，心下痞鞕，干噫食臭，胁下有水气，腹中雷鸣下利者，生姜泻心汤主之。（《伤寒论》157条）

伤寒中风，医反下之，其人下利日数十行，谷不化，腹中雷鸣，心下痞鞕而满，干呕，心烦不得安。医见心下痞，谓病不尽，复下之，其痞益甚。此非结热，但以胃中虚，客气上逆，故使鞕也，甘草泻心汤主之。（《伤寒论》158条）

狐惑之为病，状如伤寒，默默欲眠，目不得闭，卧起不安。蚀于喉为惑，蚀于阴为狐。不欲饮食，恶闻食臭，其面目乍赤、乍黑、乍白。蚀于上部则声喝一作嗄，甘草泻心汤主之。（《金匮要略·百合狐惑阴阳毒病证治》）

伤寒，胸中有热，胃中有邪气，腹中痛，欲呕吐者，黄连汤主之。（《伤寒论》173条）

《外台》黄芩人参汤：治干呕下利。（《金匮要略·呕吐哕下利病脉证治》）

第七章

太阳病病机体系

第一节
基础病机

经方的病机体系，主要由"基础病机"与"复合病机"两部分构成。

何谓基础病机？乃是最小而不可再分之谓，如同筑屋，需从最小最基础之一砖一瓦一木一苇备起。这就是"辨××病脉证并治"中的"辨"。

何谓复合病机？是由基础病机构成，用阴阳三分法归类后的六大类病势，即《伤寒论》中的三阴三阳六病（太阳病、阳明病、少阳病、少阴病、太阴病、厥阴病），如所筑之屋之类别。譬如，以秸草结成曰"草房"，以木料搭成曰"木房"，以砖头砌成曰"砖房"。

三阴三阳的分类是一种方法论，利用这种方法论去析辨千病万症，可使医者执简驭繁，在繁杂的症状中迅速、准确地抓住疾病的核心去论治。若知为草房，则明了其材质脆弱，容易倒伏，维护修缮需处处小心固护，如太阴病患者津亏液少、血弱胃虚，需要慎用汗、吐、下等攻法；而若为砖房，则明了其材质坚硬，结实坚固，维护修缮可放开手脚，如阳明病患者多热燥、多结滞、多满实，经得起吐下攻伐。

后世之所以叹喟《伤寒论》难读难学难用，是因为它是以条文的方式来散述理法方药，且多数条文只讲结果，不讲过程，后学者若非全通诸篇，旁参互校，补漏查缺，并掌握解读条文方药的心法公式，则《伤寒论》如同遗珠断玉不能组成器具焉。

而经典经方病机体系就是解读和使用《伤寒论》的心法公式，在三阴三阳六病的解析中，基础病机＋复合病机就是解构全部六病的方法论，基础病机就是"辨"，复合病机就是"病"。

一 表束（表位）

治法：辛药开达。

药证：麻黄、桂枝、杏仁、淡豆豉等。

解析：太阳病之基础病机，皆与表相关，第一个基础病机是表束。

表束称谓，是编者在研读《伤寒论》过程中为简化六病表证统称而提炼出的概念，此概念在《伤寒论》书中隐而未发，但尤为重要，若不明确此概念，会导致伤寒学术在识用中有所偏颇。如一提及太阳病，首先联想到的就是发热、恶寒、恶风，或者无汗是伤寒、有汗是中风等关键词。而实际上临床中颇多病证，虽未出现明显之恶风、恶寒，亦无明显之无汗或有汗，但有四肢百骸之所急所苦，亦即人体最大之"表"出现症状，有典型的表位失和，而又尚未达到典型太阳病之程度，当如何定义？此即"表束"概念意义之所在。

在临床证候中，只要符合以下两个特征之一即可归属为表束：

1. 表位或/和上焦出现所急所苦。

2. 包含但不全部等同于太阳病之表证。

正因为概念如此宽泛，所以"表束"是在《伤寒论》中广泛存在之病机，甚至从某种意义上讲，《伤寒论》即是"表论"。症状虽繁，但总览《伤寒论》全书，表束不离三个层面。

第一个层面：有表证有表邪。为典型的太阳病或少阴病之伤寒、中风。既有表位上焦失和的头痛、体痛、咳喘、呕逆，又有恶寒、肢冷、发热，抑或汗出等对外邪过度敏感的症状。如麻黄汤证，即是典型的有表证有表邪，故而麻黄汤用三味表药（麻黄、桂枝、杏仁）开表祛邪，一味里药（甘草）固护津液。

麻黄汤

麻黄三两，去节　桂枝二两，去皮　甘草一两，炙　杏仁七十个，去皮尖

右四味，以水九升，先煮麻黄，减二升，去上沫，内诸药，煮取二升半，去滓。温服八合。覆取微似汗，不须啜粥，余如桂枝法将息。

太阳病，或已发热，或未发热，必恶寒，体痛，呕逆，脉阴阳俱紧者，名为伤寒。（《伤寒论》3 条）

太阳病，头痛发热，身疼腰痛，骨节疼痛，恶风，无汗而喘者，麻黄汤主之。（《伤寒论》35 条）

太阳病，脉浮紧，无汗发热，身疼痛，八九日不解，表证仍在，此当发其汗。服药已微除，其人发烦目瞑，剧者必衄，衄乃解。所以然者，阳气重故也。麻黄汤主之。（《伤寒论》46 条）

第二个层面：有表证无表邪。即表位或/和上焦出现所急所苦而又非典型的太阳病或少阴病之伤寒、中风。纵观宋本《伤寒论》全书，有个发人深思的用药规律——《伤寒论》《金匮要略》两书载经方二百余首，其中用桂枝者多达七十余首，即约三分之一的经方是有桂枝的。

桂枝为表药之代表，《伤寒论》是有定论的，如 372 条："温里宜四逆汤，攻表宜桂枝汤。"

为什么会用这么多的表药？

为什么会有这么多的表证？

为什么会有这么多的表病类方？

并且最重要的一个问题是，这些表病类方之所主治证候能够全部用太阳病或少阴病解释吗？

答案当然是否定的！

这是因为，在临床中广泛存在着表束的第二个层面——有表证无表邪。有表证无表邪的概念是表里同病而以里病为主（与中风概念相对），虽然表位也会出现症状，但远远达不到典型太阳病或少阴病之伤寒、中风的程度。

表束第二个层面的病因有二：

一者，表病传里伴有"表解而不了了"。

二者，里病出现三焦不利，导致表位失和、表里同病而病机仍以里为主，如苓桂术甘汤证。苓桂术甘汤证可表现出一组类似麻黄汤证的症状，如表位上焦的头（疼）眩体（痛）重、动经身颤或咳喘呕逆等，但存在脘痞胸闷、胸胁支满、小便不利或大便稀溏等里虚胃弱、运化制化失司之病机，用药需表里同治而以治里为主。故而苓桂术甘汤用三味里药（茯苓、白术、甘草）补虚化饮，一味表药（桂枝）通阳升清。

茯苓桂枝白术甘草汤

茯苓四两　桂枝三两，去皮　白术　甘草各二两，炙

右四味，以水六升，煮取三升，去滓。分温三服。

伤寒若吐、若下后，心下逆满，气上冲胸，起则头眩，脉沉紧，发汗则动经，身为振振摇者，茯苓桂枝白术甘草汤主之。（《伤寒论》67条）

心下有淡饮，胸胁支满，目眩，苓桂术甘汤主之。（《金匮要略·淡饮咳嗽病脉证并治》）

夫短气，有微饮，当从小便去之，苓桂术甘汤主之。肾气丸亦主之。（《金匮要略·淡饮咳嗽病脉证并治》）

第三个层面：外证。外证者，"有诸内，必形诸外"也，外证是由于人体里位骤然大寒或大热，引起津液急剧、大量地从里位丢失，并且因为里位津液大量丧失而影响到表上卫气"温分肉，充皮肤，肥腠理，司开阖"功能，所以出现一些表位的症状。所有的外证都会出现尿液和汗液大泄的症状，这是区别于表束第二个层面的主要依据。

典型的外证只存在于太阴病与阳明病，即太阴外证甘草干姜汤证与阳明外证

白虎汤证。

伤寒脉浮，自汗出，小便数，心烦，微恶寒，脚挛急，反与桂枝，欲攻其表，此误也，得之便厥。咽中干，烦躁吐逆者，作甘草干姜汤与之，以复其阳。若厥愈足温者，更作芍药甘草汤与之，其脚即伸。若胃气不和谵语者，少与调胃承气汤。若重发汗，复加烧针者，四逆汤主之。（《伤寒论》29条）

三阳合病，腹满身重，难以转侧，口不仁，面垢又作枯，一云向经，谵语，遗尿。发汗则谵语，下之则额上生汗，手足逆冷。若自汗出者，白虎汤主之。（《伤寒论》219条）

伤寒脉滑而厥者，里有热，白虎汤主之。（《伤寒论》350条）

太阴外证如夏季杯中纳冰，杯外则挂满水珠。这种水珠依靠外界的温度或从外面擦拭是去不净的，只有将杯内的冰块温化了，水珠方能消失。

阳明外证如冬季炉中燃炭，炉外则燔灼炽热。这种热量依靠外界的温度或从外面泼水是解不了的，只有把炉膛里燃着的煤炭浇灭，火炉方能降温。

除此两型经典外证，其余《伤寒论》行文中亦可见到的一些诸如"外证""外"等名词是"表外"即表证之意，属借代修辞手法，不在此列。

二 表实

治法：辛药发泄。

药证：麻黄、桂枝、杏仁、淡豆豉等。

解析：表实，实则泄之，表实需要决泄，经方常用麻黄、桂枝、杏仁、淡豆豉来发泄。

三 表热（阳）

治法：辛药发越（火郁发之）。

药证：麻黄、桂枝、杏仁、淡豆豉等。

解析：表热而用辛温药来解，这个学术观点是长久以来诸多医家争论的问题。再深入一步讲，为什么明清会有温病学派出现？为什么当代又有火神学派出现？其中原因之一，就有对热病治法的不同理解。而在三阳热病中，最重要的就是太阳病表热与阳明病里热的甄别。

今厘清法度，详述如下：

1. 太阳之热因卫强于表，阳明之热因邪盛于里

太阳病发热之机理，是因卫气过强而导致，即"阳气重"。卫气存在于津液之中，是人体的卫外之气，具有防御、温煦、濡润之功能（《灵枢·本藏》："卫气者，所以温分肉，充皮肤，肥腠理，司开阖者也。"），由于它本来就是有热量的，所以也叫卫阳、阳气。太阳病乃感风寒而发，所以人体会调动具有热能的卫气来散寒祛邪，如果卫气郁滞在表不得行散，则会凝涩有余而形成废水瘀血，此即太阳病之发病机理也。是以太阳病发热，是由于卫气过强，凝涩在表，困束郁滞而生热，与阳明病邪气有余炽盛于里的发热大相径庭，治法迥异。而这种辛温以除表热之法，正是仲景先师所创立的独特心法，也是伤寒经方家的鲜明标志。

太阳表药除了麻黄、桂枝、杏仁、淡豆豉这些伤寒用药规律的主药之外，据表里层次和津血盈亏的不同，仲景还会用到生姜、苏叶、葱白等兼里、兼温、兼补等品。其实自古至今，医者往往倚重以寒胜热之法而轻忽辛温除热之法。所以不仅在医经学派典籍《内经》中提出"寒者热之，热者寒之"（《素问·至真要大论》）的治法，即如经方学派典籍《本经》也在主张"治寒以热药，治热以寒药"（《神农本草经·序录》），故而辛温除表热乃是仲圣所独创之经方法度。所以孙思邈才会在《千金翼方》卷九序言中说："伤寒热病，自古有之。名贤睿哲，多所防御。至于仲景，特有神功，寻思旨趣，莫测其致。所以医人未能钻仰。尝见太医疗伤寒，惟大青知母等诸冷物投之，极与仲景本意相反。汤药虽行，百无一效。伤其如此，遂披《伤寒大论》，鸠集要妙，以为其方。行之以来，未有不验。旧法方正，意义幽隐，乃令近智所迷。览之者，造次难悟；中庸之士，绝而不思。故使闾里之中，岁致夭枉之痛，远想令人慨然无已。今以方证同条，比类相附，须有检讨，仓卒易知。夫寻方之大意，不过三种：一则桂枝，二则麻黄，三则青龙。此之三方，凡疗伤寒不出之也。"

药王老人家说得很明白，伤寒（表）热病，用桂枝、麻黄、青龙类辛温方药施治是仲圣独创的神奇法门，之前之后都少有人能彻悟此理，即使为皇亲国戚服务的太医们也是擅用以寒胜热法（阳明法），所以疗效往往不尽如人意，因为这"与仲景本意相反"（太阳表热不可以用阳明以寒胜热法）。而孙思邈自从学用了辛温法治伤寒（表）热病后，疗效神奇到"行之以来，未有不验"的程度。

2. 太阳表病不从辛温法而解之流弊

殊为可叹的是，药王而后的颇多医家，依然终身畏麻桂如蛇蝎，终生不用或量如锱铢。这些错误的医学思想流弊无穷，譬如诸多在汉唐时期可以依例治愈的疾病，到宋元明清以后，反成大病、险症、难治、不治之疾。

如肺痨，往往会有发热、咳嗽症状，这是表位和上焦的所急所苦，也就是说能否治愈的重点在于如何选择解表的药物。而后世治肺痨，首重养阴，以寒胜热。若太阳表不解，这类养阴清肺、滋阴降火、以寒胜热的治法会导致邪气不能透发，里邪不能出表，表邪反而入里，病将愈深，是以邪反不解。故而经典经方学术体系提出了"予邪气以出路，即予病家以生路"的治法格言。

早在唐代，孙思邈就提出了"疗伤寒，惟大青知母等诸冷物投之，极与仲景本意相反。汤药虽行，百无一效"之流弊，该问题至今仍然存在。考之需用辛温解表，缘由表有风寒湿邪之困束，故用辛温药发散之后，不仅风寒可解，而且诸多大病根苗亦可顺势拔除，则人体就有了益寿延年的基础。若单纯使用以寒胜热法，虽热势或亦可得到抑制，然实则是邪气转换了形式，病传入里位之太阴或阳明，则胃气受损，轻则腹满下利、宫寒不孕，重则导致五藏风寒积聚，邪深不解，性命受戕。故可知仲景开创的辛温解表法门，不但外解太阳表邪，而且能为里邪出表、五藏元真通畅建立基础，能令人体内里之邪气发散而出，拔除大病之根苗。故而伤寒学家必须重视解表，太阳表药乃开手法门。

临证所见，不仅太阳病证候需用太阳表药，而且里病里邪兼有太阳表不解者，未用太阳表药亦邪永难解。譬如孙思邈在耄耋垂暮之年"尝中风，言语蹇涩，四肢疼曳，处此方（续命煮散）日服四，十日十夜服之不绝，得愈"。续命煮散就是以麻黄、桂枝、杏仁等太阳表药为主的方剂，表解后不但瘫痪痊愈，耳聪目明，著书立说，而且因里邪出表，五藏元真通畅，达到了益寿延年的效果，成为医家、养生家之典范。

是以太阳表药乃开门启牖逐寇之术，伤寒医者入手之法，养生学家筑基之道。

第二节
复合病机

一　太阳伤寒（本病）

基础病机：表束＋表热（阳）＋表实（津液绝对有余，凝滞在表而充盛——

无汗）——典型太阳病。

正药: 麻黄。

治法:（辛）苦温宣泄。

方证: 麻黄汤（证）。

解析: 太阳伤寒是太阳病之本病，它是一个复合病机，是由基础病机表＋实＋热构成的。卫阳津液绝对有余而充实在表去抗争风寒，卫阳津液充斥有余故恶寒无汗而身痛，这就是太阳伤寒。只有太阳伤寒才是典型的太阳病，即太阳病本病。本病是最能代表本经特点的典型疾病证型。

所以最能代表太阳病特点的就是太阳病伤寒证，而不是中风证。后世很多医家在研究伤寒的时候认为，中风是太阳病的一个典型的代表证，桂枝是太阳病的正药，桂枝汤是太阳病的正方，其实是非常值得商榷的。

六病皆有中风，唯太阳、少阴有伤寒，典型的麻黄剂都是宣散泄越之法，只为此两经表病而设。如:

> 水之为病，其脉沉小，属少阴；浮者为风，无水，虚胀者，为气。水，发其汗即已。脉沉者，宜麻黄附子汤（少阴病位＋水气病邪）；浮者，宜杏子汤（太阳病位＋水气病邪）。（《金匮要略·水气病脉证并治》）

太阳和少阴都会出现典型的表位实邪困束为所急所苦的病机层面，而他经病的此种病机则不会如此典型。太阳表寒为阳病实病而寒实困束，少阴表寒为阴病虚病而寒实困束。故而在基础病机层面，表寒可以涵盖太阳伤寒与少阴伤寒。在治法上，都以麻黄剂辛温泄越，太阳病之阳病实病而寒实困束则配合杏仁类苦泄之，少阴病之阴病虚病而寒实困束则配合附子类温补之。

> 太阳病，脉浮紧，无汗发热，身疼痛，八九日不解，表证仍在，此当发其汗。服药已微除，其人发烦目瞑，剧者必衄，衄乃解。所以然者，阳气重故也。麻黄汤主之。（《伤寒论》46条）

本条有两个重要的概念:

1. 鼻衄在表实层面可用麻黄

衄血用麻黄而不虑其耗血动血者，缘由表实而津血凝滞有余，则需麻黄决散以逐恶血、和营卫、畅血脉。

2. 阳气属于津液

此条文"阳气重"而用麻黄汤者，缘由阳气乃津液之其一代名词。卫阳津液在表凝滞过度而充斥充实，则曰"阳气重"，则需麻黄决散以泄卫阳、和营卫、致津液。

若以后世理论，阳气重则需用凉药阴药，岂可再以麻黄汤发越？此亦可证明，《伤寒论》是独特之体系，若以后世理论概念来解读则会格格不入。所以学伤寒之要，需树立本源之正确概念，而不能以后世之理论概念先入为主，则如楷法入隶之戒。

又如：

脉浮者，病在表，可发汗，宜麻黄汤。（《伤寒论》51条）

脉但浮，无余证者，与麻黄汤。（《伤寒论》232条）

脉浮而数者，可发汗，宜麻黄汤。（《伤寒论》52条）

伤寒，脉浮紧，不发汗，因致衄者，麻黄汤主之。（《伤寒论》55条）

阳明病，脉浮，无汗而喘者，发汗则愈，宜麻黄汤。（《伤寒论》235条）

太阳病，头痛发热，身疼腰痛，骨节疼痛，恶风，无汗而喘者，麻黄汤主之。（《伤寒论》35条）

这些条文中的"浮""表""数""紧""衄""伤寒""恶风"（类似）"阳明病"（热）、"喘"，表现出太阳病的表、实、热、风寒、水气、津血实而壅滞在上焦和表位的病机特点，所以脉数有表热而用麻黄汤对治，这是典型的仲景体系的辛温解表热法则，而同样表现为脉数而喘的阳明病，则需要以寒胜热的阳明法。所以，六病治法是泾渭分明的，这也是仲景开创了辨证论治先河而被尊为医圣的原因。

二　太阳中风

基础病机：表束＋表热（阳）＋表虚（津液绝对不足，凝滞在表而涣散——表虚汗出）——本病病传。

正药：桂枝。

治法：（辛）甘温补益。

方证：桂枝汤（证）。

解析：太阳本病病传或他经病里邪出表，都可以导致太阳病中风证的层面。太阳中风以"表束＋表热（阳）＋表虚"为基础，所以《伤寒论》中桂枝汤证条文很多，但只有在太阳中风层面才会有发热，而有无发热症状也是鉴别太阳桂枝证和他经桂枝证的主要区别点。表热，加之津液凝滞在上焦和表位但又不足，故而表虚津液外泄汗出。太阳病中，麻黄汤证是津液有余凝滞在表而充盛，桂枝汤证是津液不足凝滞在表而涣散。太阳桂枝证的津液在表上凝滞（卫强），但里位又不足（荣弱）。所以桂枝汤既有与麻黄汤相同的方干——桂枝甘草汤法以辛甘发散卫阳津液，又有芍药甘草汤、生姜甘草汤、甘麦大枣汤法以酸甘补益营阴血液。

> 太阳中风，阳浮而阴弱。阳浮者，热自发；阴弱者，汗自出。啬啬恶寒，淅淅恶风，翕翕发热，鼻鸣干呕者，桂枝汤主之。（《伤寒论》12 条）

这组症状，既有表，又有热，还有阴弱。此阴弱，就是津液营血弱。前文讲过，津液包含阳气，以及麻黄汤证"阳气重"的问题。而正是因为津液一元包涵阴阳，所以《伤寒论》中津液的概念，既有阴血和营的层面，又有阳气和卫的层面，它本来就包含阴液和阳气，这才是一个完整的津液观。本条的"恶寒""恶风""发热"，都是表证，鼻鸣干呕，亦是人体的上焦表位异常，也都归属表束层面。所以呕非尽降逆，需首辨表证，有表则需解表。如麻黄汤证和桂枝汤证都会出现呕逆，麻黄汤证是阳气有余而需苦泄＋辛甘发散，桂枝汤证是营阴不足而需甘补＋辛甘发散。

> 太阳病，外证未解，脉浮弱者，当以汗解，宜桂枝汤。（《伤寒论》42 条）
>
> 太阳病，外证未解，不可下也，下之为逆；欲解外者，宜桂枝汤。（《伤寒论》44 条）
>
> 太阳病，先发汗不解，而复下之，脉浮者不愈。浮为在外，而反下之，故令不愈。今脉浮，故在外，当须解外则愈，宜桂枝汤。（《伤寒论》45 条）
>
> 病常自汗出者，此为荣气和。荣气和者，外不谐，以卫气不共荣气谐和故尔。以荣行脉中，卫行脉外。复发其汗，荣卫和则愈，宜桂枝汤。（《伤寒论》53 条）
>
> 病人藏无他病，时发热、自汗出，而不愈者，此卫气不和也。先其时发汗则愈，宜桂枝汤。（《伤寒论》54 条）

脉浮弱而表位的证候不解，或误汗、误下后病仍在表，或发热或自汗出津液外泄而无里证，以上诸层面皆会兼有津液不足，与津液有余的麻黄汤证的脉浮紧恰是虚实相对，故需补津液而解表的桂枝汤法度。

伤寒，不大便六七日，头痛有热者，与承气汤。其小便清者，知不在里，仍在表也，当须发汗。若头痛者必衄。宜桂枝汤。(《伤寒论》56 条)

伤寒，发汗已解，半日许复烦，脉浮数者，可更发汗，宜桂枝汤。(《伤寒论》57 条)

伤寒，医下之，续得下利清谷不止，身疼痛者，急当救里；后身疼痛，清便自调者，急当救表。救里宜四逆汤，救表宜桂枝汤。(《伤寒论》91 条)

这组条文是用津液的去路来鉴别表里、虚实、阴阳之眼目：

56 条是通过有无二便偏阳偏实的症状（谷道、水道异常）来鉴别表里。

91 条是通过有无二便偏阴偏虚的症状（谷道、水道异常）来鉴别表里。

57 条是通过是否已经发汗（汗窍异常）来鉴别虚实。

故而后世认为的"无证可辨""无方可用"，正是因为缺少了回归经典，导致在临证时缺乏正确的认知。依伤寒之法眼，则人身不过表里，气血不过阴阳耳。

三　太阳风寒两感（合并病）

基础病机：表束 + 表热（阳）+ 津液半虚半实——太阳伤寒（本病）与中风合病。

治法：太阳伤寒治法 + 太阳中风治法。

方证：桂枝麻黄各半汤（证）。

解析：太阳伤寒（本病）与太阳中风合病，是太阳风寒两感证，即桂枝麻黄各半汤证，它是合病、合法、合方的代表方证之一。其实从桂枝汤开始，桂枝麻黄各半汤、桂枝二麻黄一汤、桂枝二越婢一汤这些方剂所治皆已非典型的太阳病，而皆属表里合病或类厥阴病范畴。所以条文中不仅会有"阳浮而阴弱""荣弱卫强""心下痞，恶寒"等表里合病的证候，还会出现"如疟状""形似疟"等特异性证候。"疟"，在《伤寒论》中只有两种病可以出现——第一是少阳病，第二是厥阴病。太阳病是绝对不会出现疟的，六经法度如此。

而上述条文中那些突兀的"疟"，其实是仲景的伏笔，也就是指出表病传里或类厥阴病之归属，故而会在条文中出现诸如有寒、有热、有虚、有实、有表、有里的证候描述。读《伤寒论》必须掌握此类语言密码，则仲圣之墙虽数仞，得其门而入，可见宗庙之美、百官之富也。

第八章

阳明病病机体系

第一节
基础病机

一 里热

治法：苦寒、辛寒、酸寒、咸寒。

（一）苦寒法
药证：黄芩、黄连、黄柏、大黄等。

解析：阳明病条文突出燥、烦、满、实、大便难，这些所急所苦皆由里热所引起。

里热而生燥、烦、满、实，并且常会伴有大便难的症状。

按照病机的轻重排序，应是烦（里热）—燥（里燥、外燥）—满（里结、内结）—实（里实、府实），逐层递进，此处仲景用了倒装与借代的修辞法。因为"大便难"作为症状本不能与以上病机并列，且只要阳明里热达到"阳明内结"的程度，后续任何一个病机都会出现"大便难"的症状，所以"大便难"并不能区分阳明本经病机的层面；而且阳明之里实、府实，是热、燥、结组合而成的复合病机，并不是平行关系。如：

> 咽中干，烦躁，阳明内结，谵语，烦乱……重与芍药甘草汤……以承气汤微溏，则止其谵语，故知病可愈。（《伤寒论》30条）

在伤寒体系中，"大便难"常用于区分太阴病与阳明病、太阳病与阳明病，如：

> 伤寒脉浮而缓，手足自温者，是为系在太阴。太阴者，身当发黄，若小便自利者，不能发黄。至七八日，大便鞭者，为阳明病也。（《伤寒论》187条）

> 伤寒脉浮而缓，手足自温者，系在太阴。太阴当发身黄，若小便自利者，不能发黄。至七八日，虽暴烦下利，日十余行，必自止，以脾家实，腐秽当去故也。（《伤寒论》278条）

> 太阴为病，脉弱，其人续自便利，设当行大黄、芍药者，宜减之。以其人胃气弱，易动故也。（《伤寒论》280条）

同为里病，所急所苦在里，大便溏而下利者属太阴，当需温补理中；大便硬者属阳明，当需苦寒清下。

又如：

> 伤寒，不大便六七日，头痛有热者，与承气汤。其小便清者，知不在里，仍在表也，当须发汗。若头痛者必衄。宜桂枝汤。（《伤寒论》56条）

同为火病，所急所苦有热，太阳病乃卫气卫阳有余而郁阻困束于表位，需用辛温发汗泄卫气来解热；阳明病乃热邪火邪充盛有余而蒸腾于里位，故与太阳病治法大相径庭，而需用以寒胜热的治法。

而诸多寒药，如何提纲挈领鉴别应用？至此则可知经典经方学术体系提炼出的阳明四法尤显珍贵，可使学者执简驭繁，掌握阳明心法。

阳明四法是用苦寒、辛寒、咸寒、酸寒四种药势来对治阳明病的不同病机层面。

苦寒法——治阳明里热为主。

辛寒法——治阳明里结、外结、外热为主。

咸寒法——治阳明里燥、外燥为主。

酸寒法——治火证兼水兼虚兼表为主。

这四种药势用的都是以寒胜热法，其中以苦寒法为阳明之正法。

寒能清热，苦能降泄，故而苦寒法最能对治阳明火热在里的病机层面，代表药物如黄芩、黄连、黄柏、大黄等。

（二）辛寒法

药证：石膏、寒水石、葛根、升麻、丹皮、连翘等。

解析：辛寒法所解之热或结，是以里热蒸腾而导致的外热及里结、外结为主。寒能清解清利，辛能开泄行散，所以辛寒法能解决表位结滞的所急所苦。如：

> 太阳中热者，暍是也。汗出恶寒，身热而渴，白虎加人参汤主之。（《金匮要略·痉湿暍病脉证》）

渴而汗出是阳明里热，而又兼有身热恶寒的外热表邪，故用石膏清里热而透表热。

又如用寒水石的风引汤，能"除热瘫痫"，瘫和痫，是肢体和神志的异常，属于表位和上焦的范畴，故用辛（咸）寒的寒水石清里热而解表邪结滞。其他如葛根、升麻、丹皮、连翘之属，皆同此理。如太阳病的"项背强几几"或痉病，用辛寒的葛根来清里解表行散；续命煮散证的瘫痪，用辛寒的石膏、升麻来清里解表行散；大黄牡丹汤用辛寒的牡丹皮清里行散消肠痈，兼解表不了了等。

（三）酸寒法

药证：酸浆水、枳实、栀子、淡豆豉（多配伍寒性之栀子、酸浆水）、芍药、苦酒（多配伍寒性之芍药、鸡子清）等。

解析：酸寒解热之法，也是仲景经方体系的特有概念。

酸药既可以酸益、酸收、酸敛，又可以酸涌、酸泄、酸消（酸味可以助消化）。

当火热证兼有水证——酸涌、酸泄、酸消除水。

当火热证兼有虚证——酸益、酸收、酸敛补虚。

当火热证兼有表证——酸涌、酸泄可以透表。

故而酸寒法可治阳明火证兼水、兼虚、兼表等诸种复杂病机。

代表方如栀子豉汤、枳实栀子豉汤、苦酒汤等。

二　里燥

治法：咸寒、辛寒。

解析：里燥，就是在里热的基础上，出现津液灼耗而失去濡润功能，此时补益津液反壅塞中焦而助热，故应以咸寒法润下除燥为宜。

（一）咸寒法

药证：芒硝、硝石等。

解析：咸寒药质地较苦寒药、酸寒药更重。

酸寒药的涌泄，也会有轻微的泄下作用，而咸寒药是专以攻下降泄为主的。

咸寒以攻下、软坚、润降，代表药如芒硝、硝石等。

代表方如承气类方、大黄硝石汤等。

（二）辛寒法

药证：石膏、寒水石、葛根、升麻、丹皮、连翘等。

解析： 单纯的里燥，咸寒法可以胜任，但当出现里有里结（如大便难）而表有外燥（如表失濡养之肌肤甲错）时，就需要配合辛寒药对治。辛能透表邪、致津液。

此法还可以包含经方的"以清代下"法，比如大剂量应用石膏，则会有泻下的作用，尚不碍于解表。

伤寒法则，但有丝毫表证，必不能引表邪入里。

代表方如白虎类方、竹叶石膏汤、大黄牡丹汤等。

三　里结

（一）结在燥矢

治法： 咸寒、辛寒。

药证： 咸寒法，如芒硝、硝石等。

辛寒法，如丹皮、土瓜根、升麻等。

解析： 大便燥结病位在里，以咸寒法为主，如芒硝、硝石之属。咸能软坚散结，寒能清利攻下。

若里有燥结，再伴表证，则需配合辛寒法。如："肠痈者，少腹肿痞，按之即痛如淋，小便自调，时时发热，自汗出，复恶寒。其脉迟紧者，脓未成，可下之，当有血。脉洪数者，脓已成，不可下也。大黄牡丹汤主之。"（《金匮要略·疮痈肠痈浸淫病脉证并治》）

大黄牡丹汤证虽然以里为所急所苦，但是出现了"时时发热，自汗出，复恶寒"的表证，所以用了辛寒的牡丹皮。

牡丹皮、土瓜根、升麻等辛寒药，大剂量或配伍寒药使用，都会有攻下令大便溏之效用。

代表方如大黄牡丹汤、土瓜根散等。

（二）结在血分

治法： 咸寒、辛寒。

药证： 咸寒法，如䗪虫、水蛭、虻虫等。

辛寒法，如丹皮、土瓜根、升麻、蒲黄等。

解析： 当里结结在血分时，需用䗪虫、水蛭、虻虫等咸寒药对治。这些是咸能入血的代表药，入血而清热除结。

当里结结在血分而出现表里同病时，需要配合辛寒法，代表药如牡丹皮、土瓜根、升麻、蒲黄等。

以上诸药大剂量或配伍寒药使用时，也都会有攻下令大便溏的作用。

代表方如大黄䗪虫丸、鳖甲煎丸、大黄牡丹汤、土瓜根散等。

四 外热

治法：辛寒。

药证：石膏、寒水石、葛根、丹皮、升麻、连翘等。

解析：阳明外热，首选辛寒法，因辛能开达升散而解表。

阳明外热证常见于皮毛肌腠，如皮肤的红赤㿠肿胀热或发热患者的手扪灼热等诸种失调。

石膏、寒水石、葛根、丹皮、升麻、连翘等药既能解外透邪，又可解内清热，加大剂量时还兼可攻下清里，故为阳明外热主药。

代表方如白虎类方、竹叶石膏汤等。

五 外燥

治法：辛寒、咸寒。

药证：辛寒法，如石膏、寒水石、连翘（连轺）、丹皮、葛根、土瓜根等。

咸寒法，如芒硝、硝石等。

解析：外燥是阳明病的基础病机。而条文只言"燥、烦、满、实、大便难"，未言燥在何处。

其实，燥既有外，也有里。若浮光掠影地读过"燥、烦、满、实、大便难"，往往以为燥和大便难皆为描述便秘，实则不同。燥是病机，大便难是症状，里燥大便难可以苦寒咸寒攻下润肠，而外燥如肌肤甲错、皮毛不润（其实）则首选辛寒法。以石膏、寒水石、升麻、连翘（连轺）、丹皮、葛根等解表而致津液。

若燥在血分，或燥而伴有伤血病机，则需要配合咸寒药的运用，如各种皮肤疾患导致的干燥甲错伴有渗血或皮红如创，可以配合芒硝、硝石等药。

代表方如大黄牡丹汤、土瓜根散、大黄䗪虫丸、鳖甲煎丸等。

六 外结

（一）结在卫津

治法： 辛寒。

药证： 石膏、寒水石、葛根、升麻、丹皮、连翘等。

解析： 阳明外结结在卫气津液层面，可见皮毛肌腠的异常高突、肿块、结节，需用辛寒药去解，如石膏、寒水石、葛根、升麻、丹皮、连翘等。

代表方如麻杏甘石汤、解肌类方等。

（二）结在营血

治法： 辛寒、咸寒。

药证： 辛寒法，如升麻、丹皮、土瓜根、蒲黄等。

咸寒法，如䗪虫、水蛭、虻虫等。

解析： 阳明外结结在营血，亦需辛寒法对治。且需选用入血分的辛寒药，如升麻、丹皮、土瓜根、蒲黄等。丹皮、土瓜根、蒲黄入血容易理解，而其实升麻亦可入血，如麻黄升麻汤可治"唾脓血"，《名医别录》升麻条文言"风肿诸毒，喉痛口疮"，升麻可涌散清解肌肤诸窍间恶血或脓血。

所以外结结在营血，就是瘀血入表窍或／和上焦，这样也就能更好地理解诸如续命煮散为什么能疗中风瘫痪，麻黄、升麻类皆能疗瘀血入表窍，一辛温，一辛寒耳。

若外结结在营血出现伤血时，可以出现一些可见性的出血或血色黯黑或血络浮露等，则需配合咸寒药，如䗪虫、水蛭、虻虫等。代表方如蒲灰散、大黄䗪虫丸、鳖甲煎丸等。

第二节
复合病机

一 阳明中风

基础病机： 里热＋里燥＋外热。

治法： 辛寒清解。

方证：白虎加人参汤（证）

解析：阳明中风的病机本质是里热、里燥、外热的叠加，是以身热、汗出外泄而口舌干燥、背微恶寒或周身恶寒，或伴有烦渴不解或轻微大便干燥为主。

《伤寒论》阳明中风包含了《金匮要略》太阳中暍的辛寒法证型，所以两者皆以白虎加人参汤为主方。

> 伤寒若吐、若下后，七八日不解，热结在里，表里俱热，时时恶风，大渴，舌上干燥而烦，欲饮水数升者，白虎加人参汤主之。（《伤寒论》168条）

> 太阳中热者，暍是也。汗出恶寒，身热而渴，白虎加人参汤主之。

（《金匮要略·痉湿暍病脉证》）

阳明中风里热伤津明显，故不可用兼能除水的酸寒法。如：

> 阳明病，脉浮而紧，咽燥，口苦，腹满而喘，发热汗出，不恶寒反恶热，身重。若发汗则躁，心愦愦，反谵语。若加温针，必怵惕，烦躁不得眠。若下之，则胃中空虚，客气动膈，心中懊憹，舌上胎者，栀子豉汤主之。（《伤寒论》221条）

> 若渴欲饮水，口干舌燥者，白虎加人参汤主之。（《伤寒论》222条）

阳明中风虽里热明显，但是表之所急所苦不解，故不可单用苦寒、咸寒法。如：

> 伤寒无大热，口燥渴，心烦，背微恶寒者，白虎加人参汤主之。

（《伤寒论》169条）

即使有典型的口燥渴、心烦，但是有一丝丝"背微恶寒"就不可倚重苦寒咸寒清下，以免表邪入里。

阳明中风虽有表邪不解之所急所苦，但是因为里热炽盛，"桂枝下咽，阳盛则毙"，故禁用桂枝阳旦法（编者按：这里的"毙"，是病深加重的意思，如同"血弱气尽"的"尽"，"亡阳"的"亡"，是借指）。如：

> 服桂枝汤，大汗出后，大烦渴不解，脉洪大者，白虎加人参汤主之。（《伤寒论》26条）

正如编者提炼出的"方证多维"的伤寒研究和经方应用规律，可以治阳明里热兼表中风的白虎类方，亦可以用来治疗无表证的里热里燥证。如：

伤寒脉浮，发热，无汗，其表不解，不可与白虎汤。渴欲饮水，无表证者，白虎加人参汤主之。(《伤寒论》170条)

二　阳明外证

基础病机：里热＋里实＋外热（胃实火盛——邪火绝对热实）。

治法：急清里热。

方证：白虎汤（证）。

解析：阳明外证与太阴外证相对应。如前所述，阳明外证如冬季炉中燃炭，则炉外燔灼炽热。这种热量依靠从外界降温或从外面泼水是解不了的，只有将炉膛里燃烧的煤炭浇灭，火炉方能降温。如：

伤寒脉滑而厥者，里有热，白虎汤主之。(《伤寒论》350条)

三阳合病，腹满身重，难以转侧，口不仁，面垢又作枯，一云向经，谵语，遗尿。发汗则谵语，下之则额上生汗，手足逆冷。若自汗出者，白虎汤主之。(《伤寒论》219条)

外证有二：阳明外证与太阴外证。

阳明外证为里之实热迫使津液外泄而厥，甚则神昏；太阴外证为里之虚寒不摄，津液外泄而厥，甚则神昏。

故里实热导致汗液、尿液大泄而厥，甚则神昏谵语，为阳明外证，急当直折其热而救里，白虎汤主之。

里寒虚导致汗液、尿液大泄而厥，甚则神昏谵语，为太阴外证，急当温中补虚而救里，甘草干姜汤主之。

故外证必有汗液和尿液大泄，甚则神昏，如白虎汤证的"额上生汗""遗尿""谵语"，甘草干姜汤证的"自汗出""小便数""谵语"。

外证与单纯表证之鉴别：两者皆可出现神昏，但单纯表证虽可有汗液外泄，但不会出现小便异常，而外证必有汗液和尿液大泄。

外证与单纯里证之鉴别：两者皆可出现小便异常，但单纯里证虽有小便异常，而程度上不及外证之甚，且外证会同时出现汗液和尿液外泄，并会急剧出现神志不清、上窍昏聩。

三 阳明里热（本病）

基础病机：里热。

治法：苦寒清热。

方证：大黄黄连泻心汤（证）。

解析：

> 伤寒大下后，复发汗，心下痞，恶寒者，表未解也。不可攻痞，当先解表，表解乃可攻痞。解表宜桂枝汤，攻痞宜大黄黄连泻心汤。（《伤寒论》164条）

> 心下痞，按之濡，其脉关上浮者，大黄黄连泻心汤主之。（《伤寒论》154条）

> 大黄二两 黄连一两

> 右二味，以麻沸汤二升渍之，须臾绞去滓。分温再服。臣亿等看详大黄黄连泻心汤，诸本皆二味。又后附子泻心汤，用大黄、黄连、黄芩、附子，恐是前方中亦有黄芩，后但加附子也。故后云附子泻心汤，本云加附子也。

"表未解"，不可用大黄黄连泻心汤清泄，当表完全解透，里热充斥，则正当其用。

此方的煎法特殊，"以麻沸汤二升渍之，须臾绞去滓"，即以煮沸的热水浸泡片刻即可。这是重取其气而轻忽其味的用法。

《素问·阴阳应象大论》曰："味厚者为阴，薄为阴之阳。气厚者为阳，薄为阳之阴。味厚则泄，薄则通。气薄则发泄，厚则发热。"

大黄、黄连皆为味厚气薄之品，味厚属阴性，本可对治阳明，但是味厚也有攻泄太过之弊端，味厚则泄加之气薄则泄，常规煎煮会导致此方攻伐太过。若阳明病尚只有一团热气，还未结成府实时，则不适合应用，故而麻沸汤浸渍法可以纠正此弊。

当出现合病（阳明太阴）时，大黄攻下太过，则常借用黄芩作为"小大黄"来使用。

> 黄芩，一名腐肠。味苦，平。治诸热，黄疸，肠澼，泄利，逐水，下血闭，恶疮，疽蚀，火疡。（《神农本草经·卷三》）

> 大寒，无毒。主治痰热，胃中热，小腹绞痛，消谷，利小肠，女子血闭、淋露、下血，小儿腹痛。一名空肠，一名内虚，一名黄文，一名

经芩，一名妒妇。其子，主肠澼脓血。(《名医别录·卷第二》)

太阴为病，脉弱，其人续自便利，设当行大黄、芍药者，宜减之。以其人胃气弱，易动故也。(《伤寒论》280 条)

四 阳明府实证

基础病机：里热 + 里燥 + 里结。

(一) 胃家 (肠间) 燥矢

治法：清热攻下。

方证：调胃承气汤 (证)。

解析：在三承气汤中，最典型的阳明府实证正方是调胃承气汤。如：

太阳病三日，发汗不解，蒸蒸发热者，属胃也，调胃承气汤主之。(《伤寒论》248 条)

发汗后，恶寒者，虚故也。不恶寒，但热者，实也，当和胃气，与调胃承气汤。(《伤寒论》70 条)

太阳病三日就会病传，若汗出恶寒，是有虚证，可以排除单纯的阳明病，若汗出不恶寒且蒸蒸发热，就是阳明府实结热的典型特点，故言"属胃"，此处之"属胃"，就是属阳明胃家府实之意。

从伤寒体系传经的规律，太阳邪最易传阳明，在太阳表实当需发汗，入阳明府实当需攻下，阳明攻下首方即是调胃承气汤。如：

太阳病未解，脉阴阳俱停一作微，必先振栗，汗出而解。但阳脉微者，先汗出而解；但阴脉微一作尺脉实者，下之而解。若欲下之，宜调胃承气汤。一云用大柴胡汤。(《伤寒论》94 条)

伤寒十三日，过经，谵语者，以有热也，当以 (调胃承气) 汤下之。若小便利者，大便当鞕，而反下利，脉调和者，知医以丸药下之，非其治也。若自下利者，脉当微厥，今反和者，此为内实也，调胃承气汤主之。(《伤寒论》105 条)

又，阳明府实证成因，有表邪传里者，如：

伤寒吐后，腹胀满者，与调胃承气汤。(《伤寒论》249条)

表证用吐法，本为逆治，但"吐法之中，汗法存焉"，故也能表解，但误吐后则病邪入里，而结为府实，治以调胃承气汤。

亦有不经表邪传里，内生实邪而发病者，亦治以调胃承气汤。如：

阳明病，不吐，不下，心烦者，可与调胃承气汤。(《伤寒论》207条)

亦有用热药后一过性之燥、烦、满的反应，亦治以调胃承气汤。

伤寒脉浮，自汗出，小便数，心烦，微恶寒，脚挛急，反与桂枝，欲攻其表，此误也，得之便厥。咽中干，烦躁，吐逆者，作甘草干姜汤与之，以复其阳。若厥愈足温者，更作芍药甘草汤与之，其脚即伸。若胃气不和谵语者，少与调胃承气汤。若重发汗，复加烧针者，四逆汤主之。(《伤寒论》29条)

而阳明府实，燥、烦、满、实攻冲，会引起腹满郁烦、胸痛呕吐，此时即使没有大便难，甚至还会因里位热实迫泄津液而出现"大便反溏"，也绝不能用补胃的柴胡汤(包含生姜甘草汤法)。如：

太阳病，过经十余日，心下温温欲吐而胸中痛，大便反溏，腹微满，郁郁微烦。先此时自极吐下者，与调胃承气汤。若不尔者，不可与。但欲呕，胸中痛，微溏者，此非柴胡汤证，以呕故知极吐下也。(《伤寒论》123条)

在《神农本草经》中，大黄除苦寒清热，还具有"调中化食""荡涤肠胃""推陈致新"治"留饮宿食"之功效，再配伍治"五藏积热""六府积聚""蓄结饮食"而软坚散结、推陈致新的芒硝，共同组成了阳明府实证主方之方干。

三承气汤功用鉴别：
调胃承气汤——阳明府实证之正方。
小承气汤——阳明府实兼表兼水。
大承气汤——阳明府实病传厥证。
典型的阳明府实证，无兼表、兼水，亦无病传，调胃承气汤正方主之。

阳明府实兼表证，小承气汤主之。如，兼表的表邪未尽里热已成：

太阳病，若吐、若下、若发汗后，微烦，小便数，大便因鞕者，与小承气汤和之愈。(《伤寒论》250 条)

阳明府实兼水证而有水逆或下利，会出现呕哕或下利：

下利谵语者，有燥屎也，小承气汤主之。(《金匮要略·呕吐哕下利病脉证治》)

《千金翼》小承气汤：治大便不通，哕，数谵语。(《金匮要略·呕吐哕下利病脉证治》)

并且小承气汤在《伤寒论》中还担任一种少见的特殊使命，它是阳明病的"以药测证"方。因小承气汤中的枳实可以双解表里兼顾水火，故而在医者未能清晰辨别阳明府实证兼证层面时，可以用来测证。如：

得病二三日，脉弱，无太阳、柴胡证，烦躁，心下鞕，至四五日，虽能食，以小承气汤，少少与，微和之，令小安。至六日，与承气汤一升。若不大便六七日，小便少者，虽不受食一云不大便，但初头鞕，后必溏，未定成鞕，攻之必溏，须小便利，屎定鞕，乃可攻之，宜大承气汤。(《伤寒论》251 条)

伤寒六七日，目中不了了，睛不和，无表里证，大便难，身微热者，此为实也。急下之，宜大承气汤。(《伤寒论》252 条)

阳明病，脉迟，虽汗出不恶寒者，其身必重，短气，腹满而喘，有潮热者，此外欲解，可攻里也。手足濈然汗出者，此大便已鞕也，大承气汤主之。若汗多，微发热恶寒者，外未解也一法与桂枝汤。其热不潮，未可与承气汤。若腹大满不通者，可与小承气汤，微和胃气，勿令至大泄下。(《伤寒论》208 条)

阳明病，潮热，大便微鞕者，可与大承气汤，不鞕者不可与之。若不大便六七日，恐有燥屎，欲知之法，少与小承气汤，汤入腹中，转矢气者，此有燥屎也，乃可攻之。若不转矢气者，此但初头鞕，后必溏，不可攻之，攻之必胀满不能食也。欲饮水者，与水则哕。其后发热者，必大便复鞕而少也，以小承气汤和之。不转矢气者，慎不可攻也。(《伤寒论》209 条)

阳明病，其人多汗，以津液外出，胃中燥，大便必鞕，鞕则谵语，

102

小承气汤主之。若一服谵语止者，更莫复服。（《伤寒论》213条）

阳明病，谵语、发潮热、脉滑而疾者，小承气汤主之。因与承气汤一升，腹中转气者（编者按：《注解伤寒论》卷五作"转矢气"），更服一升；若不转矢气，勿更与之。明日又不大便，脉反微涩者，里虚也，为难治，不可更与承气汤也。（《伤寒论》214条）

阳明府实病传厥证，则会病进病入、变化多端，出现厥逆或发痉或神昏或谵语或水火夹杂，大承气汤主之。如：

阳明病，谵语，有潮热，反不能食者，胃中必有燥屎五六枚也。若能食者，但鞕耳，宜大承气汤下之。（《伤寒论》215条）

伤寒若吐、若下后，不解，不大便五六日，上至十余日，日晡所发潮热，不恶寒，独语如见鬼状。若剧者，发则不识人，循衣摸床，惕而不安一云顺衣妄撮，怵惕不安，微喘直视，脉弦者生，涩者死。微者，但发热谵语者，大承气汤主之。若一服利，则止后服。（《伤寒论》212条）

二阳并病，太阳证罢，但发潮热，手足漐漐汗出，大便难而谵语者，下之则愈，宜大承气汤。（《伤寒论》220条）

病人小便不利，大便乍难乍易，时有微热，喘冒一作怫郁不能卧者，有燥屎也，宜大承气汤。（《伤寒论》242条）

伤寒六七日，目中不了了，睛不和，无表里证，大便难，身微热者，此为实也，急下之，宜大承气汤。（《伤寒论》252条）

少阴病，得之二三日，口燥咽干者，急下之，宜大承气汤。（《伤寒论》320条）

少阴病，自利清水，色纯青，心下必痛，口干燥者，可下之（编者按：《玉函经》作"急下之"），宜大承气汤。（《伤寒论》321条）

少阴病，六七日，腹胀，不大便者，急下之，宜大承气汤。（《伤寒论》322条）

痉为病一本痉字上有刚字，胸满口噤，卧不着席，脚挛急，必齘齿，可与大承气汤。（《金匮要略·痉湿暍病脉证》）

（二）血室瘀血

治法：清热逐瘀。

方证：下瘀血汤（证）。

解析：当瘀血内结，结在下焦血室，则需要在通府攻下的基础上加入血分之品以清热逐瘀。

下瘀血汤

大黄三两　桃仁二十枚　䗪虫二十枚，熬，去足

右三味，末之，炼蜜和为四丸，以酒一升，煎一丸，取八合。顿服之，新血下如豚肝。

桃仁、䗪虫入血：桃仁，《本经》言"主治瘀血""血闭瘕邪气"，《别录》言"破瘕症""通月水"；䗪虫，《本经》言"破坚""下血闭"主"血积癥瘕"。

大黄除可以通府攻下，亦可下血逐瘀，如《本经》言其"主下瘀血"，《别录》主"老血留结"。

五　阳明水热

基础病机： 里热 + 水饮。

治法： 清热利水。

方证： 茵陈蒿汤（证）。

解析： 阳明水热证，是里热为主兼有水饮，在里热消水、瘀热蒸腾的基础上，常伴有水道不利、小便灼热疼痛、女子带浊、男子精浊，甚则发生黄疸、谷疸等症状，治以清热利水，茵陈蒿汤为主。

茵陈蒿汤

茵陈蒿六两　栀子十四枚，擘　大黄二两，去皮

右三味，以水一斗二升，先煮茵陈，减六升，内二味，煮取三升，去滓。分三服。小便当利，尿如皂荚汁状，色正赤，一宿腹减，黄从小便去也。

阳明病，发热汗出者，此为热越，不能发黄也。但头汗出，身无汗，剂颈而还，小便不利，渴引水浆者，此为瘀热在里，身必发黄，茵陈蒿汤主之。（《伤寒论》236 条）

谷疸之为病，寒热不食，食即头眩，心胸不安，久久发黄，为谷疸。茵陈蒿汤主之。（《金匮要略·黄疸病脉证并治》）

大黄是火药中的血药，同时也是火药中的水药，故《本经》言其"通利水谷道"，《别录》言其"除痰实"，再配伍治"热结黄疸"（《本经》）、"小便不利"

及"通身发黄"（《别录》）的茵陈，和治疗"胃中热气""赤癞疮疡""大小肠大热""目热赤痛"、与大黄同为火药中水药的栀子，和合而成阳明水热第一方。因水热从下焦水道解，大黄、栀子清热解结、引热下行及其染色作用，故服药后尿"色正赤""如皂荚汁状"，而腹满除、病得解。

第
九
章

少阳病病机体系

基础病机

一 上焦郁火

治法： 苦寒清解。

药证： 柴胡、黄芩。

解析： 人体结构，表为阳里为阴、上为阳下为阴，所以卫阳在这些部位发挥着温煦、防御的作用，人体才能不被外邪入中。若表邪困束、卫阳郁阻在表位，则会形成太阳病的"阳气怫郁在表""不得（外）越"，而表现出"面色缘缘正赤""面色反有热色""其人发烦目瞑，剧者必衄""发热"等表位郁火证；若三焦不利，卫阳郁阻在上焦，则会形成少阳病的阳气怫郁在上焦不得下泄，而表现出"口苦咽干""目赤""胸中满而烦""手足温而渴""四肢苦烦热""但头汗出""身热"等上焦郁火证。

太阳病卫阳郁阻在表位变为郁火，里位安和、邪未入中，"知不在里，仍在表也，当须发汗"，故"火郁发之"，用汗法开宣腠理，如麻黄汤。

少阳病卫阳郁阻在上焦变为郁火，三焦不利、胃中不和，"少阳不可发汗，发汗则谵语。此属胃，胃和则愈"，故"热者寒之"，用清法调和三焦，如柴胡汤。

> 少阳之为病，口苦、咽干，目眩也。（《伤寒论》263 条）
>
> 伤寒四五日，身热恶风，颈项强，胁下满，手足温而渴者，小柴胡汤主之。（《伤寒论》99 条）

柴胡

《本经》："味苦（性）平"。主治"心腹""肠胃中结气""饮食积聚""寒热邪气""推陈致新"。

《别录》："微寒"。主除"心下烦热""诸痰热结实""胸中邪逆""五藏间游气"。

柴胡味苦性寒，可以清热除火，而升散之性又可解外而不碍表邪，推陈致新的独特药势还可以疏利三焦，配伍除"胃中（里）热"主"（三焦）诸热"的黄芩而成为小柴胡汤中治上焦郁火病机之方干。

二　中焦胃虚

治法：甘温补益。

药证：人参、甘草、大枣。

解析：少阳病用柴胡、黄芩清除郁火，使得"上焦得通，津液得下"后，还需要"胃气因和"。因少阳病是"半在里半在外"，其里病是胃气失和的中焦胃虚。中焦胃虚则津血生化之源不足，卫气在表更不能抗邪，而使得"血弱气尽，腠理开，邪气因入"，故而调和强健胃气，是少阳病能否病传病进为坏病的关键。如：

> 伤寒，脉弦细，头痛发热者，属少阳。少阳不可发汗，发汗则谵语。此属胃，胃和则愈，胃不和，烦而悸—云躁。（《伤寒论》265 条）

> 太阳病，过经十余日，反二三下之，后四五日，柴胡证仍在者，先与小柴胡。呕不止，心下急—云呕止小安，郁郁微烦者，为未解也，与大柴胡汤，下之则愈。（《伤寒论》103 条）

若本在少阳柴胡证层面，没有注重健胃和中，把邪气阻挡在三阳最后一道防线，而误用"吐、下、发汗、温针"等攻法，则会"阳去入阴"，传成坏病，后续治疗更加复杂。如：

> 若已吐、下、发汗、温针，谵语，柴胡汤证罢，此为坏病。知犯何逆，以法治之。（《伤寒论》267 条）

《伤寒论》中"坏病"有二：

一为"阳去入阴"：《伤寒论》267 条。

一为"表邪入里"：《伤寒论》16 条："太阳病三日，已发汗，若吐、若下、若温针，仍不解者，此为坏病，桂枝不中与之也。观其脉证，知犯何逆，随证治之。桂枝本为解肌，若其人脉浮紧，发热，汗不出者，不可与之也。常须识此，勿令误也。"

正如前文三焦论所述，中焦有"奉"上"化"下之功能，即将五谷精微上奉上焦以养生身，并将腐熟运化、分清别浊至下焦的浊水浊气、糟粕制化代谢从下窍排出。

如若"嘿嘿不欲饮食"中焦胃虚后，不但上焦和表位"血弱气尽，腠理开，邪气因入"，而且下焦的浊水、浊气、浊血亦会上冲上逆，导致"藏府相连，其痛必下。邪高痛下，故使呕也"（《伤寒论》97 条）、"腹中痛"（《伤寒论》96 条）、

"腹都满"（《伤寒论》231 条）、"不大便而呕"（《伤寒论》230 条）、"大便坚，呕不能食"（《金匮要略·妇人产后病脉证治》）、"微利"（《伤寒论》104 条）、"小便不利"（《伤寒论》96 条）、"胁下鞕满"（《伤寒论》266 条）、"胸胁满而呕"（《伤寒论》104 条）、"胸中满而烦"（《伤寒论》264 条）、"烦而悸"（《伤寒论》265 条）、"两耳无所闻"（《伤寒论》264 条）、"目眩"（《伤寒论》263 条）等三焦失和的症状。

人参

《本经》："味甘（性）微寒"，"主补五藏"。

《别录》："调中""主治肠胃中冷"。

甘草

《本经》："味甘（性）平"，"主治五藏六府寒热邪气""坚筋骨""坚长肌肉""倍力"。

《别录》："主温中""短气""伤藏"。

大枣

《本经》："味甘（性）平""主治心腹邪气""安中养脾助十二经""平胃气，通九窍。补少气、少津液""身中不足"。

《别录》："补中益气""强力""肠澼"。

人参味甘，性虽微寒但配伍甘草、大枣则成甘温法度，可以针对中焦胃虚的病机，补益健运，纳食消谷，滋化津血，灌溉四旁，上奉下化，调和三焦，以使得"胃和则愈"。

三 下焦饮逆

治法：（辛）温药和之。

药证：半夏、生姜。

解析：如上所述，中焦胃虚，制化失司后，下焦浊水、浊气、浊血就会上冲上逆，而少阳病尤以浊水冲逆最为常见。"饮入于胃，游溢精气，上输于脾，脾气散精，上归于肺，通调水道，下输膀胱，水精四布，五经并行"，故津液不利则为水饮，胃虚与津液不化，皆会生成淡饮（《金匮要略·淡饮咳嗽病脉证并治》："其人素盛今瘦，水走肠间，沥沥有声，谓之淡饮。"），而"病淡饮者，当以温药和之"(《金匮要略·淡饮咳嗽病脉证并治》)。淡饮以温药和之，兼表以辛药达之，故而少阳病之淡饮，需要温化辛散。"诸呕吐，谷不得下者，小半夏汤主之"(《金匮要略·呕吐哕下利病脉证治》)，故用小半夏汤作为基础方干，寓于小柴胡汤中发挥健胃化饮降逆之功用。

半夏

《本经》："味辛（性）平"，下（水）气""肠鸣""心下坚""胸胀""咳逆""头眩"。

《别录》："有毒"，"消心腹胸中膈痰热满结""心下急痛坚痞""咳嗽上气""时气呕逆"。

生姜

《本经》："味辛（性）温"，"温中""肠澼下痢""胸满""咳逆上气""久服去臭气通神明"。

《别录》："去淡（饮）""下（水）气""止呕吐"。

半夏与生姜相须相杀而用，生姜可以温中健胃且杀半夏毒，半夏可以增强生姜化饮降逆之功效，故为温胃和中、降逆化饮之绝妙配伍。

四　邪正交争于半表里

治法：（辛温＋辛寒＋苦寒）解表清里、双解表里，（甘温＋甘寒＋苦温）补益化饮、推陈致新。

药（方）证：小柴胡汤（证）。

解析：少阳病有个鲜明的特异性症状——"寒热往来"，而寒热往来的病机就是邪正交争于半表里，故而邪气外出近太阳病位则恶寒，内入近阳明病位则恶热，病在三阳，尚未"阳去入阴"，正气尚能与邪气往来交争，故而会"往来寒热"。如：

> 血弱气尽，腠理开，邪气因入，与正气相搏，结于胁下。正邪分争，往来寒热，休作有时，嘿嘿不欲饮食。藏府相连，其痛必下。邪高痛下，故使呕也一云藏府相连，其病必下，胁膈中痛。小柴胡汤主之。(《伤寒论》97条)
>
> 伤寒五六日中风，往来寒热，胸胁苦满，嘿嘿不欲饮食，心烦喜

呕，或胸中烦而不呕，或渴，或腹中痛，或胁下痞鞕，或心下悸、小便不利，或不渴、身有微热，或咳者，小柴胡汤主之。(《伤寒论》96条）

本太阳病不解，转入少阳者，胁下鞕满，干呕不能食，往来寒热，尚未吐下，脉沉紧者，与小柴胡汤。(《伤寒论》266条）

妇人中风，七八日续得寒热，发作有时，经水适断者，此为热入血室。其血必结，故使如疟状，发作有时，小柴胡汤主之。(《伤寒论》144条）

邪正交争于表里之间，病位半在里半在外，若正气胜邪气时，则邪气浅出近太阳病位，而会兼有太阳病之主要特征，即恶寒。(《伤寒论》3条："太阳病，或已发热，或未发热，必恶寒……")

若邪气胜正气时，则邪气深入近阳明病位，而会兼有阳明病之主要特征，即恶热。(《伤寒论》182条："阳明病……不恶寒反恶热也。")

少阳病邪正交争之治法，需在清热除火、健胃补中、制化饮逆的基础上，加以推陈致新、升散透表，而这正是小柴胡汤的综合方效。

生姜、半夏辛温，柴胡、黄芩苦寒，生姜和半夏＋柴胡和黄芩则又寓有辛寒性味。

甘草、大枣甘温，人参甘寒，甘草、大枣、人参＋柴胡、黄芩则又寓有苦温性味。

故可和合而成双解表里、推陈致新之综合方势。

柴胡在经方中的用药规律是：小剂量清火解郁，大剂量升散解表。如四逆散、薯蓣丸皆小剂量轻用而清火解郁；而小柴胡汤、大柴胡汤皆重用至八两而升散透表。

第二节
复合病机

一 少阳中风

基础病机：上焦郁火＋中焦胃虚＋下焦饮逆＋邪正交争于半表里（以上焦或/和表位为主）。

治法：调和表里，解表为主。

方证：柴胡桂枝汤（证）。

解析：少阳中风是在半表里、半寒热、半虚实、偏阳之病机基础上，出现以上焦和表位更为突出的症状。亦即少阳病中风证较少阳本病更多地表现出诸如"两耳无所闻""目赤""微呕""胸中满"等上焦或/和"支节烦疼""外证未去"等表位的所急所苦。

当然，因为少阳中风亦未脱离少阳病范畴，故也会兼有轻微里证，如"心下支结"等。如：

> 少阳中风，两耳无所闻、目赤，胸中满而烦者，不可吐下，吐下则悸而惊。（《伤寒论》264 条）
>
> 伤寒六七日，发热，微恶寒，支节烦疼，微呕，心下支结，外证未去者，柴胡桂枝汤主之。（《伤寒论》146 条）

表病病传后出现：

表证：外证未去、发热、微恶寒、支节烦疼、两耳无所闻、目赤、胸中满、微呕。

里证：心下支结。

寒证：微恶寒。

热证：发热、目赤。

虚证：不可吐下。

实证：目赤、胸中满而烦、心下支结。

从上述条文中可以归纳出病传少阳中风，表里、寒热、虚实互兼之半证的特点，而且表证、实证所占比重较大，所以在少阳病基础方小柴胡汤的基础上配伍"攻表宜桂枝汤"，从而形成了《伤寒论》中"法与法合则方与方合"的典型代表，此合法合方，是两方和合而剂量减半，并且纵览《伤寒论》，会发现所有体现合法合方法度的方剂，皆以桂枝汤打底的规律。

"伤寒六七日"，表明到了病传的时间，表病传里，必有风邪（中风），寒邪凝滞伤在浅层，风邪善行洞开藏府，此亦即柴胡桂枝汤不用麻黄解表之原因。

病传后出现"发热，微恶寒"。若是太阳伤寒应恶寒重，虽可以未见发热但"必恶寒、体痛、呕逆，脉阴阳俱紧"；而少阳中风发热微恶寒，是因风邪入里，到阳明层面化热了一部分，所以会发热重而恶寒轻。

若为太阳伤寒，寒邪困表重，则会引起周身剧痛、发烦目瞑、呕逆喘满，出现诸如"体痛""头痛""腰痛""骨节疼痛""身疼痛""喘而胸满""发烦目瞑"

的症状，脉象也会浮紧；而到少阳中风层面，表邪入里了一部分，则表之困束反而减缓，故而表现为肢节微疼、微烦不适、目赤耳聋、胸满微呕等上焦和表位之邪尚未解透，但程度已经减轻的症状，故脉象也会浮缓。

柴胡桂枝汤由于桂枝汤的加入，牵制了小柴胡汤中柴胡、黄芩的寒性，故整体药势以苦温宣散为主，而苦寒清下功效逊于小柴胡汤，故而里实热炽盛而表证轻微时不可以施用。

少阳中风治法禁忌：少阳中风严禁吐下。

少阳中风……不可吐下，吐下则悸而惊。（《伤寒论》264 条）

常规治法，病在上焦可吐，病属里（实）证可下，而少阳中风虽出现上焦和里实热证候，亦不可吐下。

其因有三：

1. 上焦证候乃是以风邪开泄、上焦不能濡养为主，"欲救邪风者，宜桂枝汤"（《伤寒论》95 条），欲救"营弱"者宜桂枝汤，故不可吐下。

2. 表邪不解困束上焦，则会影响三焦的通利，即"荣卫不利，则腹满胁鸣相逐"，故而少阳中风"心下支结"等里证，在调和里位的基础上必须解表祛邪，方能三焦通利、里证得解，故不可吐下。

3. 少阳中风的里实热证，如"发热""目赤""胸中满而烦""心下支结"等，除了因为表证和胃虚的夹杂不可吐下外，更与风邪疏泄、津液亏虚和邪阻上焦、郁火不能下行相关，只可解表补津液、和里利三焦，而不可吐下。

如若少阳中风误用吐下，不但病不能解，还会因重伤胃气津液和表邪入里而引起惊悸怵惕不安、烦乱加重等不良反应。

二　少阳本病

基础病机：上焦郁火＋中焦胃虚＋下焦饮逆＋邪正交争于半表里（以中焦里位为主）。

治法：调和表里，和里为主。

方证：小柴胡汤（证）。

解析：少阳本病是半表里、半寒热、半虚实之偏于阳者，亦即典型的少阳病柴胡汤证，较之少阳中风证，会更多地出现中下焦和里位的症状。

如"嘿嘿不欲饮食""心下悸""胁下痞鞕""小便不利""经水适断""热入血室，其血必结"等中下焦的所急所苦。

当然，少阳病亦有半表的归属，亦会兼有"中风""身有微热""往来寒热""咳"等表位和上焦症状。

《伤寒论》中小柴胡汤条文虽多，但属于典型少阳病者仅 96 与 144 两条，这种现象与桂枝汤颇类。桂枝汤条文虽多，但属于太阳中风者仅三条（12 条、13 条和 95 条）。

典型少阳病小柴胡汤证条文：

伤寒五六日中风，往来寒热，胸胁苦满，嘿嘿不欲饮食，心烦喜呕，或胸中烦而不呕，或渴，或腹中痛，或胁下痞鞕，或心下悸、小便不利，或不渴、身有微热，或咳者，小柴胡汤主之。（《伤寒论》96 条）

妇人中风，七八日续得寒热，发作有时，经水适断者，此为热入血室。其血必结，故使如疟状，发作有时，小柴胡汤主之。（《伤寒论》144 条）

这两条都在上焦郁火、中焦胃虚、下焦饮逆的基础上，具有邪正交争于半表里的少阳病机特点，无此"邪正交争于半表里"，则少阳病必不能成立。

（一）典型少阳病病因

典型少阳病病因有二：

1. 胃虚而表邪入于半里，津液不化；淡饮伴随下焦浊气浊血冲逆，寒热杂错。

血弱气尽，腠理开，邪气因入，与正气相搏，结于胁下。正邪分争，往来寒热，休作有时，嘿嘿不欲饮食。藏府相连，其痛必下。邪高痛下，故使呕也—云藏府相连，其病必下，胁膈中痛。小柴胡汤主之。（《伤寒论》97 条）

2. 血虚而表邪入于半里，其血必结；热入血室，浊血、浊气、浊水冲逆，寒热杂错。

妇人中风，七八日续得寒热，发作有时，经水适断者，此为热入血室。其血必结，故使如疟状，发作有时，小柴胡汤主之。（《伤寒论》144 条）

（二）典型少阳病治法

小柴胡汤

柴胡半斤　黄芩三两　人参三两　半夏半升，洗　甘草三两，炙　生姜三两，切　大枣十二枚，擘

右七味，以水一斗二升，煮取六升，去滓，再煎取三升。温服一升，日三服。

典型少阳病即少阳本病，少阳本病的典型代表方仅有小柴胡汤。经方数百首，只有小柴胡汤能符合典型少阳病的所有病机。

上焦郁火，以柴胡、黄芩清泄火热邪气。

中焦胃虚，以生姜甘草汤补益胃气津血。

下焦饮逆，以小半夏汤温中降逆化饮。

邪正交争于半表里，以大剂量柴胡配伍生姜推陈致新、升发津液。

故可全解少阳病四大病机而为其不二之方。

【附】少阳疑案二析

1．柴胡证"但见一证便是"析疑

或问：典型少阳病柴胡汤证已知，而甚多柴胡汤条文如何类别？"但见一证便是，不必悉具"何解？如：

伤寒中风，有柴胡证，但见一证便是，不必悉具。凡柴胡汤病证而下之，若柴胡证不罢者，复与柴胡汤，必蒸蒸而振，却复发热汗出而解。（《伤寒论》101条）

答曰：此即"方证多维"故也，今详解柴胡汤"但见一证便是"疑案。

"但见一证便是，不必悉具"有一个重要的前提，乃"伤寒中风，有柴胡证"。

"伤寒中风"是表里合病的代名词，表里合病不同于少阳病，没有邪正交争于半表里的病机，但亦可出现柴胡汤范畴之证候，此实乃表里、寒热、虚实、水火、气血夹杂之类厥阴病。

故而少阳病与类厥阴病互为阴阳一线之隔，类厥阴病转阳出表兼有邪正交争于半表里则成少阳病，少阳病传阴入里无邪正交争于半表里则成类厥阴病。

故而有此病机基础，无论证候悉见，抑或证候数见，甚或证候一见，皆可施用柴胡汤。

而这"一证"之证，如：

（1）小柴胡汤可治表证

伤寒五六日，呕而发热者，柴胡汤证具，而以他药下之，柴胡证仍在者，复与柴胡汤。此虽已下之，不为逆，必蒸蒸而振，却发热汗出而解。若心下满而鞭痛者，此为结胸也，大陷胸汤主之。但满而不痛者，此为痞，柴胡不中与之，宜半夏泻心汤。（《伤寒论》149条）

（2）小柴胡汤可治热证

呕而发热者，小柴胡汤主之。（《伤寒论》379条）

阳明病，胁下鞭满，不大便而呕，舌上白胎者，可与小柴胡汤。上焦得通，津液得下，胃气因和，身濈然汗出而解。（《伤寒论》230条）

伤寒差以后更发热，小柴胡汤主之；脉浮者，以汗解之；脉沉实一作紧者，以下解之。（《伤寒论》394条）

（3）小柴胡汤可治血证

妇人中风，七八日续得寒热，发作有时，经水适断者，此为热入血室。其血必结，故使如疟状，发作有时，小柴胡汤主之。（《伤寒论》144条）

《千金》三物黄芩汤：治妇人在草蓐，自发露得风。四肢苦烦热，头痛者，与小柴胡汤。头不痛但烦者，此汤主之。（《金匮要略·妇人产后病脉证治》）

（4）小柴胡汤可治水火夹杂证

诸黄，腹痛而呕者，宜柴胡汤必小柴胡汤，方见呕吐中。（《金匮要略·黄疸病脉证并治》）

（5）小柴胡汤可治虚实夹杂证

阳明病，发潮热，大便溏，小便自可，胸胁满不去者，与小柴胡汤。（《伤寒论》229条）

（6）小柴胡汤可治表里、寒热、虚实夹杂证

阳明中风，脉弦浮大而短气，腹都满，胁下及心痛，久按之气不通，鼻干，不得汗，嗜卧，一身及目悉黄，小便难，有潮热，时时哕，耳前后肿，刺之小差。外不解，病过十日，脉续浮者，与小柴胡汤。（《伤寒论》231条）

脉但浮，无余证者，与麻黄汤。若不尿，腹满加哕者，不治。(《伤寒论》232条)

本太阳病不解，转入少阳者，胁下鞕满，干呕不能食，往来寒热，尚未吐下，脉沉紧者，与小柴胡汤。(《伤寒论》266条)

若已吐、下、发汗、温针，谵语，柴胡汤证罢，此为坏病。知犯何逆，以法治之。(《伤寒论》267条)

2. 少阳半病病机与六病病机鉴别析疑

少阳病邪正交争，以正胜热多为要；

厥阴病真寒假热，以亡阳厥逆为要。

少阳病上焦郁火，以兼表不解为要；

阳明病里热炽盛，以蒸腾外热为要。

少阳病中焦胃虚，以胃虚不制为要；

太阴病其藏有寒，以不温不固为要。

少阳病下焦饮逆，以水血火邪为要；

少阴病下焦溺白，以真火欲绝为要。

少阳病兼有中风，以营弱中虚为要；

太阳病重在伤寒，以卫强困表为要。

第十章

太阴病病机体系

第一节
基础病机

一　里寒

治法：温中散寒。

药证：甘草、干姜。

解析：太阳主一身之大表，太阴主一身之大里。"凡阴阳之要，阳密乃固"（《素问·生气通天论》），阳气的固护失常是导致疾病发生的最常见因素，故而太阳易被寒伤，寒伤则卫阳受戕而病表寒；同理，太阴亦易被寒伤，寒伤则里阳受戕而病里寒。解太阳表寒宜辛温发汗解表，如麻黄、桂枝之类；解太阴里寒宜甘温温中散寒，如甘草、干姜之类。

里寒为太阴病最基础的病机。

> 自利不渴者，属太阴，以其藏有寒故也。（《伤寒论》277 条）

太阴病最基础的病机是藏（里）有寒，而里寒与里虚在临床中往往相并而生、相互影响，因此，完整的太阴病特点为里寒虚。

> 中寒，其人下利，以里虚也，欲嚏不能，此人肚中寒。（《金匮要略·腹满寒疝宿食病脉证治》）

条文亦可印证中（里）寒虚相并而生的病理特点。

太阴里寒虚的病机内涵，是以里位阳气温煦、固摄、腐熟、运化不及所引起，而其中偏于里寒者，尤以温煦腐熟、运化不及为主——里寒则温煦不及；偏于里虚者，尤以固摄腐熟、运化不及为主——里虚则固摄不及。

太阴的里寒和里虚，都会出现"下利""遗尿""小便数""多涎唾""吐涎沫""吐利""不渴""肺痿""胸痹""心中痞""胸满""胁下逆抢心""欲嚏不能""眩"等症状。而以太阴里寒为主者，必有"中寒""肺中冷""肚中寒"；以太阴里虚为主者，必有纳呆不食［"此属胃（虚）"］、"嘿嘿不欲饮食"。如：

> 肺痿吐涎沫而不咳者，其人不渴，必遗尿，小便数。所以然者，以上虚不能制下故也。此为肺中冷，必眩，多涎唾，甘草干姜汤以温之。若服汤已渴者，属消渴。（《金匮要略·肺痿肺痈咳嗽上气病脉证治》）

伤寒脉浮，自汗出，小便数，心烦，微恶寒，脚挛急，反与桂枝，欲攻其表，此误也，得之便厥。咽中干，烦躁吐逆者，作甘草干姜汤与之，以复其阳。若厥愈足温者，更作芍药甘草汤与之，其脚即伸。若胃气不和谵语者，少与调胃承气汤。若重发汗，复加烧针者，四逆汤主之。（《伤寒论》29条）

干姜

《本经》："味辛（性）温"，主"温中""肠辟下痢""胸满""咳逆上气"。

《别录》："大热"，主"寒冷腹痛""胀满""霍乱""中恶"。

甘草

《本经》："味甘（性）平"，主"倍力""坚筋骨""长肌肉"。

《别录》：主"温中""伤藏""下气""短气""烦满"。

二　里虚（胃虚）

治法：甘以补中。

药证：甘草、人参。

解析：如前所述，太阴里寒与里虚不论在病机还是证候上都有密切相关性，因此在主治太阴里寒主方甘草干姜汤的基础上，加以补虚固摄以助运化的人参、白术，调以"养脾气"（《别录》）、补"不足"（《本经》）、"和百药"（《本经》）的蜂蜜为丸，则成太阴里虚证主方——理中丸。

大病差后，喜唾，久不了了，胸上有寒，当以丸药温之，宜理中丸。（《伤寒论》396条）

伤寒服汤药，下利不止，心下痞鞭。服泻心汤已，复以他药下之，利不止，医以理中与之，利益甚。理中者，理中焦，此利在下焦，赤石脂禹余粮汤主之。复利不止者，当利其小便。（《伤寒论》159条）

霍乱，头痛、发热、身疼痛，热多欲饮水者，五苓散主之。寒多不用水者，理中丸主之。（《伤寒论》386条）

胸痹，心中痞，留气结在胸，胸满，胁下逆抢心，枳实薤白桂枝汤主之，人参汤亦主之。（《金匮要略·胸痹心痛短气病脉证治》）

《金匮要略》人参汤，后世亦称为理中汤，其实两方尚有不同。

理中丸方用炙甘草，以蜂蜜为丸，形如鸡子黄大（经方中最大丸药剂型），服用时研碎，煮麻沸汤烊化，日三夜二服用，取缓补中焦、留恋胃中、腐熟运化之意；而人参汤方用生甘草，未加蜂蜜，以水八升直接煮取三升，温服一升，日三服，取"汤"以荡之，急救浊水浊气冲逆之胸痹之意。

理中丸方

人参　干姜　甘草炙　白术各三两

右四味，捣筛，蜜和为丸，如鸡子黄许大。以沸汤数合，和一丸，研碎，温服之，日三四、夜二服。腹中未热，益至三四丸。

人参汤方

人参　甘草　干姜　白术各三两

右四味，以水八升，煮取三升。温服一升，日三服。

人参

《本经》："味甘（性）微寒"，主"补五藏""安精神""定魂魄""止惊悸""明目""开心""益智"。

《别录》：主"调中""肠胃中冷""心腹鼓痛""胸胁逆满""霍乱吐逆""令人不忘"。

白术

《本经》："气味甘温"，主"消食""死肌""痉疸"。

《别录》："味甘"，主"暖胃""消谷""嗜食""益津液""消痰水""除心下急满""吐下不止""霍乱"。

蜂蜜

《本经》："味甘（性）平"，主"益气""补中""安五藏""诸不足""心腹邪气""止痛""除众病""解毒""和百药"。

《别录》：主"养脾气""食饮不下""止肠澼""明耳目"。

概而括之，无里证不用人参，无虚证不用人参，为经方之定法，配伍健胃、消食、化饮的白术及养胃、益津、和药的甘草，而成太阴里虚之主方，理中丸在甘草干姜汤之基础上，加强了甘能补中、甘能治水的药势。

三 伤血

治法：温脉和血。

药证：甘草、当归。

解析："饮入于胃，游溢精气"（《素问·经脉别论》），营血的产生，源于饮食五谷，经过中焦腐熟运化、输布精微、弥漫三焦而成，故"营（血）出中焦"。中焦失调则气血生化之源不足，是以太阴病里寒虚会导致伤血病机的形成。

伤血的范畴甚广，凡可见性的血之性状、功能或／和血脉之异常，皆属于伤血病机。如鼻衄、齿衄、咯血、吐血、尿血、便血、肌衄等，女子月事不调（色、量、质、期异常）或妊娠下血、带中夹血等，血络浮露、皮肤破损等皆是伤血症状。

当归

《本经》："味甘（性）温"，主"妇人漏下绝子""诸恶疮疡""金创"。

《别录》：主"温中""止痛""除客血内塞""补五藏""生肌肉"。

四 血少

治法：养血补血。

药证：甘草、当归、阿胶。

解析：血少是在伤血的基础上，出现了血量的绝对不足，如《金匮要略·血痹虚劳病脉证并治》言："男子面色薄者，主渴及亡血"，无论男女，如若出现下睑淡黄或苍白、面色萎黄或㿠白、唇甲暗黄或淡白，或女子经水减少或近无，皆属血少之病机。

阿胶

《本经》："味甘（性）平"，"主治心腹内崩""劳极""腰腹痛""四肢酸疼""女子下血""安胎"。

《别录》："主丈夫少腹痛""虚劳羸瘦""阴气不足""脚酸不能久立""养肝气"。

五　水饮

治法: 温渗化饮。

药证: 甘草、茯苓。

解析: "诸病水液,澄彻清冷,皆属于寒"(《素问·至真要大论》),太阴病为里寒虚,里虚运化失司则津液输布失常,里寒温煦不及则产生寒水淡饮。而四饮之基础为淡饮,淡饮之基础为胃虚和津液不化,胃虚和津液不化之基础为太阴里寒虚。如《金匮要略·淡饮咳嗽病脉证并治》所言:

> 问曰:夫饮有四,何谓也?师曰:有淡饮,有悬饮,有溢饮,有支饮。
>
> 问曰:四饮何以为异?师曰:其人素盛今瘦,水走肠间,沥沥有声,谓之淡饮;饮后水流在胁下,咳唾引痛,谓之悬饮;饮水流行,归于四肢,当汗出而不汗出,身体疼重,谓之溢饮;咳逆倚息,气短不得卧,其形如肿,谓之支饮。

"病淡饮者,当以温药和之"(《金匮要略·淡饮咳嗽病脉证并治》),故而太阴水饮基础方亦是以甘草干姜汤为基础方干,加茯苓、白术温渗化饮而成,即甘姜苓术汤(一名肾着汤)。

茯苓

《本经》:"味甘(性)平",主"利小便""胸胁逆气""心下结痛""烦满""咳逆""忧恚惊邪恐悸"。

《别录》:主"大腹淋沥""水肿淋结""膈中痰水""好唾""开胸府"。

白术

《本经》:"气味甘温",主"风寒湿痹""死肌""痉疸"。

《别录》:"味甘",主"暖胃""消痰水""除心下急满"。

是以太阴主一身之大里,以里寒为本,衍生出寒—虚—血—水之基础病机,它们在病理上常相并而生、相互影响,在证候上也常相并而存、相互消长,其中又以虚寒同病、水血同病最为普遍。

第二节
复合病机

一　太阴中风

基础病机：里寒＋里虚＋伤血＋血少＋水饮（风水）（以伤血、风水为主）。

治法：温脉养血，祛风散寒。

方证：桂枝加黄芪汤（证）。

解析：太阴病全程与（卫）津亏、（营）液少、血（气）弱和胃（寒）虚密切关联。

太阴病体之中焦易虚易寒，营血生化之源本即不足，且所化生之营血亦偏于虚寒，必然会导致营卫在表之防御、温煦功能下降，是以也最容易感召外邪而形成太阴中风证。如：

> 营出中焦……（《灵枢·营卫生会》）
>
> 营气者，泌其津液，注之于脉，化以为血，以荣四末，内注五藏六府。（《灵枢·邪客》）
>
> 卫气者，所以温分肉，充皮肤，肥腠理，司开阖者也。（《灵枢·本藏》）

营卫皆由津液所派生，且相互依存、相互补充，故太阳中风的营卫关系为"卫强营弱"，太阴中风的营卫关系为"营卫俱弱"，此即太阳中风有发热所急所苦，而太阴中风无发热所急所苦之缘由。

伤寒经方体系病解之大则为"里邪出表，阴病转阳"，若太阴中风患者经过温脉养血、祛风散寒治疗后，出现了发热症状，此为欲解之佳兆。当适时把握时机，施用阳旦法全解病机，不仅可以治愈当下之证候，而且为益寿延年奠定了良好的基础。如：

> 隐居曰：凡学道辈，欲求永年，先须祛疾。（《辅行诀》）

"疾"，古字形从大（人）、从矢，人腋下中箭之意象。段玉裁《说文解字注》云："矢能伤人，矢之去甚速，故从矢会意。"

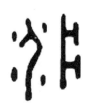

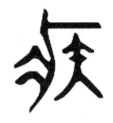

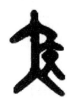

甲骨文"疾"   金文"疾"   大篆"疾"

古体"疾"字

疾者，外邪入中也，故而解表祛邪（疾）是益寿延年、"度百岁乃去"（《素问·上古天真论》）之开手法门，而绝非单纯误补、呆补，反生留恋邪气之虞。

陶弘景祛邪延年之认知本源于仲景，理论如出一辙。譬如仲景在三因病论述中，除房劳和生物、物理性损伤，皆与客气邪风困表或/和病传入里有关，《伤寒论》之所以注重伤寒，实质是注重外邪、注重表位之意。如：

> 夫人禀五常，因风气而生长，风气虽能生万物，亦能害万物。如水能浮舟，亦能覆舟。若五藏元真通畅，人即安和。客气邪风，中人多死。千般疢难，不越三条：一者，经络受邪入藏府，为内所因也；二者，四肢九窍，血脉相传，壅塞不通，为外皮肤所中也；三者，房室、金刃、虫兽所伤。以此详之，病由都尽。（《金匮要略·藏府经络先后病脉证》）

综上所述，太阴中风表卫不固则腠理洞开，而邪气即可长驱直入，从而形成诸多里病之基础，表病容易迅解，里病难以速痊，故会缠绵胶着而形成慢性杂病。基于此种规律，经典经方学术体系提出了"太阴为杂病之薮"的理法概念，并从太阴病传、病解路径中找到了诸多疑难杂病治疗的突破口。

或问：太阴中风如此重要，从何得窥为欲解之候？

答曰：以脉、色、形证测之也。

如以脉测之："太阴中风，四肢烦疼，阳微阴涩而长者，为欲愈"（《伤寒论》274条）。能以脉测之者，缘由"夫脉者，血之府也。长则气治，短则气病"（《素问·脉要精微论》），当脉象从短小不足转为充盈长大，提示津血胃气充足，故可病解欲愈。

如以色测之："问曰：病人有气色见于面部……鼻头色青……腹中痛，苦冷者死—云腹中冷，苦痛者死。鼻头色微黑者，有水气；色黄者，胸上有寒；色白者，亡血也"（《金匮要略·藏府经络先后病脉证》），"其身必甲错……必生恶疮"（《金匮要略·水气病脉证并治》），"痈疽……营卫稽留于经脉之中，则血泣而不行，不行则卫气从之而不通，壅遏而不得行，故热。大热不止，热胜则肉腐，肉腐则为脓……命曰痈。血气竭……筋骨良肉皆无余……命曰疽"（《灵枢·痈疽》）。

能以色测之者，缘由"十二经脉、三百六十五络，其血气皆上于面而走空窍"（《灵枢·邪气藏府病形》），当气色从寒虚血少水气病色转为"真色以致，病色不见"（《灵枢·五色》），提示津血胃气充足，故可病解欲愈。

如以形证测之："两胫自冷……身重……身瞤……胸中痛……腰髋弛痛，如有物在皮中状……不能食，身疼重，烦躁，小便不利"（《金匮要略·水气病脉证并治》）。

能以形证测之者，缘由"经络府俞，阴阳会通"，"省疾问病……按寸……及尺，握手……及足；人迎、趺阳，三部……（皆）参；动数发息……（必）满五十。短期……（可）知决诊，九候曾……（有）仿佛；明堂阙庭，尽……（可）见察"（《伤寒论·序》），达到"仲景明审，亦候形证"（《脉经·序》）之境界，可以"司外揣内""在心易了""视死别生"。

在施治方阵中，六病中风除阳明有"厥阳独行"（《金匮要略》）之特异外，其他五经皆是以阳旦法桂枝汤为基础方干，参以本经药证，如太阴中风即在桂枝汤中加益胃温卫的太阴表之正药黄芪。

太阴中风，四肢烦疼，阳微阴涩而长者，为欲愈。（《伤寒论》274 条）

诸病黄家，但利其小便。假令脉浮，当以汗解之，宜桂枝加黄芪汤主之。（《金匮要略·黄疸病脉证并治》）

黄汗之病，两胫自冷；假令发热，此属历节。食已汗出，又身常暮盗汗出者，此劳气也，若汗出已，反发热者，久久其身必甲错。发热不止者，必生恶疮。若身重汗出已，辄轻者，久久必身瞤。瞤即胸中痛，又从腰以上必汗出，下无汗，腰髋弛痛，如有物在皮中状，剧者不能食，身疼重，烦躁，小便不利，此为黄汗，桂枝加黄芪汤主之。（《金匮要略·水气病脉证并治》）

黄芪

《本经》："味甘（性）微温"，主"补虚""大风""排脓""小儿百病""痈疽""癫疾""久败疮""止痛""五痔""鼠瘘""一名戴糁"[1]。

《别录》：主"益气""利阴（里）气""止渴""五劳羸瘦""补丈夫虚损""逐五藏间恶血""妇人子藏风邪气""腹痛""泄利"。

二　太阴外证

基础病机：里寒＋里虚＋水饮（胃虚水盛——水饮相对有余）。

治法：温中散寒。

方证：甘草干姜汤（证）。

解析：太阴外证与阳明外证相对应。太阴外证属于表束的第三个层面，是由里位之虚寒导致津液不能收摄，汗液、尿液大泄而厥，甚则神昏谵语的一组证候。由于津液急剧大量丢失，其温煦和濡养功能都会受到影响，卫气温煦不及则恶风寒、手足冷，营血濡养不及则咽中干、脚挛急。

> 伤寒脉浮，自汗出，小便数，心烦，微恶寒，脚挛急，反与桂枝，欲攻其表，此误也，得之便厥。咽中干，烦躁吐逆者，作甘草干姜汤与之，以复其阳。若厥愈足温者，更作芍药甘草汤与之，其脚即伸。若胃气不和谵语者，少与调胃承气汤。若重发汗，复加烧针者，四逆汤主之。（《伤寒论》29 条）

29 条是《伤寒论》中能够集中体现经方"表里观""正邪观""津液观""津液一元论"等学术特点的条文，并且联系 30 条还可以得窥阳旦法组方之思维过程，可谓洋洋大观，抽丝剥茧。详解如下：

本条首言"伤寒"，是因为这组症状中的"脉浮""恶寒""烦"及肢体"挛"类似太阳伤寒证。前医已经注意到"自汗出"，但由于未能"详审形候，纤毫勿失"，即认为：太阳伤寒＋自汗＝太阳中风。于是施以桂枝汤去解表证、攻邪风。

此误治是由于医者未能如仲景般"用思精"思量到小便的问题。在《伤寒论》体系中有个辨证规律——自汗必审小便。

---

[1]　糁：《礼记·内则》称："糁，取牛、羊之肉，三如一，小切之。与稻米二，肉一，合以为饵，煎之。"糁是牛羊肉与谷饵和合而温补之食物，可以温中发汗，黄芪温散作用较糁更胜，故称"戴糁"。经方定法，无表证不用黄芪，无水湿不用黄芪。

1．太阳中风

桂枝汤证候：脉浮缓或浮数或浮弱，发热，恶风寒，自汗出，头痛身痛，小便正常。

桂枝汤证病机：表上津液丢失＋营卫不和＋邪风气逆。

2．太阴中风

桂枝加黄芪汤证候：脉浮微或浮涩（据黄芪桂枝五物汤条补入），微发热，恶风或身冷，劳汗出，身疼重或肿，小便不利。

桂枝加黄芪汤证病机：表上津液丢失＋卫气亏虚＋邪风虚热＋水饮血痹＋风水黄汗。

3．少阴中风

桂枝加附子汤证候：脉浮虚而涩（据桂枝附子汤条补入），恶风，汗漏不止，四肢微急难以屈伸，小便难。

桂枝加附子汤证病机：表上津液丢失＋卫阳亏虚＋温煦不及。

4．太阴外证

甘草干姜汤证候：脉浮大（据《伤寒论》30条补入），微恶寒或微热，自汗出，脚挛急，小便数。

甘草干姜汤证病机：胃寒虚寒＋中不制下＋表里津液大泄。

只有病传入里或三阴中风，才会出现小便不利，前医忽略了"小便数"，就出现了辨治的失误。

本条的"自汗出，小便数，心烦，微恶寒，脚挛急"，缘因胃中虚冷、中不制下的太阴病外证，故脉虽浮，但是浮大中空或浮虚无力，"寸口脉浮而大，浮为风，大为虚"（《伤寒论》30条）。缘由里位寒虚而津液固摄不及，应用甘草干姜汤温里散寒而补津固摄，若再用发散攻表之桂枝汤，则会导致阳气衰微、津液虚冷而四肢厥逆。津液是一，温煦固摄不足，丢失过多，同样也会影响濡养功能，所以还会咽中干、烦躁；胃虚冷则中不制下，下焦浊水浊气上逆于中上焦，则会引起吐逆、加重烦躁。

经方施治有个规律——应以此方解之而误用彼方，或病虽日久未曾传经而其证仍在者，仍需以此方解之。如：

> 太阳病，过经十余日，反二三下之，后四五日，柴胡证仍在者，先与小柴胡。（《伤寒论》103条）
>
> 伤寒五六日，呕而发热者，柴胡汤证具，而以他药下之，柴胡证仍在者，复与柴胡汤。（《伤寒论》149条）

太阳病，脉浮紧，无汗发热，身疼痛，八九日不解，表证仍在……麻黄汤主之。（《伤寒论》46 条）

29 条的"自汗出，小便数，心烦，微恶寒，脚挛急"，在初诊时就应予甘草干姜汤，虽然经误治后又添"厥逆，咽中干，烦躁吐逆"，但仍属太阴外证范畴，故仍予甘草干姜汤解之。

甘草干姜汤的组成是炙甘草四两、干姜二两，四两甘草是经方急补津液的常用量，当津液剧亏，又尚未达到少阴病亡阳层面时，多用大剂量甘草急补津液以复其阳，代表方即甘草干姜汤。

甘草，甘能补益、甘能缓急、甘能治水，可以补津液、益胃气、缓急迫；干姜，为温胃中虚冷而治里寒虚之太阴正药。甘草倍于干姜，则此方药势以甘补甘益为主而药性偏温。故而甘草干姜汤具有温里补益胃气、恢复固摄津液之功效。

【附】经方甘草量效关系

一两甘草，固护津液。

二两甘草，微补津液。

三两甘草，平补津液。

四两甘草，急补津液。

药后胃中虚冷已除，中能制下，则吐逆止而小便摄；阳气津液恢复，输送布散复常，则恶寒、自汗止而咽干、烦躁、挛急愈。

此证若依寻常时医误判，用桂枝汤后出现咽干、烦躁、吐逆，误以为"上火"，施以清热润燥泻火之品，如芩、连、知母、石膏、地黄之类，则祸不旋踵。此即明代医家王应震所言："见痰休治痰，见血休治血，无汗不发汗，有热莫攻热，喘生休耗气，精遗不涩泄，明得个中趣，方是医中杰。"一言蔽之，即"症状千变万化，病机真实唯一"。

"不畏浮云遮望眼"，览伤寒大论，仲景总是教导后学从病机的高度去统摄千病万症，而不是简单的见山是山、以药对症，所以学《伤寒论》最大的妙处就是于临证中能细腻地提炼出病机。

如上所述，甘草干姜汤"复其阳"的实质就是温胃安中、补充津液，以解太阴外证。条文中其余部分，由于是 30 条的简略版，更多施治的过程和细节体现在 30 条中，且前后呼应、密不可分，故合并于 30 条中详解。

问曰：证象阳旦，按法治之而增剧，厥逆，咽中干，两胫拘急而谵语。师曰：言夜半手足当温，两脚当伸。后如师言。何以知此？答曰：寸口脉浮而大。浮为风，大为虚，风则生微热，虚则两胫挛，病形象桂枝，因加附子参其间，增桂令汗出，附子温经，亡阳故也。厥逆，咽中干，烦躁，阳明内结，谵语，烦乱，更饮甘草干姜汤。夜半阳气还，两足当热，胫尚微拘急，重与芍药甘草汤，尔乃胫伸。以承气汤微溏，则止其谵语，故知病可愈。(《伤寒论》30 条)

本条完全是解释和补充 29 条的，增补描述了 29 条中省略未叙的治法和过程。并且本条是《伤寒论》中不可多得的可以直窥仲景处方思维过程和临证心法轨迹的记录。通读全条还可以得知古代医学教育模式，是边临证边教学的知行合一，与近世的教育体系大有不同。

如条文所述，太阴外证证候类似阳旦（桂枝汤）证，但用桂枝汤发汗后不但病情加剧，反增添或四肢厥逆、或咽中干燥、或胫脚挛急、或谵语神乱。学生请教老师应如何救逆，老师言"作甘草干姜汤与之"，并预判服药后半天阳气即可恢复，手足温而厥逆止。后果然如师所言，学生恳请老师讲解医理所在，老师则娓娓道来。

第一个阶段："作甘草干姜汤与之，以复其阳"。此病的寸口脉虽浮，但大而中空，浮虽多主表病邪风，但"脉大为劳"（《金匮要略》），而劳证的病机基础是里虚寒（《金匮要略》法度，虚劳病机基础为里虚寒，百合病机基础为里虚热）而津液亏虚。津液亏虚则可产生微风微热之证候，还会出现肢体拘挛。这使得病形类似桂枝汤证候，而误用桂枝汤后导致厥逆、咽中干、烦躁（接 29 条），"吐逆者，作甘草干姜汤与之，以复其阳"。胃气津液恢复后，则厥回而手足温，这是第一次救逆成功。但由于本来就有的微热，加之服用甘草干姜汤温药后，津液的温煦功能加强而濡养功能则受到一部分牵制，所以会"两胫拘急"。此时施以芍药甘草汤，用四两甘草急补津液，配伍缓拘挛的芍药以补津缓急，"重与芍药甘草汤，尔乃胫伸"（与 29 条"若厥愈足温者，更作芍药甘草汤与之，其脚即伸"说的是同一件事情）。

第二个阶段："增桂令汗出"。这是第二次误治，即在第一次用甘草干姜汤阳复厥愈足温后，医者见尚有脚挛急，未用芍药甘草汤，而是在芍药甘草汤中增添桂枝。这就又具有了阳旦汤的药势，而恰恰是由于增加了桂枝会发汗，所以条文中说这是"重发汗"，说明这是第二次误汗而导致亡阳。

第三个阶段："附子温经，亡阳故也"。经过第二次误汗，"重发汗"或"复加烧针"，病已由太阴外证传变为少阴亡阳了，就会厥逆更重，烦躁也更重，病传少阴后，若单用甘草干姜汤则病重药轻，需要加"附子温经"。甘草干姜汤加附子即是四逆汤，故而 29 条有"四逆汤主之"的论述。

第四阶段："若胃气不和谵语者，少与调胃承气汤"。病家本亦有津液虚生微热的底子，经过这一番惊心动魄的误治和救逆后，阳气得到了固护，而这一番温药又导致了里位津液濡养不及而生热，引起"胃气不和""阳明内结"的病机，出现"谵语，烦乱"的症状。此时，需"少与调胃承气汤"，"以承气汤微溏，则止其谵语"。即少少地喝几勺调胃承气汤，峻药轻投，微和胃气，解决阳明内结，"故知病可愈"。

三　太阴本病

基础病机：里寒＋里虚＋伤血＋血少＋水饮（淡饮）（以里寒虚淡饮为主）。
治法：温中散寒，补中制下。
方证：理中丸（证）。
解析：太阴本病即典型的里寒虚证候，不兼表证、热证、实证。所有的症状都是里位胃寒虚，不能受纳腐熟运化、固摄制约津液，因此致津液不化所引起。可见食少纳呆、腹冷腹满、大便稀溏或频数无度、小便不利，或女子带下、男子遗精、胸满咳喘痰涎、脘痞呕逆水谷等症状。

　　太阴为病，脉弱，其人续自便利，设当行大黄、芍药者，宜减之。以其人胃气弱，易动故也。（《伤寒论》280 条）
　　自利不渴者，属太阴，以其藏有寒故也。当温之，宜服四逆辈。（《伤寒论》277 条）
　　伤寒服汤药，下利不止，心下痞鞕。服泻心汤已，复以他药下之，利不止，医以理中与之，利益甚。理中者，理中焦，此利在下焦，赤石脂禹余粮汤主之。复不止者，当利其小便。（《伤寒论》159 条）
　　霍乱，头痛、发热、身疼痛，热多欲饮水者，五苓散主之。寒多不用水者，理中丸主之。（《伤寒论》386 条）
　　大病差后，喜唾，久不了了，胸上有寒，当以丸药温之，宜理中丸。（《伤寒论》396 条）
　　胸痹，心中痞，留气结在胸，胸满，胁下逆抢心，枳实薤白桂枝汤主之，人参汤亦主之。（《金匮要略·胸痹心痛短气病脉证治》）
　　肺痿吐涎沫而不咳者，其人不渴，必遗尿，小便数。所以然者，以上虚不能制下故也。此为肺中冷，必眩，多涎唾，甘草干姜汤以温之。

若服汤已渴者，属消渴。(《金匮要略·肺痿肺痈咳嗽上气病脉证治》)

伤寒脉浮，自汗出，小便数，心烦，微恶寒，脚挛急，反与桂枝，欲攻其表，此误也，得之便厥。咽中干，烦躁吐逆者，作甘草干姜汤与之，以复其阳。若厥愈足温者，更作芍药甘草汤与之，其脚即伸。若胃气不和谵语者，少与调胃承气汤。若重发汗，复加烧针者，四逆汤主之。(《伤寒论》29 条)

治法则以温中散寒、补中制下的理中丸类，若太阴里寒病传少阴，则需用四逆汤。

大病差后，喜唾，久不了了，胸上有寒，当以丸药温之，宜理中丸。(《伤寒论》396 条)

少阴病，饮食入口则吐，心中温温欲吐，复不能吐。始得之，手足寒，脉弦迟者，此胸中实，不可下也，当吐之。若膈上有寒饮，干呕者，不可吐也，当温之，宜四逆汤。(《伤寒论》324 条)

自利不渴者，属太阴，以其藏有寒故也。当温之，宜服四逆辈。(《伤寒论》277 条)

四　太阴水病

基础病机： 里寒＋里虚＋水饮（胃虚水盛——水饮绝对有余）。

治法： 温渗化饮。

方证： 甘姜苓术汤（一名肾着汤）（证）。

解析： 若里位寒虚素有寒湿内停，导致水道不利、下窍不通，水湿不能从下窍分清别浊而出，导致太阴水病；或在此基础上再向表位上浸淫，而引起外湿证，则会导致腹重腹痛、腰以下冷痛、身体重着等症状，即太阴水病病传引起外湿证的所急所苦时，为《金匮要略》之湿痹病。这两种证候皆可主以肾着汤，亦为方证多维之用法。

肾着之病，其人身体重，腰中冷，如坐水中，形如水状，反不渴，小便自利，饮食如故，病属下焦，身劳汗出，衣一作表里冷湿，久久得之，腰以下冷痛，腹重如带五千钱，甘姜苓术汤主之。(《金匮要略·五藏风寒积聚病脉证并治》)

甘草干姜茯苓白术汤方

甘草　白术各二两　干姜　茯苓各四两

右四味，以水五升，煮取三升。分温三服，腰中即温。

妇人伤胎，怀身腹满，不得小便，从腰以下重，如有水气状，怀身七月，太阴当养不养，此心气实，当刺泻劳宫及关元，小便微利则愈（编者按：肾着汤主之）。见《玉函》。（《金匮要略·妇人妊娠病脉证并治》）

师曰：诸有水者，腰以下肿，当利小便；腰以上肿，当发汗乃愈。（《金匮要略·水气病脉证并治》）

王叔和云："仲景明审，亦候形证"，这里的"形如水状"是指患者的形态面色与水气病人类似，如身体疼重、面色鲜泽等，审形望色即知多湿气。太阴外湿者常自觉或医者触得体表潮湿冰冷，腰冷腹重，步履维艰，望诊类似水气病家，但所急所苦和治法治则又不同于水气病之溢饮风水解表，当从太阴外湿证即湿痹法论治。

湿痹，是湿病中的一个类型，鉴别辨证难度大，因此临床误诊误治率较高，湿痹的治法诀要就是绝不可以发表，而是需要通过温里法来除湿化湿。

太阴外湿证之实质即太阴外证病传湿痹，亦即本蕴于体内下焦之水饮引起表里俱湿，而成内饮外湿之证候，所以会出现小便不利、大便反快，或小便自利而大便坚，或二便俱利，或俱不利而腰以下冷重痛着之症状。内饮可以导致小便不利或频数，亦可导致大便反快或黏滞不爽，这与太阴外证之病机相类似，而多了有余之水饮；而水饮浸淫，上犯外侵形成外湿证，又可以导致关节疼痛而烦、身体肿重、腰肢冰冷、冷汗淋漓等症状，此即湿痹之病理病机。湿痹的治疗，除温渗化饮的肾着汤证，还可见于桂枝附子去桂加白术汤证、真武汤证等。

太阳病，关节疼痛而烦，脉沉而细一作缓者，此名湿痹《玉函》云：中湿。湿痹之候，小便不利，大便反快，但当利其小便。（《金匮要略·痉湿暍病脉证》）

伤寒八九日，风湿相搏，身体疼烦，不能自转侧，不呕，不渴，脉浮虚而涩者，桂枝附子汤主之。若其人大便鞕一云脐下心下鞕，小便自利者，去桂加白术汤主之。（《伤寒论》174条）

少阴病，二三日不已，至四五日，腹痛，小便不利，四肢沉重疼痛，自下利者，此为有水气。其人或咳，或小便利，或下利，或呕者，真武汤主之。（《伤寒论》316条）

五 太阴血病

基础病机：里寒＋里虚＋伤血＋血少。

治法：温里补虚，养血补血。

方证：《小品》甘草干姜当归大枣汤（证）。

解析：太阴血病之主方，亦是以甘草干姜汤为基础，加以血药，主方为《小品》甘草干姜当归大枣汤。

北宋林亿在《校定〈备急千金要方〉后序》有"臣尝读唐令，见其制，为医者，皆习张仲景《伤寒》、陈延之《小品》"的记载。可知唐代已知《伤寒论》为残卷，需要查漏补缺，而学《伤寒论》须羽翼《小品方》等汉晋南北朝方书，更是作为律令而规定。秉伤寒法脉补残卷不足，据临证所需贯经方遗珠如下：

《小品》甘草干姜当归大枣汤

治妊身腹中冷，胎不安方。

甘草 当归各二两 干姜三两 大枣十二枚

凡四物，以水五升，煮取三升，分三服。

当归

《本经》："味甘（性）温"，主"妇人漏下绝子""诸恶疮疡""金创""咳逆上气"。

《别录》："味辛（性）大温"，主"温中""补五藏""生肌肉""除客血内塞""客气虚冷""止痛"。

大枣

《本经》："味甘（性）平"，"补少气少津""安中""养脾""平胃气""通九窍""四肢重""身中不足""和百药"。

《别录》："补中益气""强力"。

当归温脉和血，为经方血药之首，太阴本经之伤血多以当归配伍甘草、干姜、大枣等甘温补益之品，即使他经伤血，如有合病太阴者，亦常配伍应用当归。

若无合病太阴层面，则各随本经病机所急所苦施治，不在此列。

如太阳卫强之热伤血的麻黄汤证：

太阳病，脉浮紧，无汗发热，身疼痛，八九日不解，表证仍在，此

当发其汗。服药已微除，其人发烦目瞑，剧者必衄，衄乃解。所以然者，阳气重故也。麻黄汤主之。（《伤寒论》46条）

伤寒，脉浮紧，不发汗，因致衄者，麻黄汤主之。（《伤寒论》55条）

又如阳明邪火实热伤血的泻心汤证：

心气不足（编者按：《千金》作"心气不定"），吐血、衄血，泻心汤主之。（《金匮要略·惊悸吐衄下血胸满瘀血病脉证治》）

第十一章

少阴病病机体系

第一节
基础病机

一 表束（表位）

治法：辛药开达。

药证：麻黄、桂枝、葱白、细辛等。

解析：在表病层面，太阳与少阴为一对阴阳，同被表束的第一个层面所统摄，也就是在有表证有表邪的病机中，太阳与少阴并列。

如，在六病阴阳大论规律中，从表里对应，分类病位浅深：

太阳—少阴

阳明—太阴

少阳—厥阴

太阳、少阴表而浅，阳明、太阴深而里，少阳、厥阴半表里。

故在表邪层面，麻黄、桂枝两药为太阳病、少阴病所通用。但太阳表束有表证有表邪，而以卫阳郁阻导致阳热实证为所急所苦，治法需辛温宣泄而以涌泄为主，故常用杏仁、豆豉等品；少阴表束有表证有表邪，而以卫阳不足导致阴寒虚证为所急所苦，治法需辛温宣泄而以温发为主，故常用葱白、细辛等品。

二 表虚

治法：辛开温补。

药证：桂枝、附子。

解析：太阳之言表实者，实在卫阳营血；少阴之言表虚者，虚在卫阳营血。

少阴卫阳虚，温煦固摄功能不足，故而"恶风"（《伤寒论》20条）、"手足厥寒"（《伤寒论》351条）、"小便难"（《伤寒论》20条）、"肠鸣"（《伤寒论·辨不可下病脉证并治》）、"脉……欲绝"（《伤寒论》351条）。

少阴营血虚，荣养濡润功能不足，故而"四肢微急"（《伤寒论》20条）、"难以屈伸"（《伤寒论》20条）、"脉细"（《伤寒论》351条）、"脉浮革"（《伤寒论·辨不可下病脉证并治》）。

而"血之与气，异名同类"（《灵枢·营卫生会》）也，故而少阴层面的卫阳与营血不足，经方皆以桂枝为主温卫阳、复血脉。

卫阳亏甚者则加附子，如桂枝加附子汤等；营血亏甚者则加当归，如当归四逆汤等。

太阳病，发汗，遂漏不止，其人恶风，小便难，四肢微急，难以屈伸者，桂枝加附子汤主之。（《伤寒论》20 条）

手足厥寒，脉细欲绝者，当归四逆汤主之。（《伤寒论》351 条）

下利脉大者，虚也，以强下之故也，设脉浮革，因尔肠鸣者，属当归四逆汤。（《伤寒论·辨不可下病脉证并治》）

三　表寒

治法：辛温散寒。

药证：桂枝、附子。

解析：少阴表寒来源有二：一者，源于少阴表束寒邪外客；二者，源于少阴表虚卫阳不温。

故少阴表寒是少阴表束和表虚病机的延伸。

四肢九窍，血脉相传，壅塞不通，为外皮肤所中也。（《金匮要略·藏府经络先后病脉证》）

阳气者，若天与日，失其所，则折寿而不彰。故天运当以日光明，是故阳因而上，卫外者也。（《素问·生气通天论》）

表寒困束，卫阳亏虚，则失去正常温分肉、充皮肤、肥腠理、司开阖的功能，故而产生表寒证。

表阴证与表阳证：

少阴脉浮而弱，弱则血不足，浮则为风，风血相搏，即疼痛如掣。（《金匮要略·中风历节病脉证并治》）

病历节，不可屈伸，疼痛，乌头汤主之。（《金匮要略·中风历节病脉证并治》）

《古今录验》续命汤：治中风痱，身体不能自收持，口不能言，冒昧不知痛处，或拘急不得转侧。姚云：与大续命同。兼治妇人产后出血者，及老人小儿。

（《金匮要略·中风历节病脉证并治》）

在临床中，少阴表束、表虚、表寒病机往往相兼并见，而表现为四肢百骸表位上焦的温煦、推动、固摄功能下降。引起诸如关节冷痛、四末不温、步履维艰、瘫痪废用、血脉不行、汗尿失常、精神不振等**阳气抑制不足**之症状，为**表阴证**。

此即汉晋经方体系中，中风风瘫诸疾组方多以少阴表药诸如桂枝、附子、麻黄、细辛等为基础方干的原因，亦说明表阴证为续命类方最基础、最普遍之病机。

而与之相对应的是太阳**表阳证**，因阳气在表位上焦充盈张扬过度，则会出现头痛发热、面有热色、喘满气促、发烦目瞑、剧者必衄等**阳气张扬有余**的症状。

少阴表束＋表虚＋表寒＝表阴证，常见于中风病兼水证或血证或水血同病。

太阳表束＋表实＋表热＝表阳证，常见于外感病兼水证或血证或水血同病。

四　真阳虚

治法：补火助阳。

药证：附子。

解析：少阴病在表的层面可以完全与太阳病相对应，此其同也，但是太阳病不会累及真阳，此其异也。

并且，不仅太阳病，少阳病、阳明病、太阴病都不会累及真阳层面，六病中只有少阴病和真厥阴病可以累及真阳而关乎生死。

> 少阴病，欲吐不吐，心烦但欲寐，五六日自利而渴者，属少阴也，虚故引水自救。若小便色白者，少阴病形悉具；小便白者，以下焦虚有寒，不能制水，故令色白也。（《伤寒论》282条）
>
> 下利，脉沉而迟，其人面少赤，身有微热，下利清谷者，必郁冒汗出而解，病人必微厥。所以然者，其面戴阳，下虚故也。（《伤寒论》366条）

真阳又名真火，本居于下焦，若"下焦虚有寒，（真火）不能制水"（《伤寒论》282条），则会出现"小便白""下利"，甚至"戴阳"脱阳而亡。

依照汉晋养生家理论，人体正常的二便之所以色微黄，缘由下焦真火蒸腾。

"小便白"，则说明真火已经不足，若不注意调摄即易发生危候。

因此，在真阳真火不足的初期层面，可见小便白浊、小便清长、小便失禁，甚则失禁伴有清白无色；大便稀溏、大便墨绿、大便色白，甚则下利无度、澈冷无味；身冷不温、神识昏昧，甚则自觉身热而冷汗如油；若再病进深入，则会发生戴阳脱阳证而发展为死证。

戴阳之义，是真阳本居于下焦，若上浮于头面则称为"戴阳"，这是真阳欲脱、阴阳离决之危候。后世名之曰"回光返照"，可见面红如妆、精神虚亢等候。戴阳证急需附子剂补火助阳、回阳救逆，即使用之得当，也是九死一生，故而戴阳证是关乎生死之大证。

第二节
复合病机

一 少阴伤寒

基础病机：表阴证（偏于表寒为主）。

治法：辛热解表。

方证：麻黄附子甘草汤（证）。

解析：少阴伤寒证乃卫阳不温，寒邪外客所致，出现一组类似太阳伤寒麻黄汤证的症状。

无论太阳伤寒或少阴伤寒，初起都可以"未发热"，但"必恶寒、体痛、呕逆""发烦""无汗而喘""脉浮""脉紧"。如：

> 少阴病，得之二三日，麻黄附子甘草汤微发汗。以二三日无（里）证，故微发汗也。（《伤寒论》302 条）（编者按：宋本《伤寒论》302 条作"二三日无证"，据《圣济总录·伤寒门》同条补入"里"字。）

太阳伤寒卫阳充盛，不仅"脉浮""脉紧"，而且"脉阴阳俱紧"，脉象浮取曰阳、沉取曰阴，阴阳俱紧乃浮取、沉取皆紧张有力；而少阴伤寒卫阳不足，脉虽浮取"浮""紧"，但是沉取则无力，而又非典型的沉脉。若为典型沉脉，则为表里合病饮邪为盛的麻黄细辛附子汤证。（《伤寒论》301 条："少阴病，始得之，反发热，脉沉者，麻黄细辛附子汤主之。"）

麻黄细辛附子汤证素有里阳亏而生留饮，故平时即脉沉（《金匮要略·淡饮咳嗽病脉证并治》："脉沉者，有留饮。"），津液不化又生留饮，再加之感触表邪，则初起就会发热（此理又可见于真武汤留饮发热证，如《伤寒论》82条："太阳病，发汗，汗出不解，其人仍发热，心下悸，头眩，身𥉛动，振振欲擗─作僻地者，真武汤主之。"），与少阴伤寒，寒邪郁闭，初起脉浮、恶寒重而"未发热"病理不同。

少阴伤寒麻黄附子甘草汤证，与太阳伤寒麻黄汤证和表寒里饮麻黄细辛附子汤证的鉴别点，除脉象和寒热证候，面色也十分重要。如：

太阳伤寒证常"面色反有热色"（《伤寒论》23条："太阳病……发热恶寒……面色反有热色者，未欲解也……"）。

表寒里饮证常"面目鲜泽"（《金匮要略·水气病脉证并治》："夫水病人，目下有卧蚕，面目鲜泽……"）。

少阴伤寒证常面有寒色（沉郁灰暗）（《伤寒论·平脉法》："少阴脉不至，肾气微，少精血……阳气退下……"）。

二　少阴中风

基础病机： 表阴证（偏于表虚为主）。

治法： 温阳散寒，和营解表。

方证： 桂枝加附子汤（证）。

解析： 少阴中风证不仅阳虚寒客，而且营血亦不能固守而外泄，出现一组类似太阳中风桂枝汤证的症状，但虚寒会更加显著，故不仅"恶风"更重，汗出更多"遂漏不止"（卫阳失于温煦固摄），而且会"四肢微急，难以屈伸"（营血失于濡润营养），还会引起阳虚固摄失常、阴弱润降不及的"小便难"。

> 太阳病，发汗，遂漏不止，其人恶风，小便难，四肢微急，难以屈伸者，桂枝加附子汤主之。（《伤寒论》20条）
>
> 桂枝三两，去皮　芍药三两　甘草三两，炙　生姜三两，切　大枣十二枚，擘　附子一枚，炮，去皮，破八片
>
> 右六味，以水七升，煮取三升，去滓。温服一升。

桂枝加附子汤，并非单纯以桂枝汤加一枚附子，而是重用甘草三两以增加补津液之药效，并且包含完整的芍药甘草附子汤在内，除能温卫阳解表散寒，还可

养血脉和营祛风。

> 发汗病不解，反恶寒者，虚故也。芍药甘草附子汤主之。（《伤寒论》68 条）

芍药　甘草炙，各三两　附子一枚，炮，去皮，破八片

右三味，以水五升，煮取一升五合，去滓。分温三服。

三　少阴本病

基础病机：表阴证＋里阴证。

治法：温阳救表。

方证：白通汤（证）。

解析：少阴本病是《伤寒论》研究中的又一疑案，前人多将少阴本病归于麻黄细辛附子汤、麻黄附子甘草汤、当归四逆汤、四逆汤此数方中，争论不一，然皆值得商榷。如：

> 少阴之为病，脉微细，但欲寐也。（《伤寒论》281 条）
> 少阴病，脉细沉数，病为在里，不可发汗。（《伤寒论》285 条）
> 少阴病，脉微，不可发汗，亡阳故也。阳已虚，尺脉弱涩者，复不可下之。（《伤寒论》286 条）

"少阴之为病"是少阴本家、最能代表本经特点的疾病。最能代表少阴特点的是卫阳和真阳——表则伤卫阳，里则伤真阳。

少阴伤寒与中风，以伤卫阳为主，病未涉及真阳；少阴里病之下利死证等，是病入真厥阴，以伤真阳为主，而非卫阳之伤损。故从上述概念可知，只有同时具备卫阳和真阳伤损，方可谓少阴本病。

少阴本病既有表阳衰微（"但欲寐""脉微细"）而生表寒（如身冷恶寒），又有真火衰微（"下焦虚有寒"）的下利。

以下仿《伤寒论》条文中之师生问对形式，详解上述机理：

学生见有表寒欲发其汗，师即曰：虽有表证，但"脉微"（286 条），表阳衰微（"亡阳故也"），"不可发汗"（286 条）。

学生问：在太阳病篇有"脉微弱者，此无阳也，不可发汗"条文（27 条），因表位卫阳虚不可汗，师曾教以温卫之桂枝汤为基础方干的桂枝二越婢一汤来救

表；是以在此少阴层面，"手足厥寒，脉细欲绝者，当归四逆汤主之"（351条）如何？

师曰：此证不但"脉微""脉微细"，而且脉沉。

学生又问："少阴病，始得之，反发热，脉沉者，麻黄细辛附子汤主之"（301条）如何？

师曰：此"脉细沉数，病为在里"，所有的攻表发汗药概不可用。

学生曰：救表，宜桂枝汤；救里，宜四逆汤。此证，正见下利，莫非是四逆汤主之（91条）？

师曰：表阴证如何得解？

学生曰：愿闻正治正方。

师曰：

> 少阴（本）病，下利，白通汤主之。（《伤寒论》314条）
> 葱白四茎　干姜一两　　附子一枚，生，去皮，破八片
> 右三味，以水三升，煮取一升，去滓。分温再服。

白通汤由一个完整的干姜附子汤方干，加上四茎温阳通脉、散寒除湿的葱白而成，故欲理解少阴本病的病因病机，需先解读干姜附子汤证条文。

> 下之后，复发汗，昼日烦躁不得眠，夜而安静，不呕、不渴，无表证，脉沉微，身无大热者，干姜附子汤主之。（《伤寒论》61条）
> 干姜一两　　附子一枚，生用，去皮，切八片
> 右二味，以水三升，煮取一升，去滓。顿服。

释： 本条前人多从天之阴阳即"昼阳旺，夜阴旺"来解释"昼日烦躁""夜而安静"之理。

然则纵览《伤寒论》全书，结合临床实践，可知仲景更重视的是人体自身阴阳之盛衰，而鲜用天之阴阳来作为病机。如自身阳衰之人，即使盛夏白昼阳旺之时亦可见阴病，如四逆、理中诸证；自身火旺之人，即使隆冬黑夜之时亦可见阳病，如白虎、承气诸证。

本条文是倒装句结构，调整语序后如下：

> 下之后，复发汗，昼日烦躁，夜而安静，不得眠，不呕、不渴，无表证，脉沉微，身无大热者，干姜附子汤主之。

古人不昼寝，皆日出而作，日落而息，朝暮两食。故而《论语》中"宰予昼寝"才会被老夫子激烈地指责为"朽木不可雕也""粪土之墙不可圬也"。故此非"昼日烦躁不得眠"，而是白天烦躁，夜间不得眠。

所言"夜而安静"，意义在于鉴别虚寒性失眠与阳热性失眠的不同临床表现，阳热性失眠如黄连阿胶汤证可见"心中烦不得卧"，而虚寒性失眠的干姜附子汤证，只是不能入眠但不烦躁。

此条不眠而安静者，无火也，里位虚寒也；津亏也，不上承养心也。因前文谓"下之后"，下药性味多苦寒，则伤里阳真火；"复发汗"，发汗药性味多辛温，则耗散泄越津液。

因此，还原此治疗过程为：医者先用了苦寒攻下法，病未愈；又接着用了辛温发汗法，汗、下是古人最常用的治病方法。患者在服用发汗药后，白昼持续出现烦躁，入夜后，虽已不再烦躁，但不得入眠。此因本已津液耗散，加之里位下焦虚寒，津液化源亦受戕伤，已经不能温养心脑神气，所以会引起不眠。

故而这组证候，不但不眠，还会伴有身寒厥冷，条文中的"身无大热"，说的并不是微微发热，不眠见烦热症本是常态。如上述黄连阿胶汤，在《辅行诀》中被称作小朱鸟汤，"治天行热病，心气不足，内生烦热，坐卧不安"，在《伤寒论》中叙述为："少阴病，得之二三日以上，心中烦，不得卧，黄连阿胶汤主之"（303条），此即阳热伤津液之身热烦躁不眠证，用的是清滋法；而干姜附子汤证是因虚寒阳伤，津亏不眠，不但身无大热，还会兼有身冷、厥冷、脉沉微细弱之证候，所以这里的"身无大热"要表达的是"微厥"之意。

津液虚寒，身冷不眠，在浅的层面可用甘草干姜汤，虚寒重证则需用干姜附子汤。干姜附子汤即甘草干姜汤去甘草加附子，当出现甘温的甘草救不回的虚寒时，则需用辛热的附子，并且干姜附子汤也是四逆类方之最重要的基础方干，如四逆汤、白通汤、通脉四逆汤等。

"不呕、不渴，无表证"，这组措辞在《伤寒论》书中很常见，也极具代表意义。一般规律用"不呕"排除少阳病，"不渴"排除阳明病，"无表证"排除太阳病。

再深入一步分析，为何用"不呕"排除少阳病？仲景常用"呕"作水饮之代名词。为何用"不渴"排除阳明病？仲景常用"渴"作里热之代名词。此即辨病机高于辨症状之道理所在，知其然亦知其所以然。

综上所述，少阴本病白通汤证即是在素体下焦虚寒火少，或汗、下等失治误治后，引起表位上焦和里位下焦的表阳与真阳俱被损伤，而出现厥冷恶寒、神疲欲寐、清冷下利、脉沉细微弱的一组证候。

治法则需要用干姜附子汤温固里阳，加用葱白温升表阳，达到表里卫阳真阳同治之功效。

四　少阴里病

基础病机：里阴证。

治法：温阳救里。

方证：四逆汤（证）。

解析：少阴里病具有下焦里虚有寒、真火不足所引起五藏失温、制化失常的一组"藏有寒"证候，急当温阳救里，若救逆不及则会迅速病传三阴合病，三阴合病重症即是九死一生的真厥阴病。是以在少阴里病及三阴合病初期能否辨治得当、力挽狂澜，乃关乎病家生死紧要之处，故少阴里病当急服四逆辈温其藏。

《伤寒论》282 条串解：少阴病，欲吐不吐，心烦但欲寐［自利不渴者，属太阴（少阴太阴合病，亦即少阴里病，若是真正的太阴下利当服理中辈，不效可用服饵及利小便法，而少阴里病不可利小便，只能温其藏），以其藏有寒故也（少阴病下焦真阳虚寒，太阴病中焦脾胃虚寒）］，脉沉者（病为在里，故为少阴里病），当（急）温之，宜服四逆辈。（《伤寒论》277 条）

四逆辈是急温其藏、急救真阳以温里救里的不二法门。三阴病传规律，病及少阴里位真阳方能病传真厥阴，少阴里病才是"救里宜四逆汤"的开手法则，真火本已不足，再丢失（如吐利、脱液）则可形成三阴合病，三阴合病重症即是真厥阴病而多死证。

三阴下利，各有特点：

太阴下利，自利不渴。（《伤寒论》277 条："自利不渴者，属太阴……"）

少阴下利，自利而渴。（《伤寒论》282 条："自利而渴者，属少阴也……"）

厥阴下利，自利消渴。（《伤寒论》326 条："厥阴之为病，消渴……利不止。"）

太阴病中焦脾胃虚寒多淡饮，故自利而口淡不渴；若下利日久津液消耗，或中焦虚寒病及下焦真火，或误用汗、下伤阳病传，致少阴里病，则会自利而渴；少阴里病救里不及或不当，则病传厥阴，会下利不止而消渴，病家欲引水自救。

这种规律一则可以说明三阴病津液丢失的程度不同，"渴"代表津液丢失的程度更重；二则可以说明少阴病可包含太阴病，少阴里病可以包含太阴里病。太阴病轻，故太阴病通篇无死证；少阴病重，故少阴病篇死证比比皆是。而典型的太阴下利，应该服理中服饵辈，而不是四逆辈。如：

霍乱……寒多不用水者，理中丸主之。（《伤寒论》386 条）

利不止，医以理中与之，利益甚。理中者，理中焦，此利在（中虚不能制下）下焦（滑脱无度不能收敛），赤石脂禹余粮汤（服饵补益收敛）主之。复不止者，当利其小便。（《伤寒论》159 条）

太阴中焦虚寒下利，首选理中辈是《伤寒论》定法；若不效，再用服饵法，如赤石脂禹余粮汤等，以加强补益收涩功效；若用了服饵固敛仍继续下利，就说明有淡饮在肠间，则需用温渗法，利小便以实大便。

上述即为太阴病治下利三法：

温胃补虚，制化下焦——理中辈。

服饵补虚，固敛下焦——赤石脂禹余粮汤辈。

温渗利水，分清别浊下焦——甘姜苓术汤辈。

而少阴里病是严禁利小便的，不仅不能利小便，而且因少阴里病本就真火不足、津血虚寒，故汗、吐、下法都是禁用的，而只能用四逆辈温之。四逆类方包含干姜附子汤和甘草干姜汤方干，可以温阳，亦可以救津。

若小便色白者，少阴（里）病形悉具；小便白者，以下焦虚有寒，不能制水，故令色白也。（《伤寒论》282 条）

小便色白与少阴表病无关，是少阴里病病形悉具的初始症状。小便色白非言小便如常（真火居下焦，正常尿色应为淡黄），而是指小便白浊、小便清长、小便失禁，甚则失禁而清白无色。而表病的"小便清者，知不在里，仍在表也"（《伤寒论》56 条），指的是小便清澈如常、病邪尚未入里的阶段。

二便如常是鉴别表病的常用问诊方法，二便及里位正常则需救表，失常则需救里。故而小便色白在少阴里病下焦虚有寒急当救里。

若救里不及或失当，少阴里病继续深重，则出现大便稀溏、大便墨绿、大便色白，甚则下利无度青白无味、呕吐霍乱、身冷汗出或身略有微热不甚，此阶段尚大略可属少阴里病之范畴，但已时兼厥阴之真寒假热表现而接近三阴合病。若再进展为厥逆不温、神识昏昧，甚则自觉身热已甚而他觉厥冷、冷汗如油，则已病传三阴合病，即真厥阴病。在此基础上，若再进展为手足厥逆或四肢拘急、其人面色赤或面红如妆、身反不恶寒或掀衣揭被、或咽痛咽干、或腹痛呕吐、下利无度、或无物可下无物可吐、脉微欲绝甚或脉暴出阴阳俱紧，则是真厥阴病的戴阳脱阳证，若病程进入此阶段，必定九死一生。

因少阴里病、三阴合病、真厥阴病三期存在病传迅速的特点，三阴中的有些症状可以相兼并现，故而编者在经典经方体系中提出了"三阴互含"的学术观点。

三阳病及三阴病相互之间的病机联系，可以总结为：**三阳病泾渭分明，三阴病相兼并现**。

五 三阴合病（真厥阴病）

基础病机：真阳欲脱。

治法：回阳救逆。

方证：通脉四逆汤（证）、通脉四逆加猪胆汤（证）。

解析：三阴合病是在少阴里病包含太阴里病下焦真火不足的基础上，出现了藏厥真寒假热，若厥热胜复而寒胜即是戴阳脱阳的真厥阴病。

在三阴合病层面，以通脉四逆汤补阳回阳为主；在真厥阴戴阳脱阳层面，以通脉四逆加猪胆汤咸寒反佐回阳救逆为主。如：

> 病人脉阴阳俱紧，反汗出者，亡阳也。此属少阴，法当咽痛而复吐利。(《伤寒论》283 条)
>
> 少阴病，下利清谷，里寒外热，手足厥逆，脉微欲绝，身反不恶寒，其人面色赤，或腹痛，或干呕，或咽痛，或利止脉不出者，通脉四逆汤主之。(《伤寒论》317 条)
>
> 下利清谷，里寒外热，汗出而厥者，通脉四逆汤主之。(《伤寒论》370 条)
>
> 吐已下断，汗出而厥，四肢拘急不解，脉微欲绝者，通脉四逆加猪胆汤主之。(《伤寒论》390 条)

三阴合病（即真厥阴病）需辨四大特征：

1. 辨三阴互含

三阴合病即真厥阴病，亦名藏厥。藏厥初始于少阴里病，而少阴里病本包含太阴病下利，在此基础上病传三阴合病、厥热胜复、寒胜则脱阳而成真厥阴病。在临床上，此三期病程存在次第包含与病传迅速的特点，且三期中的有些症状可以相兼并现，故形成真厥阴病必有三阴互含之病机特点。

2. 辨寒热真假

既吐且利，小便复利而大汗出，下利清谷，内寒外热，脉微欲绝者，四逆汤（类方）主之。（《伤寒论》389条）

病人脉阴阳俱紧，反汗出者，亡阳也。此属少阴，法当咽痛而复吐利。（《伤寒论》283条）

少阴病，下利清谷，里寒外热，手足厥逆，脉微欲绝，身反不恶寒，其人面色赤，或腹痛，或干呕，或咽痛，或利止脉不出者，通脉四逆汤主之。（《伤寒论》317条）

下利清谷，里寒外热，汗出而厥者，通脉四逆汤主之。（《伤寒论》370条）

三阴合病虽亦可出现热象，但乃下焦虚有寒、真火真阳浮越欲外脱的真寒假热，而非阳明实火实热，若用阳明法施治则祸不旋踵，故需要辨寒热真假。

3. 辨厥热胜复

厥阴病有"厥热胜复"的病理特点，热胜则生，寒胜则亡。如：

伤寒发热四日，厥反三日，复热四日，厥少热多者，其病当愈。四日至七日热不除者，必便脓血。（《伤寒论》341条）

伤寒厥四日，热反三日，复厥五日，其病为进。寒多热少，阳气退，故为进也。（《伤寒论》342条）

而厥热胜复的病机产生和预后的渊源还是少阴里病与真阳盛衰。

61条所述"下之后，复发汗，昼日烦躁不得眠，夜而安静，不呕、不渴，无表证，脉沉微，身无大热者，干姜附子汤主之"的"身无大热"，是身不热即"微厥"的病机层面。

而少阴里病向厥阴病传，可以病入三阴而成三阴合病，那么就会形成微厥伴有身微热——三阴合病或身寒、或微厥微热相伴，而组合形成厥热胜复病机之基础。

三阴合病，既已形成厥阴，当有一些热象的表现，因为厥阴本为半寒热。这类患者，或身寒，或微厥微热相伴，这种寒热杂夹，寒热相伴，既有微厥，又有微热，是形成厥热胜复的基础。少阴里病（包含太阴里病）病传厥阴（真寒假热），就会形成厥热胜复。

4．辨"下利"与"利止"

太阴下利，利止则愈——利止病解。

少阴下利，利止亡血——利止尚需温阳养血。

厥阴下利，利止病危——利止反为危候。

真厥阴病下利后，突然利止，此乃无物可下，无津可用，无阳可固，必会戴阳脱阳暴亡，故为危候。

第十二章

（类）厥阴病病机体系

第一节

基础病机

少阴病有卫阳虚与真阳虚之别；厥阴病有类厥阴与真厥阴之别。

真厥阴病只有一种病传路径，即从少阴里病病传三阴合病，而发生厥逆戴阳厥脱，九死一生；而类厥阴病则病传路径多端，症状夹杂多变，但多无死证之虞。

一　半表里

治法： 辛开苦降（以辛为主）。

药证： 桂枝配伍黄芩、黄连类；桂枝配伍干姜、附子类。

解析： 类厥阴在六经归类上与少阳相对，少阳病是半表里、半虚实、半寒热之偏于阳者；类厥阴病是半表里、半寒热、半虚实之偏于阴者。

在病机层面，少阳病有四大病机：邪正交争于半表里、上焦郁火、中焦胃虚、下焦饮逆；类厥阴病有三大病机：表里互兼、寒热杂错、虚实夹杂。

偏于阳者，偏于阳、表、上焦；偏于阴者，偏于阴、里、下焦。故少阳病以寒热往来为主，以上焦郁火、中焦胃虚为主；类厥阴病以寒热杂错为主，以下焦饮逆、中焦胃虚为主。

少阳病以火热盛于上焦表位为主，故多口苦、咽干、目眩（《伤寒论》263条），呕而发热（《伤寒论》149条），胸胁苦满（《伤寒论》96条）。

类厥阴病以寒水盛于下焦里位为主，故多厥利呕哕（《伤寒论》厥阴病篇名下附），呕而肠鸣（《金匮要略·呕吐哕下利病脉证治》），心下痞（《伤寒论》158条）。

类厥阴病的表里互兼、寒热杂错、虚实夹杂是相兼并现的，所以在治法上宜选择味辛、苦、甘，气寒、温、热的药物配伍为主。在半表里病机层面，以辛开苦降为主，兼有寒热杂错以热为主、虚实夹杂以实为主者，则常用桂枝配伍黄芩、黄连类，如黄连汤、柴胡桂枝汤、《千金》前胡桂枝汤等；兼有寒热杂错以寒为主、虚实夹杂以虚为主者，则常用桂枝配伍干姜、附子类，如乌梅丸、柴胡桂枝干姜汤、《外台》六物黄芩汤、《金匮》风引汤（即《千金》紫石英煮散）等。

又：

厥阴中风，脉微浮为欲愈，不浮为未愈。（《伤寒论》327条）

故而类厥阴病以表里互兼为所急所苦时，用药需以辛开给邪出路为主。

二　半寒热

治法：苦泻辛散（以苦为主）。

药证：黄芩、黄连配伍干姜、附子类。

解析：在半寒热病机层面，以苦泻辛散为主，用药以黄芩、黄连类配伍干姜、附子类为主。半寒热热盛者，配伍以黄芩、黄连类苦寒性味为主，如黄连汤、干姜黄芩黄连人参汤等；半寒热寒盛者，配伍以干姜、附子类苦温性味为主，如乌梅丸、附子泻心汤、黄土汤等。热盛者苦寒可清热坚阴，寒盛者苦（辛）温可散寒解结，故而类厥阴病以寒热杂错为所急所苦时，用药重在辨析寒热比例而以苦为主。

三　半虚实

治法：苦泻甘补（以甘为主）。

药证：人参、甘草类配伍黄芩、黄连类。

解析：半虚实以虚为主者，人参、甘草类配伍黄芩、黄连类，以人参、甘草甘味为主，如甘草泻心汤等；半虚实以实为主者，人参、甘草类配伍黄芩、黄连类，以黄芩、黄连苦味为主，如干姜黄芩黄连人参汤等。

又，类厥阴之虚证重于少阳，而五味之中甘味最能补益，是以类厥阴病以虚实夹杂为所急所苦时，用药以甘为主。

第二节
复合病机

一 类厥阴中风

基础病机:半表里 + 半寒热 + 半虚实(以半表里为主)。

方证:《千金》前胡(桂枝)汤(证)为主。

解析:少阳和厥阴是一对阴阳相对应的关系,类厥阴中风是在少阳中风的基础上出现更偏"阴"(偏寒、偏里、偏虚、偏水、偏血)之证候。

少阳中风会出现诸如"两耳无所闻""目赤""微呕""胸中满"等上焦症状,或 / 和"支节烦疼""外证未去""心下支结"等所急所苦。如:

> 少阳中风,两耳无所闻、目赤,胸中满而烦者,不可吐下,吐下则悸而惊。(《伤寒论》264 条)

> 伤寒六七日,发热,微恶寒,支节烦疼,微呕,心下支结,外证未去者,柴胡桂枝汤主之。(《伤寒论》146 条)

而类厥阴中风是在少阳中风的基础上,再偏趋寒水、偏趋里、偏趋下、偏虚、偏血,故而《伤寒论》355 条言:"病人手足厥冷,脉乍紧者,邪结在胸中,心下满而烦,饥不能食者,病在胸中,当须吐之,宜瓜蒂散。"本条是分两个病机层面来讲的:

1."病人手足厥冷,脉乍紧者,邪结在胸中"

胃虚而表寒困束,上焦表位"邪结在胸中",故"手足逆冷""脉乍紧"(脉紧为表寒困束兼有里虚水饮之象,如《金匮要略·血痹虚劳病脉证并治》:"骨(里)弱……加被微风……关上小紧……紧去则愈。"),故不可吐下。

2."心下满而烦,饥不能食者,病在胸中,当须吐之"

胃实而火热冲逆上焦表位"病在胸中",故"心下满而烦""饥不能食",故可吐之。如《千金翼方·胸中热》载前胡(桂枝)汤:

前胡汤

主胸中逆气,痛彻背,少气不食方。

前胡四两　黄芩一两半　半夏两合半　人参一两半,炙　甘草一两　生姜一两半　大枣六枚　桂枝一两半　芍药一两半　竹叶二两　当归二两右十一味，㕮咀，以水九升煮取三升，分四服。

"邪结在胸中"，"胸中热""胸中逆气""痛彻背""少气不食""病人手足厥冷""脉乍紧者"，前胡（桂枝）汤主之。

再对照少阳中风条文：

> 少阳中风，两耳无所闻、目赤，胸中满而烦者，不可吐下，吐下则悸而惊。（《伤寒论》264条）

> 伤寒六七日，发热，微恶寒，支节烦疼，微呕，心下支结，外证未去者，柴胡桂枝汤主之。（《伤寒论》146条）

可见二者证候高度相似，前胡桂枝汤疗厥阴中风主方之理便昭然若揭。

《千金》前胡（桂枝）汤，乃柴胡桂枝汤以前胡易柴胡，针对类厥阴病机又加竹叶（兼治水火）、当归（加强养血）而成，是为类厥阴中风之主方，宝珠蒙尘，遗落此处。

真厥阴无表邪严禁解表：尚需要注意的是，真厥阴病层面发生的"阴阳气不相顺接"是阴阳离决断绝，即使体表厥冷亦非表邪。因真厥阴病属三阴合病，三阴合病源于少阴里病，少阴里病又兼容太阴里病（及外证），故真厥阴病有表证无表邪，严禁解表，前胡亦在此列。

【附】仲景经方用前胡考释

1．前胡出《名医别录》，张仲景或致新效

《名医别录》为陶弘景整理的汉晋经方医家的用药经验，整个汉末魏晋经方学术以张仲景及其弟子传人为主导。

> 陶隐居云：前胡，似茈（柴）胡而柔软，为疗殆欲同，而《本经》上品有茈胡而无此，晚来医乃用之。（《证类本草》）

柴胡出《别录》上品，而前胡出《别录》中品。陶弘景这段话提示了三个信息：

（1）前胡和柴胡是两种药，品类不同。

（2）前胡和柴胡在功效上有相似之处。

（3）《本经》未记载前胡，汉末至晋（仲景经方时代）用得较多。

《本经》未载而仲景使用之药亦不在少数，故而《辅行诀》陶云："汉晋以还，诸名医辈，张机、卫汜、华元化、吴普、皇甫玄晏、支法师、葛稚川、范将军等，皆当代名贤。咸师式此《汤液经法》，愍救疾苦，造福含灵。其间增减，虽各擅其异，或致新效，似乱旧经，而其旨趣，仍方圆之于规矩也。"

再略举几例仲景《伤寒论》经方使用，而《本经》未载的药物：

栝楼（《名医别录》）

豆豉（《名医别录》）

艾叶（《名医别录》）

苦酒（《名医别录》）

胶饴（饴糖）（《名医别录》）

酸浆水（《伤寒论》）

苦酒（《伤寒论》）

神曲（《金匮要略》）

红蓝花（《金匮要略》）

2. 大前胡汤与小前胡汤，《外台》明言出张仲景

小前胡汤和大前胡汤出自《外台秘要·伤寒门》中的"崔氏"，两方后皆明确标注"胡洽云出张仲景"。

考胡洽的生活年代在东晋至南北朝之间，为世之名医，医术精湛，著有《胡洽方》（早于《小品方》）。陶弘景《本草经集注·序录》称："（刘）宋有羊欣、王微（编者按：一作"元徽"，本书参考尚志钧辑校《本草经集注》从《南史》本作"王微"）、胡洽……治病亦十愈其九。"胡洽是典型的经方派医家，学术上不可避免地与仲景具有渊源。

比如胡洽是较早记载续命类方出自"张仲景方"，这与同为东晋医家的范东阳在《范汪方》中标记续命汤是"仲景方"的论点一致，说明至少在晋代，仲景的方书体系还是比较完整和普世的。

并且胡洽和范汪记载续命汤出自"张仲景"的论点，也被《古今录验方》及《备急千金要方》（诸风篇）、《外台秘要》（风痱方篇）、《洪武本金匮要略》（中风历节病脉证并治篇）等经方书籍述录了下来，这些传承有序的历史文缝对于仲景经方挖掘还原厥功甚伟。

同理，《外台秘要·伤寒门》所载小前胡汤和大前胡汤"胡洽云出张仲景"的论点同样意义重大。

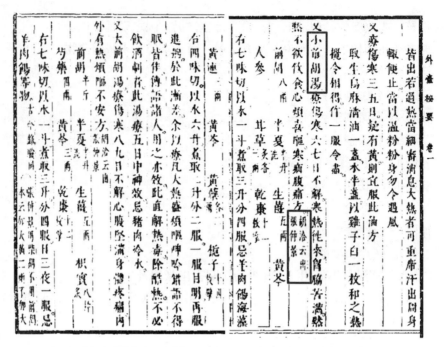

明·程道衍本《外台秘要方》（1955年人民卫生出版社影印本）小前胡汤条文

3．二旦大小诸方，仲景经方特点

外感天行，经方之治，有二旦、六（四）神、大小等汤。昔南阳张机，依此诸方，撰为《伤寒论》一部，疗治明悉，后学咸尊奉之。(《辅行诀》)

也就是说，仲景经方体系是按照阴阳二旦法则衍化的，方名有四神（青龙、朱雀、白虎、玄武）和大小（如小承气汤、大承气汤、小柴胡汤、大柴胡汤等）特点，而前胡类方中既有按照阳旦法则组方者（《千金》前胡建中汤），又有按照阴旦法则组方者（小前胡汤），还有阴阳二旦合方者（《千金》竹叶前胡汤），且诸如小前胡汤和大前胡汤亦是按照"大小"的规律命名的，非常符合仲景经方理法和命名规律。

4．崔氏名方，源出仲景

收录小前胡汤和大前胡汤的《崔氏方》的作者崔知悌，也与仲景有密切的学术传承关系。

如《金匮要略》肾气丸，仲景用治虚劳（《血痹虚劳病脉证并治》）、淡饮（《淡饮咳嗽病脉证并治》）、消渴（《消渴小便利淋病脉证并治》）、转胞（《妇人杂

156

病脉证并治》），而本方在《中风历节病脉证并治》云："崔氏八味丸治脚气上入，少腹不仁。"

"崔氏八味丸"即仲景肾气丸，药味组成与服法完全一致，可见崔氏是传承和拓展应用仲景方以治百病的杰出代表人物，是仲景学术的优秀传承人。

同理，这又为载于《崔氏方》中的大、小前胡汤"出张仲景"增加了论据。

5. 建中法则，仲景独具

建中类方是仲景治虚劳之独特法则，而收录在《备急千金要方》卷十九的前胡建中汤，前有小建中汤，后有黄芪建中汤，三方并列，方名理法一致，方药性味相类。

若再综合以上陶弘景、胡洽、崔氏等医家的论述，则更无法否定建中是仲景经方、前胡是仲景用药的论点。医者皆知《伤寒论》《金匮要略》为残卷，故而如理如法、有理有据地查漏补缺、羽翼往圣，对于完整、清晰地认识经方理论体系，指导临床实践，意义非凡。

日本江户医学影摹北宋刊本《备急千金要方》
（1982 年人民卫生出版社加句读影印本）中的建中类方

6. 小前胡汤生姜五两，小柴胡汤生姜三两

众所周知，仲景经方法度森严，同一药物，剂量不同，功效有别。而小前胡汤用生姜五两，这明显有别于小柴胡汤用生姜三两，故而小前胡汤与小柴胡汤完

全是性味不同的两张仲景经方。实则小柴胡汤偏阳偏火证多，故生姜只用三两；小前胡汤偏阴偏水证多，故生姜重用五两。一偏治火证，一偏治水证，以应少阳厥阴而两两相对。

7. 前胡、柴胡药证异同

陶弘景云："前胡，似茈（柴）胡而柔软，为疗殆欲同……"

前胡

《别录》：味苦，微寒，无毒。主治痰满，胸胁中痞，心腹结气，风头痛，去痰实，下气。治伤寒寒热，推陈致新，明目，益精。二月八月采根，暴干。半夏为之使，恶皂荚，畏藜芦。（此段又见于《千金翼方》《证类本草》）

柴胡

《本经》：味苦平，无毒。治心腹，去肠胃中结气，饮食积聚，寒热邪气，推陈致新。久服轻身明目益精。一名地熏。

《别录》：微寒，无毒。主除伤寒，心下烦热，诸痰热结实，胸中邪逆，五藏间游气，大肠停积水胀，及湿痹拘挛，亦可作浴汤。

柴胡、前胡两药皆以疗伤寒寒热（发散表邪表结）、推陈致新（清下里邪里结）为主要功效；两者皆有辛味，而柴胡苦平微寒，前胡辛甘微温，故柴胡以治气证、火证为主，前胡以治气证、水证为主。

柴胡升发多，先升而后降（上焦得通，津液得下），推陈致新以推陈为主而偏泻；前胡肃降多，先降而后升，推陈致新以致新为主而兼补。

是以从六病分类来说，柴胡为少阳、厥阴药，而以少阳为主、以表为主、以清为主；前胡为少阳、厥阴药，而以厥阴为主、以里为主、以温为主。

既然六病皆有中风，即皆可有表束证，但六病病机又各有不同，故表束在有表证有表邪层面时，会随化六病，病性各不尽相同，故而六病必各有不同表之正药。

而至此，六病表之正药始可圆融，即：

太阳病表之正药——麻黄；

阳明病表之正药——石膏；

少阳病表之正药——柴胡；

少阴病表之正药——桂枝；

太阴病表之正药——黄芪；

厥阴病表之正药——前胡。

研究仲景学术体系需要承认的一个事实是宋本《伤寒论》《金匮要略》皆是残卷，如《金匮要略》乃北宋翰林学士王洙，于蠹简中抢救性地抄录了部分而已，故而后学读仲景书会常见有法无方和有方无法之现象。

但幸运的是尚有《本经》《别录》《肘后备急方》《小品方》《千金》《外台》《医心方》《辅行诀》《证类本草》《太平圣惠方》《圣济总录》等一批以述为主、以作为辅的珍贵医学古籍留传下来，使得后世尚有章法行迹可以循按。

因此，经方传人不应抱残守缺，胶柱鼓瑟，而应补录有法、传承有序，真正实现学以致用，知行合一。

二　类厥阴本病

基础病机： 半表里＋半寒热＋半虚实（以半虚实为主）。

方证： 小前胡汤（证）为主。

解析： 类厥阴本病是半表里、半寒热、半虚实之偏于阴者，与少阳本病相应。少阳本病以邪正交争、寒热往来为所急所苦，类厥阴本病以虚实夹杂、寒热杂错为所急所苦。

类厥阴本病证候类于少阳本病，但会在少阳本病的基础上出现更偏"阴"（偏寒、偏里、偏虚、偏水、偏血）之表现。如：

> 厥阴之为病，消渴，气上撞心，心中疼热，饥而不欲食，食则吐蛔，下之利不止。（《伤寒论》326 条）
>
> 伤寒，先厥，后发热而利者，必自止，见厥复利。（《伤寒论》331 条）
>
> 伤寒，先厥后发热，下利必自止。而反汗出，咽中痛者，其喉为痹。发热无汗，而利必自止；若不止，必便脓血。便脓血者，其喉不痹。（《伤寒论》334 条）
>
> 伤寒四五日，腹中痛，若转气下趣少腹者，此欲自利也。（《伤寒论》358 条）
>
> 伤寒，大吐、大下之，极虚，复极汗者，其人外气怫郁，复与之水，以发其汗，因得哕。所以然者，胃中寒冷故也。（《伤寒论》380 条）
>
> 小前胡汤，疗伤寒六七日不解，寒热往来，胸胁苦满，默默不欲饮食，心烦喜呕，寒疝腹痛方。_{胡洽云出张仲景。}（《外台秘要·崔氏方一十五首》）

少阳本病与类厥阴本病皆有"此属胃，胃和则愈"中焦胃虚的基础病机，故而小柴胡汤与小前胡汤的核心方干皆是温中补益和胃的生姜甘草汤。少阳病以邪正交争、寒热往来、上焦郁火为主，故配伍柴胡、黄芩推陈致新、解表清泻；类厥阴病以下焦饮逆为主，故配伍前胡，重用生姜温中化饮、解表温散。

如上所述，类厥阴本病以虚实夹杂、寒热杂错为所急所苦，会在少阳本病的基础上出现更偏"阴"（偏寒、偏里、偏虚、偏水、偏血）的证候，如：

虚实夹杂：饥而不欲食（阳明太阴夹杂）。

寒热杂错：寒热（夹杂）往来、消渴、心中疼热、心烦、发热、汗出、极汗、咽中痛、其喉为痹。

偏寒：厥、食则吐蛔、胃中寒冷、寒疝。

偏里：气上撞心、腹中痛、胸胁苦满。

偏虚：利不止、自利、转气下趋少腹、大吐大下之极虚、默默不欲饮食。

偏水：哕、喜呕。

偏血：便脓血。

> 小前胡汤，疗伤寒六七日不解，寒热往来，胸胁苦满，默默不欲饮食，心烦喜呕，寒疝腹痛方。胡洽云出张仲景。（《外台秘要·崔氏方一十五首》）
>
> 前胡八两　半夏半升，洗　生姜五两　黄芩　人参　甘草炙，各三两　干枣十一枚，擘
>
> 右七味，切，以水一斗，煮取三升，分四服，忌羊肉饧海藻菘菜。
>
> 《古今录验》同，仲景方用柴胡不用前胡，今详此方治寒疝腹痛恐性凉耳，合用仲景柴胡桂姜汤，今崔氏用之，未知其可也。

"《古今录验》同……未知其可也"为小字王焘自按，王焘在弘文馆（即古代皇家图书馆）任职，遍览宫廷善本藏书，述而不作，而成《外台秘要》，羽翼孙思邈《备急千金要方》，以至于后世医家有"不观《外台》方，不读《千金》论，则医所见不广，用药不神"之美誉。但正因为焘并非医家，不稔前胡药性及生姜增量之奥，但其"《古今录验》同"之语实则又为仲景方前胡法增加一论证耳。

且里病及阴经本病皆不可以攻表，故而含有表药桂枝的柴胡桂枝干姜汤、乌梅丸皆非类厥阴本病方，而是类厥阴中风证的病传方。

【附】厥阴疑案三析

1. 少阳病、类厥阴病、合并病鉴别与联系析疑

少阳病表里、寒热、虚实相兼并现，以寒热往来为主，必有胃虚表急。（胃

虚表急条文如《伤寒论》265条："伤寒，脉弦细，头痛发热者，属少阳。少阳不可发汗，发汗则谵语。此属胃，胃和则愈。胃不和，烦而悸—云躁。"）

类厥阴病表里、寒热、虚实相兼并现，以寒热杂错为主，必有胃虚里急。（胃虚里急条文如《伤寒论》326条："厥阴之为病，消渴，气上撞心，心中疼热，饥而不欲食，食则吐蛔，下之利不止。"）

故而：

半病阳证 + 胃虚 = 少阳病

半病阴证 + 胃虚 = 类厥阴病

典型的少阳病主方只有柴胡类方；而典型的类厥阴病主方则在前胡类方基础上可延伸至柴胡类方、酸药类方（如乌梅丸等）等方阵。

在少阳病和类厥阴病病传过程中，既可病传为表里合病（如太阳太阴合病、太阳阳明合病），又可病传为寒热合病（如少阴阳明合病），也可病传为虚实合病（如太阴阳明合病）等，上述合并病则不具有半病阳证（或半病阴证）+ 胃虚（表急或里急）病机的相兼出现，此则为合并病。

少阳病、类厥阴病与合并病关系密切且互为因果，如少阳病、类厥阴病最易病传为合并病，而合并病也容易发展为类厥阴病，类厥阴病的转阳出表阶段即为少阳病。

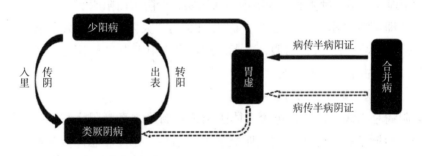

少阳病、类厥阴病与合并病的关系

2. "厥阴" "厥阳" 与六经阴阳多维对应析疑

《伤寒论》六经名称有太阴对应太阳、少阴对应少阳，而厥阴自然应该对应"厥阳"，但仲景却以"阳明"名之，皆因六病中风治法，除阳明外，皆可治以阳旦法，而"桂枝下咽，阳盛则毙"，故《金匮要略》明确提出"厥阳独行"的学术观点，是以"阳明"即"厥阳"也。

且仲景学术体系沿袭《阴阳大论》,《阴阳大论》是古中医体系中阴阳概念之渊源。原书虽已亡佚,但从仲景"阴阳会通,玄冥幽微,变化难极"的论断,以及参读汉晋前医学著作,可知古人穷极阴阳,分类精深。而探究仲景的六病体系,亦是在阴阳三分法之统摄下,可出现多维度的对应关系,如:

(1)从表里对应,分类病位浅深

太阳—少阴

阳明—太阴

少阳—厥阴

太阳、少阴表而浅,阳明、太阴深而里,少阳、厥阴半表里。

(2)从阴阳对应,分类病性寒热

太阴—太阳

少阴—少阳

厥阴—阳明(厥阳)

太阴寒而太阳热,少阴寒而少阳热,厥阴寒而阳明(厥阳)热。

(3)从正邪对应,分类病态虚实

太阴—(类)厥阴

少阳—太阳

少阴—阳明

太阴虚而(类)厥阴实,少阳虚而太阳实,少阴虚而阳明实。

此亦即某些古本《伤寒论》中称太阳病为"人阳病",称太阴病为"大阴病",一者"太"与"大"通假,二者寓意最大之阳表为"太阳"、最大之阴里为"大阴",譬如古语谓最大之王上为"大王"。

3．厥阴病、厥证鉴别与联系析疑

厥阴病是六病名之一,包含人体阴阳绝对断绝之真厥阴病与半病偏阴之类厥阴病。而厥证是自觉或他觉性四肢逆冷、清冷、寒冷、恶冷等症状,在《伤寒论》书中又被称为"厥""厥冷""逆寒""四逆""少阴病""手足寒""手足冷""指头寒""背恶寒""寒多"等。

故厥阴病必有或多或少、或明或晦"厥"之症状,但有"厥"之症状不代表就是厥阴病,举凡表里、寒热、虚实、水火、气血诸病,皆可以有"厥"证出现。但是《伤寒论》厥阴病篇附录"厥"证的最大意义,是于临证中,在排除厥阴病后,而又有"厥"证出现时,则表明疾病已经处于动态传经过程中,是以《伤寒论》337条定义为"凡厥者,阴阳气不相顺接,便为厥",即在已有表里、寒热、虚实、水火、气血的病理基础上,继续病进病入至里位或阴经,若未能"里邪出表，阴病转阳"则往往传经厥阴病，即"厥证为厥阴之渐，厥阴为厥证之甚"。如：

表病之厥——麻黄升麻汤证：

伤寒六七日，大下后，寸脉沉而迟，手足厥逆，下部脉不至，喉咽不利，唾脓血，泄利不止者，为难治。麻黄升麻汤主之。(《伤寒论》357条)

里病之厥——吴茱萸汤证：

少阴病，吐利，手足逆冷，烦躁欲死者，吴茱萸汤主之。(《伤寒论》309条)

寒病之厥——四逆汤证：

大汗出，热不去，内拘急，四肢疼，又下利厥逆而恶寒者，四逆汤主之。(《伤寒论》353条)

热病之厥——白虎汤证：

伤寒脉滑而厥者，里有热，白虎汤主之。(《伤寒论》350条)

三阳合病，腹满身重，难以转侧，口不仁，面垢又作枯，一云向经，谵语，遗尿。发汗则谵语，下之则额上生汗，手足逆冷。若自汗出者，白虎汤主之。(《伤寒论》219条)

虚病之厥——人参汤（理中丸）证：

霍乱，头痛、发热、身疼痛，热多欲饮水者，五苓散主之。寒多不用水者，理中丸主之。(《伤寒论》386条)

胸痹，心中痞，留气结在胸，胸满，胁下逆抢心，枳实薤白桂枝汤主之，人参汤亦主之。(《金匮要略·胸痹心痛短气病脉证治》)

实病之厥——瓜蒂散证：

病人手足厥冷，脉乍紧者，邪结在胸中，心下满而烦，饥不能食者，病在胸中，当须吐之，宜瓜蒂散。(《伤寒论》355条)

水病之厥——附子汤证：

少阴病，得之一二日，口中和，其背恶寒者，当灸之，附子汤主之。(《伤寒论》304条)

少阴病，身体痛，手足寒，骨节痛，脉沉者，附子汤主之。(《伤寒火病之厥——大承气汤证：

伤寒，一二日至四五日，厥者必发热。前热者，后必厥，厥深者热亦深，厥微者热亦微。厥应下之，而反发汗者，必口伤烂赤。（《伤寒论》335 条）

少阴病，（吐利，手足逆冷，参见 309 吴茱萸汤条）自利清水，色纯青，心下必痛，口干燥者，可下之，宜大承气汤。（《伤寒论》321 条）

气病之厥——橘皮汤证：

干呕、哕，若手足厥者，橘皮汤主之。（《金匮要略·呕吐哕下利病脉证治》）

血病之厥——当归四逆汤：

手足厥寒，脉细欲绝者，当归四逆汤主之。（《伤寒论》351 条）

六病方机体系

一　经方方剂学溯源

《晋书》中《皇甫谧传》记载："伊尹以亚圣之才，撰用神农本草以为汤液"，"仲景论广伊尹汤液为数十卷，用之多验"，"华佗存精于独识，仲景垂妙于定方"。

可知仲景"似乱旧经""或致新效"（《辅行诀》），构建而成的伤寒经方体系，达到了中医学的巅峰，在方剂学中是为"对病真方，有神验者"（《伤寒例》）。但如何才能继承仲景经方，用规范化的理论指导医者为临床所用，是一个长久以来诸多伤寒学家意欲解决的学术课题。

考之前人，多用类法、类方的方式，以求分门别类，如：

> 今以方证同条，比类相附，须有检讨，仓卒易知。夫寻方之大意，不过三种：一则桂枝，二则麻黄，三则青龙。此之三方，凡疗伤寒不出之也。其柴胡等诸方，皆是吐下发汗后不解之事，非是正对之法。（《千金翼方·伤寒上》）

> 今余采其要者，类为八阵，曰补、和、攻、散、寒、热、固、因。（《景岳全书·古方八阵》）

> 惟仲景之书，最为群方之祖，要之仲景本伊尹之法，伊尹本神农之经。轩岐灵素，大圣之所作也，其于处剂之法则曰：君一臣二，制之小也；君二臣四，制之大也……故仲景之方，其药品甚少……兹所集首冠《素》《灵》二方，次载《伊尹汤液》一方以为宗，而后悉以仲景之方为祖……要之，方者仿也；医者意也。自仲景而本之伊尹，繇伊尹而上溯轩农，其于方剂之道，庶几焉近之矣。（《祖剂·祖剂小叙》）

> 乃探求三十年，而后悟其所以然之故，于是不类经而类方。盖方之治病有定，而病之变迁无定，知其一定之治，随其病之千变万化而应用不爽。此从流溯源之法，病无遁形矣。至于用药，则各有条理，解肌发汗，攻邪散痞，逐水驱寒，温中除热，皆有主方。其加减轻重，又各有法度，不可分毫假借。细分之，不外十二类，每类先定主方，即以同类诸方附焉。（《伤寒论类方·序》）

类法、类方等方剂学研究方法，对于区分大的方向确有裨益，但若想剖析具体经方的异同及相互关联，还需要采取更为细腻的解读方法和角度，所以需要在前人基础上继续探幽索隐，启蔽发蒙。

二　经方组方之理不离三观

正所谓草蛇灰线、伏脉千里，如前所述，仲景的学术思想源于扁鹊，《备急千金要方·食治》中记载了仲景弟子河东卫汛引用扁鹊所论：

> 扁鹊云：人之所依者，形也；乱于和气者，病也；理于烦毒者，药也；济命扶危者，医也……夫为医者，当须先洞晓病源，知其所犯……然后命药。药性刚烈，犹若御兵。兵之猛暴，岂容妄发，发用乖宜，损伤处众。药之投疾，殃滥亦然。

正因为扁鹊忌用殃滥杂投，需据"形"而"济命扶危"，仲景传人西晋太医令王叔和亦倡言"仲景明审，亦候形证"（《脉经·序》），且"张仲景曰：欲疗诸病，当先以汤荡涤五藏六府，开通诸脉，治道阴阳，破散邪气，润泽枯朽，悦人皮肤，益人气血"（《备急千金要方·诊候》）。"经曰：（无）虚虚（无）实实[1]，补不足，损有余"（《金匮要略·藏府经络先后病脉证》）。

可知，经方组方之奥、方机之妙，亦不离伤寒"三观"理法统摄而正与病机相应。

表里观："开通诸脉"，"悦人皮肤"，"荡涤五藏六府"。

正邪观："（无）虚虚（无）实实，补不足，损有余"，"破散邪气"，"益人气血"。

津液观："治道阴阳"，"润泽枯朽"。

三　经方方机论

故欲诠释经方奥秘，即可在"三观"理论统摄下，运用"方机"学说实现拆解组合后再还原归一。

扁鹊提出"药性刚烈，犹若御兵"，清代伤寒名家徐大椿亦云："病之为患也，小则耗精，大则伤命，隐然一敌国也。以草木之偏性，攻藏府之偏胜，必能知彼知己，多方以制之，而后无丧身殒命之忧"，"是故兵之设也以除暴，不得已而后兴；药之设也以攻疾，亦不得已而后用，其道同也。"（《医学源流论·用药如用兵论》）

---

[1]　虚虚实实：《素问·针解》王冰引《针经》及皇甫谧《针灸甲乙经》俱作"无实实，无虚虚，损不足（而）益有余"。

是以用药如用兵将者也，用方如用枪械者也。兵将若不擅拆解组合枪具，则不能真识枪具之性能利弊；医者若不擅拆解组合经方，亦不能真识经方之性能利弊。而能指导拆解组合经方之理论，即为方机。

故经方临证神验心法，不过识病机而后能达病证；识方机而后能达方药也。

1. 方机的概念

经方施治之方机，统而言之就是在表里观、正邪观、津液观伤寒三观指导下，将方剂先拆解组合再还原归一，以便于医者临证运用的机理与规律。

方机的内容包括方干、方眼、方势和方效四个部分。

2. 方机释义

（1）方干：即一首经方可以拆解成的数首小于己之经方、或药对、或治法，如同组成枪械之全部零部件，缺一不可，增一蛇足，易一不侔，叠一累赘。

如《素问·至真要大论》所言：

> 帝曰：气有多少，病有盛衰，治有缓急，方有大小，愿闻其约奈何？
>
> 岐伯曰：气有高下，病有远近，证有中外，治有轻重，适其至所为故也。
>
> 《大要》曰，君一臣二，奇之制也；君二臣四，偶之制也；君二臣三，奇之制也；君二臣六，偶之制也。
>
> 故曰：近者奇之，远者偶之；汗者不以奇，下者不以偶；补上治上制以缓，补下治下制以急；急则气味厚，缓则气味薄，适其至所，此之谓也。
>
> 病所远而中道气味乏者，食而过之，无越其制度也。是故平气之道，近而奇偶，制小其服也；远而奇偶，制大其服也；大则数少，小则数多，多则九之，少则二之。
>
> 奇之不去则偶之，是谓重方；偶之不去则反佐以取之，所谓寒热温凉反从其病也。
>
> ……
>
> 故《大要》曰：谨守病机，各司其属，有者求之，无者求之，盛者责之，虚者责之，必先五胜，疏其血气，令其调达，而致和平，此之谓也。

（2）方眼：即诸多方干中剂量最大之方干、或药势最峻烈之方药、或功效趋向性最多之方干或方药，如同枪械之瞄准器，不明此则不能弹无虚发、一击而溃。如：

> 主病之谓君，佐君之谓臣，应臣之谓使，非上下三品之谓也。（《素问·至真要大论》）
>
> 一病必有主方，一方必有主药，或病名同而病因异，或病因同而病症异，则又各有主方，各有主药。千变万化之中，实有一定不移之法。（《兰台轨范·自序》）

（3）方势：即诸多方干所具之四气五味达到的升、降、浮、沉、宣、通、补、泻、轻、重、滑、涩、燥、湿、寒、热的作用趋势，如同枪械之弹道，无此则不能预判方药之运行与作用轨迹。如：

> 出入废，则神机化灭；升降息，则气立孤危。故非出入，则无以生、长、壮、老、已；非升降，则无以生、长、化、收、藏。是以升降出入无器不有。故器者生化之宇，器散则分之，生化息矣。故无不出入，无不升降。（《素问·六微旨大论》）
>
> 夫百病之生也，皆生于风寒暑湿燥火，以之化之变也。经言盛者泻之，虚者补之……（《素问·至真要大论》）
>
> 寒者热之，热者寒之，微者逆之，甚者从之，坚者削之，客者除之，劳者温之，结者散之，留者攻之，燥者濡之，急者缓之，散者收之，损者温之，逸者行之，惊者平之，上之下之，摩之浴之，薄之劫之，开之发之，适事为故。（《素问·至真要大论》）
>
> 辛甘发散为阳，酸苦涌泄为阴，咸味涌泄为阴，淡味渗泄为阳。六者或收或散，或缓或急，或燥或润，或耎或坚，以所利而行之，调其气使其平也。（《素问·至真要大论》）
>
> 药有酸咸甘苦辛五味，又有寒热温凉四气，及有毒无毒。（《神农本草经·序例》）
>
> 诸药有宣、通、补、泄、轻、重、涩、滑、燥、湿，此十种者是药之大体。（《嘉祐本草·序例》）
>
> 陶隐居云：药有宣、通、补、泄、轻、重、涩、滑、燥、湿。此十种今详之：惟寒热二种，何独见遗？如寒可去热，大黄、朴硝之属是

也。如热可去寒，附子、桂之属是也。今特补此二种，以尽厥旨。(《本草衍义·衍义总叙》)

又如《本草纲目·十剂》载：

徐之才曰：药有宣、通、补、泄、轻、重、涩、滑、燥、湿十种，是药之大体。而《本经》不言，后人未述。凡用药者，审而详之，则靡所遗失矣。

宣剂 [之才曰] 宣可去壅，生姜、橘皮之属是也。

[杲曰] 外感六淫之邪，欲传入里，三阴实而不受，逆于胸中，天分气分窒塞不通，而或哕或呕，所谓壅也。三阴者，脾也。故必破气药，如姜、橘、藿香、半夏之类，泻其壅塞。

[从正曰] 俚人以宣为泻，又以宣为通，不知十剂之中已有泻与通矣。

仲景曰：春病在头，大法宜吐，是宣剂即涌剂也。

经曰：高者因而越之，木郁则达之。宣者升而上也，以君召臣曰宣是矣。凡风痫中风，胸中诸实，痰饮寒结，胸中热郁，上而不下，久则嗽喘满胀，水肿之病生焉，非宣剂莫能愈也。吐中有汗，如引涎追泪嚏鼻，凡上行者，皆吐法也。

[完素曰] 郁而不散为壅，必宣以散之，如痞满不通之类是矣。攻其里，则宣者上也，泄者下也。涌剂则瓜蒂、栀子之属是矣，发汗通表亦同。

[好古曰] 经有五郁：木郁达之，火郁发之，土郁夺之，金郁泄之，水郁折之，皆宣也。

通剂 [之才曰] 通可去滞，通草、防己之属是也。

[完素曰] 留而不行，必通以行之，如水病为痰澼之类，以木通、防己之属攻其内，则留者行也，滑石、茯苓、芫花、甘遂、大戟、牵牛之类是也。

[从正曰] 通者，流通也。前后不得溲便，宜木通、海金沙、琥珀、大黄之属通之。痹痛郁滞，经隧不利，亦宜通之。

[时珍曰] 滞，留滞也。湿热之邪留于气分，而为痛痹癃闭者，宜淡味之药上助肺气下降，通其小便，而泄气中之滞，木通、猪苓之类是也。湿热之邪留于血分，而为痹痛肿注，二便不通者，宜苦寒之药下

引，通其前后，而泄血中之滞，防己之类是也。经曰味薄者通，故淡味之药谓之通剂。

补剂［之才曰］补可去弱，人参、羊肉之属是也。

［杲曰］人参甘温，能补气虚；羊肉甘热，能补血虚。羊肉补形，人参补气，凡气味与二药同者皆是也。

［从正曰］五藏各有补泻，五味各补其藏，有表虚、里虚、上虚、下虚、阴虚、阳虚、气虚、血虚。经曰：精不足者补之以味，形不足者补之以气，五谷、五菜、五果、五肉，皆补养之物也。

［时珍曰］经云：不足者补之。又云：虚则补其母。生姜之辛补肝，炒盐之咸补心，甘草之甘补脾，五味子之酸补肺，黄柏之苦补肾。又如茯神之补心气，生地黄之补心血；人参之补脾气，白芍药之补脾血；黄芪之补肺气，阿胶之补肺血；杜仲之补肾气，熟地黄之补肾血；芎藭之补肝气，当归之补肝血之类，皆补剂。不特人参、羊肉为补也。

泄剂［之才曰］泄可去闭，葶苈、大黄之属是也。

［杲曰］葶苈苦寒，气味俱厚，不减大黄，能泄肺中之闭，又泄大肠。大黄走而不守，能泄血闭肠胃渣秽之物。一泄气闭利小便，一泄血闭利大便，凡与二药同者皆然。

［从正曰］实则泻之。诸痛为实，痛随利减，芒硝、大黄、牵牛、甘遂、巴豆之属，皆泻剂也。其催生下乳，磨积逐水，破经泄气，凡下行者，皆下法也。

［时珍曰］去闭当作去实。经云：实者泻之，实则泻其子是矣。五藏五味皆有泻，不独葶苈、大黄也。肝实泻以芍药之酸，心实泻以甘草之甘，脾实泻以黄连之苦，肺实泻以石膏之辛，肾实泻以泽泻之咸是矣。

轻剂［之才曰］轻可去实，麻黄、葛根之属是也。

［从正曰］风寒之邪，始客皮肤，头痛身热，宜解其表，《内经》所谓轻而扬之也。痈疮疥癣，俱宜解表，汗以泄之，毒以熏之，皆轻剂也。凡熏洗蒸灸，熨烙刺砭，导引按摩，皆汗法也。

［时珍曰］当作轻可去闭。有表闭里闭，上闭下闭。表闭者，风寒伤营，腠理闭密，阳气怫郁，不能外出，而为发热、恶寒、头痛、脊强诸病，宜轻扬之剂发其汗，而表自解也。里闭者，火热郁抑，津液不行，皮肤干闭，而为肌热、烦热、头痛、目肿、昏瞀、疮疡诸病，宜轻

扬之剂以解其肌，而火自散也。上闭有二：一则外寒内热，上焦气闭，发为咽喉闭痛之证，宜辛凉之剂以扬散之，则闭自开；一则饮食寒冷抑遏阳气在下，发为胸膈痞满闭塞之证，宜扬其清而抑其浊，则痞自泰也。下闭亦有二：有阳气陷下，发为里急后重，数至圊而不行之证，但升其阳而大便自顺，所谓下者举之也；有燥热伤肺，金气膹郁，窍闭于上，而膀胱闭于下，为小便不利之证，以升麻之类探而吐之，上窍通而小便自利矣，所谓病在下取之上也。

重剂［之才曰］重可去怯，磁石、铁粉之属是也。

［从正曰］重者，镇缒之谓也。怯则气浮，如丧神守，而惊悸气上，朱砂、水银、沉香、黄丹、寒水石之伦，皆体重也。久病咳嗽，涎潮于上，形羸不可攻者，以此缒之。经云重者因而减之，贵其渐也。

［时珍曰］重剂凡四：有惊则气乱，而魂气飞扬，如丧神守者；有怒则气逆，而肝火激烈，病狂善怒者，并铁粉、雄黄之类以平其肝；有神不守舍，而多惊健忘，迷惑不宁者，宜朱砂、紫石英之类以镇其心；有恐则气下，精志失守而畏，如人将捕者，宜磁石、沉香之类以安其肾。大抵重剂压浮火而坠痰涎，不独治怯也。故诸风掉眩及惊痫痰喘之病，吐逆不止及反胃之病，皆浮火痰涎为害，俱宜重剂以坠之。

滑剂［之才曰］滑可去着，冬葵子、榆白皮之属是也。

［完素曰］涩则气着，必滑剂以利之。滑能养窍，故润利也。

［从正曰］大便燥结，宜麻仁、郁李之类；小便淋沥，宜葵子、滑石之类。前后不通，两阴俱闭也，名曰三焦约，约者，束也，宜先以滑剂润养其燥，然后攻之。

［时珍曰］着者，有形之邪留着于经络藏府之间也，便尿浊带、痰涎、胞胎、痈肿之类是矣，皆宜滑药以引去其留着之物。此与木通、猪苓通以去滞相类而不同。木通、猪苓，淡泄之物，去湿热无形之邪；葵子、榆皮，甘滑之类，去湿热有形之邪。故彼曰滞，此曰着也。大便涩者，菠薐、牵牛之属；小便涩者，车前、榆皮之属；精窍涩者，黄柏、葵花之属；胞胎涩者，黄葵子、王不留行之属；引痰涎自小便去者，则半夏、茯苓之属；引疮毒自小便去者，则五叶藤、萱草根之属，皆滑剂也。半夏、南星皆辛而涎滑，能泄湿气、通大便，盖辛能润、能走气、能化液也。或以为燥物，谬矣。湿去则土燥，非二物性燥也。

涩剂［之才曰］涩可去脱，牡蛎、龙骨之属是也。

[完素曰]滑则气脱，如开肠洞泄，便溺遗失之类，必涩剂以收敛之。

[从正曰]寝汗不禁，涩以麻黄根、防风；滑泄不已，涩以豆蔻、枯矾、木贼、罂粟壳；喘嗽上奔，涩以乌梅、诃子。凡酸味同乎涩者，收敛之义也。然此种皆宜先攻其本，而后收之可也。

[时珍曰]脱者，气脱也，血脱也，精脱也，神脱也。脱则散而不收，故用酸涩温平之药，以敛其耗散。汗出亡阳，精滑不禁，泄痢不止，大便不固，小便自遗，久嗽亡津，皆气脱也。下血不已，崩中暴下，诸大亡血，皆血脱也。牡蛎、龙骨、海螵蛸、五倍子、五味子、乌梅、榴皮、诃黎勒、罂粟壳、莲房、棕灰、赤石脂、麻黄根之类，皆涩药也。气脱兼以气药，血脱兼以血药及兼气药，气者血之帅也。脱阳者见鬼，脱阴者目盲，此神脱也，非涩药所能收也。

燥剂[之才曰]燥可去湿，桑白皮、赤小豆之属是也。

[完素曰]湿气淫胜，肿满脾湿，必燥剂以除之，桑皮之属。湿胜于上，以苦吐之，以淡渗之是也。

[从正曰]积寒久冷，吐利腥秽，上下所出水液澄彻清冷，此大寒之病，宜姜、附、胡椒辈以燥之。若病湿气，则白术、陈皮、木香，苍术之属除之，亦燥剂也。而黄连、黄柏、栀子、大黄，其味皆苦，苦属火，皆能燥湿，此《内经》之本旨也，岂独姜、附之俦为燥剂乎？

[好古曰]湿有在上、在中、在下、在经、在皮、在里。

[时珍曰]湿有外感，有内伤。外感之湿，雨露岚雾地气水湿，袭于皮肉筋骨经络之间；内伤之湿，生于水饮酒食及脾弱肾强，固不可一例言也。故风药可以胜湿，燥药可以除湿，淡药可以渗湿。泄小便可以引湿，利大便可以逐湿，吐痰涎可以祛湿。湿而有热，苦寒之剂燥之；湿而有寒，辛热之剂燥之，不独桑皮、小豆为燥剂也，湿去则燥，故谓之燥。

湿剂[之才曰]湿可去枯，白石英、紫石英之属是也。

[从正曰]湿者，润湿也。虽与滑类，少有不同。经云辛以润之，辛能走气、能化液故也。盐硝味虽咸，属真阴之水，诚濡枯之上药也。人有枯涸皱揭之病，非独金化，盖有火以乘之，故非湿剂不能愈。

[完素曰]津耗为枯。五藏痿弱，荣卫涸流，必湿剂以润之。

[好古曰]有减气而枯，有减血而枯。

[时珍曰]湿剂当作润剂。枯者燥也，阳明燥金之化，秋令也，风

热怫甚，则血液枯涸而为燥病。上燥则渴，下燥则结，筋燥则强，皮燥则揭，肉燥则裂，骨燥则枯，肺燥则痿，肾燥则消。凡麻仁、阿胶膏润之属，皆润剂也。养血则当归、地黄之属，生津则麦门冬、栝蒌根之属，益精则苁蓉、枸杞之属。若但以石英为润药则偏矣，古人以服石为滋补故尔。

此外，《辅行诀·二旦六神大小方》言：

弘景曰：阳旦者，升阳之方，以黄芪为主；阴旦者，扶阴之方，以柴胡为主；青龙者，宣发之方，以麻黄为主；白虎者，收重之方，以石膏为主；朱鸟者，清滋之方，以鸡子黄为主；玄武者，温渗之方，以附子为主。此六方者，为六合之正精，升降阴阳，交互金木，即济水火，乃神明之剂也。张机撰《伤寒论》，避道家之称，故其方皆非正名也，但以某药名之，以推主为识耳。

即，仲景构建的经方方阵遵循"阳升""阴降""热浮""寒沉""清滋以寒""温渗以热"的配伍法度。

二旦四神方势法度：

升——桂枝、黄芪类方为主——阳旦方阵升阳之方。

降——柴胡、黄芩类方为主——阴旦方阵扶阴之方。

浮——麻黄、细辛类方为主——青龙方阵宣发之方。

沉——石膏、麦冬类方为主——白虎方阵收重之方。

寒——黄连、鸡子黄类方为主——朱鸟方阵清滋之方。

热——附子、干姜类方为主——玄武方阵温渗之方。

【附】《辅行诀·二旦六神大小方》

小阳旦汤

治天行［病］发热，自汗出而恶风，鼻鸣干呕者方。

桂枝三两　芍药三两　生姜二两，切　甘草炙，二两　大枣十二枚

右五味，以水七升，煮取三升，温服一升，服已，即啜热粥饭一器，以助药力。稍令汗出，不可大汗流漓，［汗出］则病不除也，取瘥止。若不汗出，可随服之。日三服。若加饴一升，为正阳旦汤。

小阴旦汤

治天行［病］身热，汗出，头目痛，腹中痛，干呕，下利者方。

黄芩三两　芍药三两　生姜二两,切　甘草二两,炙　大枣十二枚

右五味，以水七升，煮取三升，温服一升，日三服。服汤已，如人行三四里时，令病人啜白酨浆一器，以助药力，身热去，自愈［利自止］也。

大阳旦汤

治凡病汗出不止，气息惙惙（惙：chuò，意指疲乏），身劳力怯，恶风凉，腹中拘急，不欲饮食，皆宜此方。若脉虚大者，为更切证也。

黄芪五两　人参　桂枝　生姜各三两　甘草炙,二两　芍药六两　大枣十二枚　饴一升

右七味，以水一斗，煮取四升，去滓，内饴，更上火，令烊已。每服一升，日三夜一服。

大阴旦汤

治凡病头目眩晕，咽中干，每喜干呕，食不下，心中烦满，胸胁支痛，往来寒热者方。

柴胡八两　人参　黄芩　生姜各三两　甘草炙,二两　芍药四两　大枣十二枚　半夏一升,洗

右八味，以水一斗二升，煮取六升，去滓。重上火，缓缓煎之，取得三升。温服一升，日三服。

小青龙汤

治天行，发热恶寒，汗不出而喘，身疼痛，脉紧者方。

麻黄三两　杏仁半升,熬打　桂枝二两　甘草炙,一两半

右四味，以水七升，先煮麻黄，减二升，掠去上沫。内诸药，煮取三升，去滓，温服八合。必令汗出彻身，不然恐邪不尽散也。

大青龙汤

治天行，表不解，心下有水气，干呕，发热而喘咳不已者方。

麻黄去节　细辛　芍药　甘草炙　桂枝各三两　五味子半升　半夏半升干姜三两

右八味，以水一斗，先煮麻黄，减二升，掠去上沫。内诸药，煮取三升，去滓，温服一升。一方无干姜，作七味，当从。

小白虎汤

治天行热病，大汗出不止，口舌干燥，饮水数升不已，脉洪大者方。

石膏如鸡子大，绵裹　知母六两　甘草炙，二两　粳米六合

右四味，先以水一斗，熬粳米，熟讫去米。内诸药，煮取六升，温服二升，日三服。

大白虎汤

治天行热病，心中烦热，时自汗出，舌干，渴欲饮水，时呷嗽不已，久不解者方。

石膏如鸡子大一枚，打　麦门冬半升　甘草炙，二两　粳米六合　半夏半升　生姜二两，切　竹叶三大握

右七味，以水一斗二升，先煮粳米，米熟讫去米，内诸药，煮至六升，去滓，温服二升，日三服。

小朱鸟汤

治天行热病，心气不足，内生烦热，坐卧不安，时下利纯血如鸡鸭肝者方。

鸡子黄二枚　阿胶三锭　黄连四两　黄芩　芍药各二两

右五味，以水六升，先煮连、芩、芍三物，取三升，去滓。内胶，更上火，令烊尽。取下，待小冷，下鸡子黄，搅令相得，温服七合，日三服。

大朱鸟汤

治天行热病，重下恶毒痢，痢下纯血，日数十行，羸瘦如柴，心中不安，腹中绞急，痛如刀刺者方。

鸡子黄二枚　阿胶三锭　黄连四两　黄芩　芍药各二两　人参二两　干姜二两

右七味，以水一斗，先煮连、芩、姜等五物，得四升讫，内醇苦酒二升，再煮至四升，讫去滓。次内胶于内，更上火，令烊。取下，待小冷，内鸡子黄，搅令相得即成。每服一升，日三夜一服。

小玄武汤

治天行病，肾气不足，内生虚寒，小便不利，腹中痛，四肢冷者方。

茯苓三两　芍药三两　白术二两　干姜三两　附子一枚，炮，去皮

右五味，以水八升，煮取三升，去滓，温服七合，日三服。

大玄武汤

治肾气虚疲，少腹中冷，腰背沉重，四肢冷，小便不利，大便鸭溏，日十余行，气惵力弱者方。

茯苓三两　白术二两　附子一枚，炮　芍药二两　干姜二两　人参二两
甘草二两，炙

右七味，以水一斗，煮取四升，温服一升，日三夜一服。

弘景曰：阳旦者，升阳之方，以黄芪为主；阴旦者，扶阴之方，以柴胡为主；青龙者，宣发之方，以麻黄为主；白虎者，收重之方，以石膏为主；朱鸟者，清滋之方，以鸡子黄为主；玄武者，温渗之方，以附子为主。此六方者，为六合之正精，升降阴阳，交互金木，即济水火，乃神明之剂也。张机撰《伤寒论》，避道家之称，故其方皆非正名也，但以某药名之，以推主为识耳。

按： 考《张大昌医论医案集》谓："大勾陈汤（补方）……大螣蛇汤（补方）……"，"陶氏六神方……显然缺北东咸池汤、东南天阿汤、南东螣蛇汤、南西神后汤、西北紫宫汤、北西勾陈汤六神方也。据上述陶氏六神方，显然遗脱六神。今业师张大昌先生……撰写了《〈汤液经法〉十二神方》"，可知大小勾陈、螣蛇等方，并非《汤液》原方，实为张大昌先生补入，故上文法度论述中未载其方名，而陶氏明言："此六方者（编者按：二旦＋四神为六方）……乃神明之剂也。张机撰《伤寒论》……以推主为识耳"，亦可为佐证。

小勾陈汤

治天行热病，脾气不足，饮食不化，腹痛下利方。

甘草三两　干姜　人参各二两　大枣六枚，去核

右四味，以水五升，煮取二升，温分再服。

大勾陈汤

治天行热病，脾气虚，邪气入里，腹中雷鸣切痛，呕吐下利不止者方。

甘草　人参各三两　半夏一升　生姜二两　黄连二两　黄芩二两　大枣
十二枚，去核

右七味，以水一斗，煮取六升，温服二升，日三。

小腾蛇汤

治天行热病，胃气素实，邪气不除，腹满而喘，汗出不止者方。

枳实三两　厚朴二两　甘草二两　芒硝二两

右四味，以水六升，煮取右三味至二升许，去滓，内芒硝，待焰已，顿服之。

大腾蛇汤

治天行热病，邪热不除，大府网结，腹中大满实，汗出而喘，时神昏不识人，宜此方急下之。

枳实三两　厚朴　甘草　大黄　葶苈　大枣大枣应作生姜　芒硝各二两，后下

右七味，以水一斗二升，先煮右六味至四升，去滓内芒硝，待熔已，温服二升，日再服。

（4）方效：即综合了方干、方眼、方势后经方所能达到之性能效用，如同枪械之弹药，不明此则不谙选材必当布阵有方，不知临证施治之丝丝入扣与轻重缓急。如：

寒者热之，热者寒之，微者逆之，甚者从之，坚者削之，客者除之，劳者温之，结者散之，留者攻之，燥者濡之，急者缓之，散者收之，损者温之，逸者行之，惊者平之，上之下之，摩之浴之，薄之劫之，开之发之，适事为故。（《素问·至真要大论》）

寒者热之，热者寒之，温者清之，清者温之，散者收之，抑者散之，燥者润之，急者缓之，坚者耎之，脆者坚之，衰者补之，强者泻之，各安其气，必清必静，则病气衰去，归其所宗，此治之大体也。（《素问·至真要大论》）

欲疗病先察其源，先候病机……疗寒以热药；疗热以寒药；饮食不消，以吐下药；鬼疰蛊毒，以毒药；痈肿疮瘤，以创药；风湿，以风湿药；各随其所宜。（《神农本草经》）

以草木之偏性，攻藏府之偏胜，必能知彼知己，多方以制之，而后无丧身殒命之忧。是故传经之邪，而先夺其未至，则所以断敌之要道也；横暴之疾，而急保其未病，则所以守我之岩疆也。挟宿食而病者，先除其食，则敌之资粮已焚；合旧疾而发者，必防其并，则敌之内应既绝。辨经络而无泛用之药，此之谓向导之师。因寒热而有反用之方，此

之谓行间之术。一病而分治之，则用寡可以胜众，使前后不相救，而势自衰；数病而合治之，则并力捣其中坚，使离散无所统，而众悉溃。病方进，则不治其太甚，固守元气，所以老其师；病方衰，则必穷其所之，更益精锐，所以捣其穴。若夫虚邪之体，攻不可过，本和平之药，而以峻药补之：衰敝之日，不可穷民力也。实邪之伤，攻不可缓，用峻厉之药，而以常药和之：富强之国，可以振威武也。然而选材必当，器械必良，克期不愆，布阵有方，此又不可更仆数也。(《医学源流论·用药如用兵论》)

第一节
太阳伤寒

一　主证主方：麻黄汤

【经文辑录】

太阳病，或已发热，或未发热，必恶寒，体痛，呕逆，脉阴阳俱紧者，名为伤寒。（《伤寒论》3 条）

太阳病，头痛发热，身疼腰痛，骨节疼痛，恶风，无汗而喘者，麻黄汤主之。（《伤寒论》35 条）

太阳与阳明合病，喘而胸满者，不可下，宜麻黄汤。（《伤寒论》36 条）

太阳病，十日以去，脉浮细而嗜卧者，外已解也。设胸满胁痛者，与小柴胡汤；脉但浮者，与麻黄汤。（《伤寒论》37 条）

太阳病，脉浮紧，无汗发热，身疼痛，八九日不解，表证仍在，此当发其汗。服药已微除，其人发烦目瞑，剧者必衄，衄乃解。所以然者，阳气重故也。麻黄汤主之。（《伤寒论》46 条）

脉浮者，病在表，可发汗，宜麻黄汤。（《伤寒论》51 条）

脉浮而数者，可发汗，宜麻黄汤。（《伤寒论》52 条）

伤寒，脉浮紧，不发汗，因致衄者，麻黄汤主之。（《伤寒论》55 条）

阳明病，脉浮，无汗而喘者，发汗则愈，宜麻黄汤。（《伤寒论》235 条）

【方剂组成】

麻黄三两，去节　桂枝二两，去皮　甘草一两，炙　杏仁七十个，去皮尖

右四味，以水九升，先煮麻黄，减二升，去上沫，内诸药，煮取二升半，去滓。温服八合。覆取微似汗，不须啜粥，余如桂枝法将息。

方干：甘草麻黄汤、桂枝甘草汤、还魂汤、《千金》麻黄醇酒汤。

方眼：还魂汤。

方势：升、浮、宣、泄、轻、燥、热。

方效：温表散寒，发汗除水，宣通降逆，泄越瘀血。

按：麻黄汤乃太阳病之正方，是治疗太阳病伤寒证驱邪发汗开手之剂。麻黄

汤的发汗功效实则主要通过桂枝甘草汤方势体现，正所谓"辛甘发散为阳"（《素问·阴阳应象大论》），而麻黄是苦泄的，故麻黄非发汗之专药，乃是宣泄表位邪实之品，泄表之风邪、寒邪、湿邪、火邪、水气、血实（恶血）等，《素问·阴阳别论》云："阳加于阴谓之汗"，故要真正发汗助汗则必须令卫阳鼓舞，此桂枝之功也。

麻黄非发汗专药，需发汗则常配伍桂枝助卫阳，若无桂枝类助卫阳则麻黄不但不能作汗，且常用以治疗表位邪盛之汗证。如：

发汗后，不可更行桂枝汤。汗出而喘，无大热者，可与麻黄杏仁甘草石膏汤。（《伤寒论》63 条）

下后，不可更行桂枝汤。若汗出而喘，无大热者，可与麻黄杏子甘草石膏汤。（《伤寒论》162 条）

风水，恶风，一身悉肿，脉浮，不渴，续自汗出，无大热，越婢汤主之。（《金匮要略·水气病脉证并治》）

以上诸方皆有麻黄而无桂枝，用以治疗"汗出""续自汗出"等汗证。

故麻黄汤发汗之功用，乃依赖桂枝甘草汤辛甘助卫阳而达到的，麻黄之效在于加强苦泄表邪之力度，以开毛窍、逐贼寇。

太阳病是典型的表病，并且伤寒证是人体疾病最浅的一层证型。伤者，浅也，最浅。由于伤的位置浅，卫阳津液还没有产生反应，不一定立即发起热来，故会"或已发热，或未发热"。但因为寒性收引，邪气入侵寒邪凝滞，都会出现"必恶寒、体痛、呕逆，脉阴阳俱紧"；而太阳病中风证则是病传到更深层的位置，故必定会发热，此为同属太阳病，而伤寒与中风病位深浅有别者。

麻黄汤证所有症状都是以上焦和表位为所急所苦：

表位：头痛、体痛、身疼痛、腰痛、骨节疼痛、嗜卧。

上焦：喘、胸满、发烦、目瞑、衄。

《伤寒论》46 条是服麻黄汤后的反应，为倒装句，调整语序后为：太阳病，脉浮紧，无汗发热，身疼痛，八九日不解，表证仍在，此当发其汗，麻黄汤主之。服药已，微除，其人发烦目瞑，剧者必衄，衄乃解。所以然者，阳气重故也。

【本草解析】

1. 麻黄

《本经》：味苦，温。治中风，伤寒，头痛，温疟。发表出汗，去

182

邪热气，止咳逆上气，除寒热，破癥坚积聚。

《别录》：微温，无毒。主治五藏邪气缓急，风胁痛，字乳余疾，止好唾，通腠理，疏伤寒头痛，解肌，泄邪恶气，消赤黑斑毒。不可多服，令人虚。厚朴为之使。

《日华子本草》：通九窍，调血脉，开毛孔皮肤，逐风。

《千金》麻黄醇酒汤：治黄疸。（《金匮要略·黄疸病脉证并治》）

麻黄三两

右一味，以美清酒五升，煮取二升半，顿服尽。冬月用酒，春月用水煮之。

综合本草记载和伤寒用药规律，麻黄味辛苦性温，具有发汗解表、宣散水气、破坚逐血、开窍醒神之药效。

经方用麻黄之量效关系：

一两：微透表邪，如桂枝二麻黄一汤、桂枝麻黄各半汤。

二两：升散表邪，如麻黄附子甘草汤、麻黄连轺赤小豆汤。

三两：发汗解表，如麻黄汤、葛根汤。

四两：宣发水气，如甘草麻黄汤、麻杏甘石汤（即《金匮要略》杏子汤）。

六两：温散水寒，如大青龙汤、越婢汤。

2. 杏仁

《本经》：味甘，温。主咳逆上气，雷鸣，喉痹下气，产乳，金疮，寒心，贲豚。

《别录》：味苦。冷利，有毒。主治惊痫，心下烦热，风气去来，时行头痛，解肌，消心下急，杀狗毒。

杏仁的功效与麻黄有诸多相类但作用缓和，杏仁兼能固护津血，而麻黄但宣泄津血，故而在《金匮要略》苓甘五味加姜辛半夏杏仁汤证中有"水去呕止，其人形肿者，加杏仁主之；其证应内麻黄，以其人遂痹，故不内之。若逆而内之者，必厥。所以然者，以其人血虚，麻黄发其阳故也"，正是以杏仁代麻黄发散虚人之水气溢饮之例。故杏仁又可称为小麻黄，是一味潜藏的解表邪散水气药。

综合本草记载和伤寒用药规律，杏仁味苦甘辛性温，可以解表祛邪，故能治疗"风气去来，时行头痛""解肌"；可以消散水气，故能治疗"寒心，贲豚""雷鸣"；可以下气降逆，故能"消心下急""主治惊痫""主咳逆上气""喉痹"；可以润肠通便，故《伤寒论》用含杏仁的麻子仁丸治疗"胃气强……大便则鞕"。

杏仁的解表祛邪、消散水气、下气降逆、润肠通便功效，都是建立在解表祛邪基础上的，是以润肠道不碍表邪，治咳喘不留贼寇，散水气而不伤津血，利气机而不妨碍解外。

另则杏仁兼能杀狗毒，故《金匮要略·禽兽鱼虫禁忌并治》用以治疗"食犬肉不消，心下坚，或腹胀，口干大渴，心急发热，妄语如狂，或洞下"。

二　病传衍化方

（一）太阳伤寒病传水证：大青龙汤

【经文辑录】

病溢饮者，当发其汗，大青龙汤主之，小青龙汤亦主之。（《金匮要略·淡饮咳嗽病脉证并治》）

伤寒脉浮缓，身不疼，但重，乍有轻时，无少阴证者，大青龙汤发之。（《伤寒论》39条）

太阳中风，脉浮紧，发热，恶寒，身疼痛，不汗出而烦躁者，大青龙汤主之。若脉微弱，汗出恶风者，不可服之。服之则厥逆，筋惕肉瞤，此为逆也。（《伤寒论》38条）

【方剂组成】

麻黄六两，去节　桂枝二两，去皮　甘草二两，炙　杏仁四十枚，去皮尖　生姜三两，切　大枣十枚，擘　石膏如鸡子大，碎

右七味，以水九升，先煮麻黄，减二升，去上沫，内诸药，煮取三升，去滓。温服一升，取微似汗。汗出多者，温粉粉之。一服汗者，停后服。若复服，汗多亡阳，遂一作逆虚，恶风、烦躁、不得眠也。

方干： 甘草麻黄汤、桂枝甘草汤、麻黄汤、越婢汤、麻杏甘石汤（半）。
方眼： 麻黄汤。
方势： 升、浮、宣、泄。
方效： 发汗解表，散寒除水，宣通降逆，清热除烦。

（二）太阳伤寒病传火证：大青龙汤

【经文辑录】

病溢饮者，当发其汗，大青龙汤主之，小青龙汤亦主之。（《金匮要略·淡饮咳嗽病脉证并治》）

伤寒脉浮缓，身不疼，但重，乍有轻时，无少阴证者，大青龙汤发之。（《伤寒论》39 条）

太阳中风，脉浮紧，发热，恶寒，身疼痛，不汗出而烦躁者，大青龙汤主之。若脉微弱，汗出恶风者，不可服之。服之则厥逆，筋惕肉眩，此为逆也。（《伤寒论》38 条）

【方剂组成】

方剂组成、方干、方眼、方势、方效见太阳伤寒病传水证：大青龙汤。

按： 大青龙汤既是太阳伤寒病传水证方，又是太阳伤寒病传火证方，之所以会有此规律，亦是经方"方证多维"之规律所致。

如太阳病水证，属溢饮层面，"饮水流行，归于四肢，当汗出而不汗出，身体疼重，谓之溢饮"（《金匮要略·淡饮咳嗽病脉证并治》）。水性涣散，故证属"伤寒"而出现"脉浮缓""发热，恶寒，身疼痛，不汗出"等风寒溢饮困束于表之证候。"病溢饮者，当发其汗"（《金匮要略·淡饮咳嗽病脉证并治》），是以大青龙汤在以麻黄汤为方眼的基础上，倍用麻黄剂量，加用生姜，生姜可"出汗""逐风湿"（《本经》），并配伍石膏加强解肌发汗、散结除水之功效。在此层面，石膏是作为水药施用的。

而在太阳伤寒病传火证层面，"太阳之热因卫强"病机仍在，卫强在表而以表邪困束为所急所苦，但已有邪渐入阳明里位"寒包火"之候，故可见脉象由"浮紧"变为"浮缓"，里位渐开故从"伤寒"而曰"中风"，由"身疼痛"变为"身不疼，但重"，病传火证故而"烦躁"，火证的存在还会导致水证寒证暂有缓解，故"乍有轻时"。寒水包火热而以表证为所急所苦，温表清里而以温表发汗为主，故重用麻黄，轻用石膏以达到"发汗重剂、清宣轻剂"之功效。在此层面，石膏又是主要作为火药来施用的。

（三）太阳伤寒病传气证：麻黄加术汤

【经文辑录】

湿家身烦疼，可与麻黄加术汤发其汗为宜，慎不可以火攻之。（《金

匮要略·痉湿暍病脉证》)

湿家烦疼，可以甘草麻黄汤发汗，不瘥更合。饮家加白术四两，名白术麻黄汤。(《外台秘要·风湿方九首》)

【方剂组成】

麻黄三两，去节　桂枝二两，去皮　甘草一两，炙　杏仁七十个，去皮尖　白术四两

右五味，以水九升，先煮麻黄，减二升，去上沫，内诸药，煮取二升半，去滓。温服八合，覆取微似汗。

方干：甘草麻黄汤、桂枝甘草汤、还魂汤、《千金》麻黄醇酒汤。

方眼：麻黄汤。

方势：升、浮、宣、泄、燥、热。

方效：温表散寒，发汗除水，暖肌化湿，消肿除满。

按：麻黄加术汤所治湿病，较单纯之太阳伤寒，又增湿邪弥漫三焦、津血不和而以上焦表位为主。如"湿家病身疼发热，面黄而喘"，不但面黄喘满明显，还会伴有嗳气吞酸或肢疼身痛，触按则"噫气不除"等。

麻黄加术汤以麻黄汤为方眼，加用"治风寒湿痹""死肌"(《本经》)、"逐皮间风水结肿""利腰脐间血""暖胃""消痰水""益津液"(《别录》)的白术，以加强针对湿邪弥漫、三焦不利、津血不和之效用。

(四)太阳伤寒病传血证：葛根汤

【经文辑录】

太阳病，无汗而小便反少，气上冲胸，口噤不得语，欲作刚痉，葛根汤主之。(《金匮要略·痉湿暍病脉证》)

太阳病，项背强几几，无汗，恶风，葛根汤主之。(《伤寒论》31条)

太阳与阳明合病者，必自下利，葛根汤主之。(《伤寒论》32条)

【方剂组成】

葛根四两　麻黄三两，去节　桂枝二两，去皮　生姜三两，切　甘草二两，炙　芍药二两　大枣十二枚，擘

右七味，以水一斗，先煮麻黄、葛根，减二升，去白沫，内诸药，煮取三升，去滓。温服一升，覆取微似汗，余如桂枝法将息及禁忌，诸

汤皆仿此。

方干：甘草麻黄汤、桂枝甘草汤、还魂汤、《千金》麻黄醇酒汤、桂枝汤、桂枝加葛根汤。

方眼：桂枝加葛根汤＋甘草麻黄汤。

方势：升、浮、宣、泄、轻。

方效：解表散寒，和营养血，解痉缓急，升阳止利。

按：葛根汤由于桂枝汤养血和营，以及加入了葛根［具有"起阴气"而主"诸痹"（《本经》）、"破血"（《本草拾遗》）、"解肌""疗金疮"（《别录》）等功效］而成太阳伤寒病传血证之主方。

第二节
太阳中风

一 主证主方：桂枝汤

【经文辑录】

太阳中风，阳浮而阴弱。阳浮者，热自发；阴弱者，汗自出。啬啬恶寒，淅淅恶风，翕翕发热，鼻鸣干呕者，桂枝汤主之。（《伤寒论》12 条）

太阳病，头痛，发热，汗出，恶风，桂枝汤主之。（《伤寒论》13 条）

太阳病，发热汗出者，此为荣弱卫强，故使汗出。欲救邪风者，宜桂枝汤。（《伤寒论》95 条）

【方剂组成】

桂枝三两，去皮　芍药三两　甘草二两，炙　生姜三两，切　大枣十二枚，擘

右五味，咬咀三味，以水七升，微火煮取三升，去滓。适寒温，服一升。服已须臾，啜热稀粥一升余，以助药力。温覆令一时许，遍身漐漐微似有汗者益佳；不可令如水流离，病必不除。若一服汗出病差，停后服，不必尽剂；若不汗，更服，依前法；又不汗，后服小促其间，半日许令三服尽。若病重者，一日一夜服，周时观之，服一剂尽，病证犹在者，更作服；若汗不出，乃服至二三剂。禁生冷、粘滑、肉面、五

辛、酒酪、臭恶等物。

方干：桂枝甘草汤、芍药甘草汤、《千金》（小）温脾汤、甘麦大枣汤、生姜甘草汤（半）。

方眼：桂枝甘草汤。

方势：升、降、宣、补。

方效：解表祛邪，调和营卫，温中降逆，解肌缓急。

按：桂枝汤包含经方体系的"温脾"法，故一方之中即体现出"保胃气""存津液""营出中焦"等伤寒理法。如：

《外台秘要·久咳嗽上气方三首》疗久上气咳，亦疗伤寒后咳嗽方。

甘草二两，炙　大枣二十枚

右二味，以水七升，煮取二升，分再服，数用验。忌海藻、菘菜等。（《古今录验》名温脾汤，并出第八卷中）

桂枝汤包含"解表法"——升、宣，"温脾法"——补胃气之药势；尚包含芍药甘草汤方干——降、通，以及啜热稀粥法（甘麦大枣汤方义），体现出甘麦大枣汤的"救阴液"——补胃津法之药势。

故虽能"发汗"以温卫解表，而实为补津液和营卫致汗、温脾胃养营血致汗，为发汗方之补剂，并非麻黄汤之开散营卫、破泄津血发汗峻剂之属。

是以麻黄汤仅治营卫俱强之太阳本病伤寒证或杂病溢饮证，而桂枝汤可通治卫强营弱或营卫俱弱之太阳、少阳、少阴、太阴、厥阴五经中风（"厥阳独行"，阳明中风除外）与杂病血痹证。

桂枝汤主要方干方效：

1. 桂枝甘草汤：温表散寒为主。

2. 芍药甘草汤：濡养津血为主。

3.《千金》（小）温脾汤、生姜甘草汤：暖胃补中为主。

4. 甘麦大枣汤、《千金》（小）温脾汤：补胃生津为主。

【本草解析】

1. 桂枝

《本经》：味辛，温。主上气咳逆，结气，喉痹，吐吸，利关节，补中益气，久服通神，轻身不老。

《别录》：味甘辛，大热，有毒。主温中，利肝肺气，心腹寒热，冷疾，霍乱，转筋，头痛，腰痛，出汗，止烦，止唾咳嗽鼻衄，能堕胎，坚骨节，通血脉。理疏不足，宣导百药。

又，牡桂

《别录》：无毒。主治心痛，胁风，胁痛，温筋通脉，止烦，出汗。

综合本草记载和伤寒用药规律，桂枝具有解表祛邪、调和营卫、温中降逆、散寒止痛之功效。

2. 芍药

《本经》：味苦，平。主邪气腹痛，除血痹，破坚积，寒热，疝瘕，止痛，利小便，益气。

《别录》：味酸，微寒，有小毒。主通顺血脉，缓中，散恶血，逐贼血，去水气，利膀胱大小肠，消痈肿，时行寒热，中恶，腹痛，腰痛。

综合本草记载和伤寒用药规律，芍药具有养营解肌、散血除痹、清热利水、缓急止痛之功效。

3. 生姜

《本经》：味辛温。主胸满咳逆上气，温中止血，出汗，逐风，湿痹，肠澼，下利。生者尤良，久服去臭气，通神明。生川谷。

《别录》：生姜，味辛，微温。主治伤寒头痛、鼻塞，咳逆上气，止呕吐。又，生姜，微温，辛，归五藏。去淡，下气，止呕吐，除风邪寒热。久服小志少智，伤心。

生姜是经方津血大药，且能兼顾营出中焦和水血同病，发越温散而不伤津血，故凡用生姜，必有津血不足或不和之证，是以津血绝对有余而充滞在表的太阳伤寒麻黄汤证不用生姜，到了津血相对不足的太阳中风桂枝汤证才用到生姜，用之以治疗营弱、血弱。

生姜，既可以解表散饮，又可以逐风出汗，能入血分而去"出汗，逐风，（除）湿痹"，所以妇人经、带、胎、产过程中，血气不和而引起的风、寒、湿、燥、火诸外邪疾患，仲景每每用到生姜。如：

（1）风邪为主者

产后风，续之数十日不解，头微痛，恶寒，时时有热，心下闷，干呕汗出，虽久，阳旦证续在耳，可与阳旦汤。（《金匮要略·妇人产后病脉证治》）

（2）寒邪为主者

产后腹中疠痛，当归生姜羊肉汤主之。并治腹中寒疝、虚劳不足。（《金匮要略·妇人产后病脉证治》）

（3）湿邪为主者

妊娠呕吐不止，干姜人参半夏丸主之。……以生姜汁糊为丸……（《金匮要略·妇人妊娠病脉证并治》）

（4）燥邪为主者

《千金》内补当归建中汤：治妇人产后虚赢不足，腹中刺痛不止，吸吸少气，或苦少腹中急，摩痛引腰背，不能食饮。产后一月，日得服四五剂为善，令人强壮，宜。（《金匮要略·妇人产后病脉证治》）

（5）火邪为主者

产后中风，发热，面正赤，喘而头痛，竹叶汤主之。（《金匮要略·妇人产后病脉证治》）

经方用生姜之量效关系：

二两：固护津血，如干姜人参半夏丸、麻黄连轺赤小豆汤、温经汤等。

三两：发散风寒，如桂枝汤、桂枝加黄芪汤、桂枝加龙骨牡蛎汤、桂枝加芍药汤、桂枝加大黄汤、桂枝加附子汤、桂枝加葛根汤、桂枝加桂汤、桂枝加厚朴杏子汤、桂枝去芍药加茯苓白术汤、桂枝去芍药加附子汤、桂枝去芍药加蜀漆牡蛎龙骨救逆汤、桂枝去芍药汤、桂枝生姜枳实汤、黄芪建中汤、栝楼桂枝汤、葛根加半夏汤、葛根汤、大青龙汤、桂枝附子去桂加白术汤、桂枝附子汤、文蛤汤、小柴胡汤、小建中汤、越婢加半夏汤、越婢加术汤、越婢汤、真武汤、桂枝去芍药加麻黄细辛附子汤、炙甘草汤、柴胡去半夏加栝楼汤、当归建中汤、二加龙骨汤、防己黄芪汤、茯苓甘草汤等。

四两：降逆化饮，如奔豚汤、茯苓泽泻汤、桂枝新加汤、射干麻黄汤、生姜泻心汤、《外台》茯苓饮等。

五两：和中暖胃，如生姜甘草汤、旋覆代赭汤、当归生姜羊肉汤、半夏厚朴汤、《千金》小续命汤、桂枝芍药知母汤、竹叶汤、泽漆汤、大柴胡汤、栀子生姜豉汤、厚朴七物汤、小前胡汤、大前胡汤、前胡建中汤等。

六两：养血除痹，如黄芪桂枝五物汤、吴茱萸汤等。

八两：救逆止呕，如当归四逆加吴茱萸生姜汤、厚朴生姜半夏甘草人参汤、橘皮汤、橘皮竹茹汤、橘皮枳实生姜汤、小半夏汤、小半夏加茯苓汤、生姜半夏汤等。

二　病传衍化方

（一）太阳中风病传水证：桂枝加厚朴杏子汤

【经文辑录】

喘家，作桂枝汤，加厚朴、杏子佳。（《伤寒论》18 条）

太阳病，下之微喘者，表未解故也，桂枝加厚朴杏子汤主之。（《伤寒论》43 条）

【方剂组成】

桂枝三两，去皮　甘草二两，炙　生姜三两，切　芍药三两　大枣十二枚，擘　厚朴二两，炙，去皮　杏仁五十枚，去皮尖

右七味，以水七升，微火煮取三升，去滓。温服一升，覆取微似汗。

方干：桂枝甘草汤、芍药甘草汤、生姜甘草汤（半）。

方眼：桂枝汤。

方势：升、降、宣、通。

方效：解表祛邪，调和营卫，温中化饮，平冲降逆。

按：桂枝加厚朴杏子汤，由于加入了温性的降气化饮药厚朴、杏子，使得桂枝汤偏温煦温化温散（包含生姜甘草汤方义）层面的功效得到加强，故而能治疗桂枝汤证表邪不解病传水、气为所急所苦二证。

厚朴

《本经》："味苦（性）温"，主"惊悸""气血痹""去三虫（编者按：湿生虫）"。

《别录》："温中""厚肠胃""消痰""下气""胃中冷逆""胸中呕逆不止""霍乱及腹痛""泄痢""胀满""淋露""除惊""止烦满"。

杏仁

《本经》："味甘（性）温"，主"下气""咳逆上气""雷鸣""喉

痹""寒心""贲豚"。

《别录》：味苦"（性）冷（滑）利"，主"惊痫""时行头痛""风气去来""消心下急（编者按：水逆气逆）""心下烦热（编者按：水阻表束而生热）"。

（二）太阳中风病传火证：桂枝加葛根汤

【经文辑录】

太阳病，项背强几几，反汗出恶风者，桂枝加葛根汤主之。（《伤寒论》14条）

【方剂组成】

葛根四两　芍药三两　生姜三两，切　甘草二两，炙　大枣十二枚，擘　桂枝三两，去皮

右六味，以水一斗，先煮葛根，减二升，内诸药，煮取三升，去滓。温服一升。覆取微似汗，不须啜粥，余如桂枝法将息及禁忌。

方干：桂枝甘草汤、芍药甘草汤、葛根解肌法。
方眼：桂枝汤+葛根解肌法。
方势：升、降、宣、轻。
方效：和营解表，祛风解痉，清热生津，解肌缓急。
按：芍药清虚热而解肌，葛根则可虚热实热兼清而解肌，故而加入辛寒解肌之葛根，为桂枝汤证病传火证的基础方。

葛根

《本经》："味甘（性）平（编者按：寒）"，主"起阴气""消渴""呕吐（编者按：火逆）""解诸毒（编者按：热毒，如附子毒）""身大热""诸痹"。

《别录》："大寒"，主"解肌发表出汗""伤寒中风头痛""开腠理""疗金疮""止痛""胁风痛""伤寒壮热""消渴"。

（三）太阳中风病传气证：桂枝加厚朴杏子汤

【经文辑录】

喘家，作桂枝汤，加厚朴、杏子佳。（《伤寒论》18条）
太阳病，下之微喘者，表未解故也，桂枝加厚朴杏子汤主之。（《伤

寒论》43 条）

【方剂组成】

桂枝三两,去皮　甘草二两,炙　生姜三两,切　芍药三两　大枣十二枚,擘
厚朴二两,炙,去皮　杏仁五十枚,去皮尖

右七味,以水七升,微火煮取三升,去滓。温服一升,覆取微
似汗。

方干: 桂枝甘草汤、芍药甘草汤、生姜甘草汤（半）。
方眼: 桂枝汤。
方势: 升、降、宣、通。
方效: 解表祛邪,调和营卫,温中化饮,平冲降逆。

（四）太阳中风病传血证: 桂枝加桂汤

【经文辑录】

烧针令其汗,针处被寒,核起而赤者,必发奔豚。气从少腹上冲
心者,灸其核上各一壮,与桂枝加桂汤,更加桂二两也。(《伤寒论》
117 条）

【方剂组成】

桂枝五两,去皮　芍药三两　生姜三两,切　甘草二两,炙　大枣十二枚,擘

右五味,以水七升,煮取三升,去滓。温服一升。本云桂枝汤,今
加桂满五两,所以加桂者,以能泄奔豚气也。

方干: 桂枝甘草汤、芍药甘草汤、生姜甘草汤（半）。
方眼: 桂枝甘草汤。
方势: 升、降、宣、热。
方效: 解表祛寒,和营通脉,散瘀止痛,温中降逆。
按: 本条发奔豚气之因: 一者表寒困束而气不旁流肌腠玄府; 二者血凝瘀滞
而"荣卫不利,则腹满胁鸣相逐"(《金匮要略·水气病脉证并治》）; 三者过汗津
亏而"胃中虚冷故令吐(逆)也"(《伤寒论》122 条）。

而"发汗过多,其人叉手自冒心,心下悸欲得按者,桂枝甘草汤主之"(《伤
寒论》64 条）,故重用桂枝,突出桂枝甘草汤解表祛寒旁流气机、和营通脉散瘀
止痛、温中降逆制化水气之功效。

桂枝

《本经》："味辛（性）温"，主"上气咳逆""结气""喉痹""吐吸""利关节""补中"。

《别录》：主"温筋通脉""出汗"。

第三节
太阳风寒两感

一　主证主方：桂枝麻黄各半汤

【经文辑录】

太阳病，得之八九日，如疟状，发热恶寒，热多寒少，其人不呕，清便欲自可，一日二三度发。脉微缓者，为欲愈也；脉微而恶寒者，此阴阳俱虚，不可更发汗、更下、更吐也。面色反有热色者，未欲解也，以其不能得小汗出，身必痒，宜桂枝麻黄各半汤。（《伤寒论》23 条）

【方剂组成】

桂枝一两十六铢，去皮　芍药　生姜切　甘草炙　麻黄去节，各一两　大枣四枚，擘　杏仁二十四枚，汤浸去皮尖及两仁者

右七味，以水五升，先煮麻黄一二沸，去上沫，内诸药，煮取一升八合，去滓。温服六合。本云桂枝汤三合，麻黄汤三合，并为六合，顿服，将息如上法。

方干：桂枝甘草汤、芍药甘草汤、甘草麻黄汤、还魂汤、桂枝汤、麻黄汤。

方眼：桂枝汤＋麻黄汤。

方势：升、降、浮、宣、轻。

方效：温表散寒，发汗除水，祛风和营，宣通血脉。

二　病传衍化方

（一）太阳风寒两感病传水证：小青龙汤

【经文辑录】

伤寒，表不解，心下有水气，干呕，发热而咳，或渴，或利，或噎，或小便不利、少腹满，或喘者，小青龙汤主之。（《伤寒论》40 条）

伤寒，心下有水气，咳而微喘，发热不渴。服汤已，渴者，此寒去欲解也。小青龙汤主之。（《伤寒论》41 条）

咳逆倚息，不得卧，小青龙汤主之。（《金匮要略·淡饮咳嗽病脉证并治》）

妇人吐涎沫，医反下之，心下即痞，当先治其吐涎沫，小青龙汤主之。涎沫止，乃治痞，泻心汤主之。（《金匮要略·妇人杂病脉证并治》）

【方剂组成】

麻黄去节　芍药　细辛　干姜　甘草炙　桂枝去皮,各三两　五味子半升　半夏半升,洗

右八味，以水一斗，先煮麻黄，减二升，去上沫，内诸药，煮取三升，去滓。温服一升。若渴，去半夏，加栝楼根三两；若微利，去麻黄，加荛花，如一鸡子，熬令赤色；若噎者，去麻黄，加附子一枚，炮；若小便不利、少腹满者，去麻黄，加茯苓四两；若喘，去麻黄，加杏仁半升，去皮尖。且荛花不治利，麻黄主喘，今此语反之，疑非仲景意。

方干：桂枝甘草汤、芍药甘草汤、甘草麻黄汤、甘草干姜汤、半夏干姜散、桂枝汤（半）、麻黄汤（半）、苓甘五味姜辛汤（半）。

方眼：桂枝甘草汤＋甘草麻黄汤。

方势：升、降、浮、宣、补、燥、热。

方效：解表散寒，发汗除水，温中和营，降逆化饮。

（二）太阳风寒两感病传火证：桂枝二越婢一汤

【经文辑录】

太阳病，发热恶寒，热多寒少。脉微弱者，此无阳也，不可发汗。宜桂枝二越婢一汤。（《伤寒论》27 条）

【方剂组成】

桂枝去皮　芍药　麻黄　甘草炙，各十八铢　大枣四枚，擘　生姜一两二铢，切　石膏二十四铢，碎，绵裹

右七味，以水五升，煮麻黄一二沸，去上沫，内诸药，煮取二升，去滓。温服一升。本云当裁为越婢汤、桂枝汤，合之饮一升。今合为一方，桂枝汤二分、越婢汤一分。

方干：桂枝甘草汤、芍药甘草汤、甘草麻黄汤、还魂汤、桂枝汤、麻黄汤、越婢汤、石膏石散法。

方眼：桂枝汤＋越婢汤。

方势：升、降、浮、沉、宣、轻。

方效：温卫解表，养营生津，祛风和营，微清郁热。

（三）太阳风寒两感病传气证：葛根加半夏汤

【经文辑录】

太阳与阳明合病，不下利，但呕者，葛根加半夏汤主之。（《伤寒论》33条）

【方剂组成】

葛根四两　麻黄三两，去节　甘草二两，炙　芍药二两　桂枝二两，去皮　生姜二两，切　半夏半升，洗　大枣十二枚，擘

右八味，以水一斗，先煮葛根、麻黄，减二升，去白沫，内诸药，煮取三升，去滓。温服一升。覆取微似汗。

方干：桂枝甘草汤、芍药甘草汤、甘草麻黄汤、小半夏汤、桂枝汤、桂枝加葛根汤、半夏散及汤、麻黄汤（半）。

方眼：桂枝加葛根汤＋甘草麻黄汤。

方势：升、降、浮、宣、轻、滑。

方效：解表祛邪，降逆止呕，温中化饮，升清止利。

（四）太阳风寒两感病传血证：桂枝二麻黄一汤

【经文辑录】

服桂枝汤，大汗出，脉洪大者，与桂枝汤，如前法。若形似疟，一

日再发者，汗出必解，宜桂枝二麻黄一汤。(《伤寒论》25条)

【方剂组成】

桂枝一两十七铢，去皮　芍药一两六铢　麻黄十六铢，去节　生姜一两六铢，切
杏仁十六个，去皮尖　甘草一两二铢，炙　大枣五枚，擘

右七味，以水五升，先煮麻黄一二沸，去上沫，内诸药，煮取二
升，去滓。温服一升，日再服。本云桂枝汤二分、麻黄汤一分，合为二
升，分再服。今合为一方，将息如前法。

方干：桂枝甘草汤、芍药甘草汤、甘草麻黄汤、还魂汤、桂枝汤、麻黄汤。

方眼：桂枝汤＋麻黄汤。

方势：升、降、浮、宣、轻。

方效：解表祛邪，温卫散寒，祛风和营，宣通血脉。

【附】桂枝麻黄各半汤、桂枝二麻黄一汤、桂枝二越婢一汤串解及《伤寒论》23条、25条、27条错简修订

《伤寒论》23条、25条、27条，本为太阳病桂枝汤与麻黄汤合方合法、变方
变法之一系列法度条文，但是因为存在错简误读，影响伤寒经方体系中六病分类
及续命法则复原，编者经过考据整理，修订如下：

宋本原文：

太阳病，得之八九日，如疟状，发热恶寒，热多寒少，其人不呕，
清便欲自可，一日二三度发。脉微缓者，为欲愈也；脉微而恶寒者，此
阴阳俱虚，不可更发汗、更下、更吐也。面色反有热色者，未欲解也，
以其不能得小汗出，身必痒，宜桂枝麻黄各半汤。(《伤寒论》23条)

服桂枝汤，大汗出，脉洪大者，与桂枝汤，如前法。若形似疟，一
日再发者，汗出必解，宜桂枝二麻黄一汤。(《伤寒论》25条)

太阳病，发热恶寒，热多寒少。脉微弱者，此无阳也，不可发汗。
宜桂枝二越婢一汤。(《伤寒论》27条)

1. 26条蹿入25条之错简

服桂枝汤，大汗出，脉洪大者，与桂技汤，如前法（蹿入衍文）。
若形似疟，一日再发者，汗出必解，宜桂枝二麻黄一汤。(《伤寒论》
25条)

服桂枝汤，大汗出后，大烦渴不解，脉洪大者，白虎加人参汤主

之。(《伤寒论》26条)

25条的"服桂枝汤，大汗出，脉洪大者，与桂枝汤，如前法"和26条"服桂枝汤，大汗出后，大烦渴不解，脉洪大者"本为第26条同一段文字，故此段为蹿入25条中重出者。去掉衍文的25条条文如下：

若形似疟，一日再发者，汗出必解，宜桂枝二麻黄一汤。

2. 错简整合后读法

（1）23条与25条错简整合后读法

太阳病，得之八九日，如疟状（若形似疟），发热恶寒，热多寒少，其人不呕，清便欲自可，一日二三度发（一日再发者，汗出必解），宜桂枝二麻黄一汤，脉微缓者，为欲愈也。

（2）23条与27条错简整合后读法

脉微而恶寒者（太阳病，发热恶寒，热多寒少，脉微弱者），此阴阳俱虚（此无阳也），不可更发汗、更下、更吐也，宜桂枝二越婢一汤。

面色反有热色者，未欲解也，以其不能得小汗出，身必痒，宜桂枝麻黄各半汤。

3. 错简整合后解法

（1）23条与25条错简整合后解法

太阳病，得之八九日，如疟状（若形似疟），发热恶寒，热多寒少，其人不呕，清便欲自可，一日二三度发（一日再发者，汗出必解），宜桂枝二麻黄一汤，脉微缓者，为欲愈也。

解： 太阳病，八九日当传变，但是不呕、二便正常，正如56条所言"小便清者，知不在里，仍在表也"，故这种传变尚未到少阳或阳明之里位，邪仍在表。

由于此为缠绵日久，津液抗邪外出，而邪势已减、津液亦伤的营卫不和证，故虽然发热恶寒，但是以发热为主，恶寒轻微，与典型太阳病表邪重的发热恶寒并重不同。营卫不和，则往往有"往来"之证，故寒热如疟，一日二三度发作，因此用两份桂枝汤去和解营卫，用一份麻黄汤去发散表上寒邪。

其脉象，则会兼有桂枝汤和麻黄汤两方证的特点，桂枝汤证是脉阳浮阴弱，麻黄汤证是脉浮紧，二者综合，桂枝二麻黄一汤证之脉象当为阳浮紧而阴微弱，浮取浮紧，沉取微弱不足，而又以阴微弱为主，因为表上有寒邪困束。若表上的寒邪得解，紧象得去，邪气一去，津液恢复，则会病解，故余下之脉，也会从微弱变得缓和起来。值得注意的是，"脉微缓"者，是脉从"阴微弱"变成了"阴缓和"（故下文还会说"脉微而恶寒者"，这个"微"是一个基础脉，变缓和始为不传）。紧者，躁动之脉；缓者，安静之脉。"脉若静为不传也"，所以只要津液自和就会痊愈。

（2）23条与27条错简整合后解法

　　脉微而恶寒者（太阳病，发热恶寒，热多寒少，脉微弱者），此阴阳俱虚（此无阳也），不可更发汗、更下、更吐也，宜桂枝二越婢一汤。

解： 上段桂枝二麻黄一汤是脉阳浮紧而阴微弱，表上有寒邪与阳津的凝滞，故用两份桂枝汤补津液和营卫，用一份麻黄汤散风寒发邪汗。而到了本证，是脉微弱，没有明显的紧象，因此表上的寒邪已经入里化热，但是表还不了了，而且尚有津液不足、营卫不和。

这种情况，表不解而不可汗，虽入里而不可吐下，故用两份桂枝汤补津液和营卫，用一份越婢汤微清里热、微解表束。

无阳——表上卫阳津液凝滞，失去温煦防御功能；阴阳俱虚——卫阳和营阴都不足，表上不能温煦防御，里面不能营养濡润。

　　面色反有热色者，未欲解也，以其不能得小汗出，身必痒，宜桂枝麻黄各半汤。

解： 本证的脉象，也是兼有桂枝汤和麻黄汤两方证的特点，阳浮紧而阴微弱，浮取浮紧，沉取微弱不足，而又以浮取浮紧为主，恰与桂枝二越婢一汤相对应。

表证较桂枝二越婢一汤更重，也就是"阳气重故也"（46条），故会有麻黄汤证阳气重的一些表现。典型的麻黄汤证可以"发烦目瞑"，本证程度较轻，但也会出现"面有热色"。

阴弱，即还有桂枝汤证的津液不足，津液既不足又要向表上充盈，风邪寒邪各自为虐，津液充盈在表而身痛，此为风寒两感证，既充盈又无法达到太阳伤寒之张力与程度，故疼痛并不明显，表现为身痒的症状。

故而用一份桂枝汤和一份麻黄汤，各取其半，双解风寒，既补津液又散津液，以解身痒等表证。

4．三方解表强度比较

桂枝二麻黄一汤芍药倍于麻黄，制约发散；桂枝麻黄各半汤芍药与麻黄等量，发表略强；桂枝二越婢一汤芍药与麻黄等量，且有重于麻黄一倍半量的石膏，发表作用最弱。

解表强度（由强至弱）：桂枝麻黄各半汤→桂枝二麻黄一汤→桂枝二越婢一汤。

5. 三方剂量

桂枝麻黄各半汤：桂枝 10g，生白芍 6g，炙甘草 6g，生姜 6g，大枣 8g，麻黄 6g，杏仁 8g。

桂枝二麻黄一汤：桂枝 10g，生白芍 8g，炙甘草 6g，生姜 9g，大枣 10g，麻黄 4g，杏仁 6g。

桂枝二越婢一汤：桂枝 4g，生白芍 4g，炙甘草 4g，生姜 6g，大枣 9g，麻黄 4g，生石膏 6g。

6. 此三方为续命类方之滥觞

此三方解决了伤寒体系风寒两感的治法，即中风证兼有轻微风寒两感者，只要麻黄法（发表津血水法）小于桂枝法（补津血水而发表法），即可用在有汗出的情况下。

这也是续命类方之滥觞与重要方干，其组成也被包含于大多数续命类方中。

经过此法度的延伸，在中风病中，无论有汗无汗，只要表上有风寒邪气困束，就会用此类方干去解表邪救邪风。

第一节
阳明中风

一 主证主方：白虎加人参汤

【经文辑录】

服桂枝汤，大汗出后，大烦渴不解，脉洪大者，白虎加人参汤主之。(《伤寒论》26 条)

伤寒无大热，口燥渴，心烦，背微恶寒者，白虎加人参汤主之。(《伤寒论》169 条)

伤寒脉浮，发热，无汗，其表不解，不可与白虎汤。渴欲饮水，无表证者，白虎加人参汤主之。(《伤寒论》170 条)

阳明病，脉浮而紧，咽燥，口苦，腹满而喘，发热汗出，不恶寒反恶热，身重。若发汗则躁，心愦愦，反谵语。若加温针，必怵惕，烦躁不得眠。若下之，则胃中空虚，客气动膈，心中懊憹，舌上胎者，栀子豉汤主之。(《伤寒论》221 条)

若渴欲饮水，口干舌燥者，白虎加人参汤主之。(《伤寒论》222 条)

太阳中热者，暍是也。汗出恶寒，身热而渴，白虎加人参汤主之。(《金匮要略·痉湿暍病脉证》)

【方剂组成】

知母六两　石膏一斤，碎，绵裹　甘草二两，炙　粳米六合　人参三两

右五味，以水一斗，煮米熟，汤成去滓。温服一升，日三服。

方干：石膏白虎法、人参救阴法。

方眼：石膏白虎法。

方势：沉、补、泄、重、寒。

方效：清解邪热，生津止渴，散结除烦，解肌发汗。

按：白虎汤、白虎加人参汤皆包含《肘后》石膏散方干，石膏轻用属解肌法，重用属白虎法，配伍血痹虚劳法属石散法。如《肘后备急方·治时气病起诸劳复方》载：

大病瘥后，多虚汗及眼中（编者按：应为眠中）流汗方。

又方，甘草二两，石膏二两，捣末，以浆服方寸匕，日二服，瘥。

二　病传衍化方

（一）阳明中风病传水证：竹叶石膏汤

【经文辑录】

伤寒解后，虚羸少气，气逆欲吐，竹叶石膏汤主之。（《伤寒论》397 条）

【方剂组成】

竹叶二把　石膏一斤　半夏半升，洗　麦门冬一升，去心　人参二两　甘草二两，炙　粳米半升

右七味，以水一斗，煮取六升，去滓，内粳米，煮米熟，汤成去米。温服一升，日三服。

方干： 石膏白虎法、石膏石散法、人参救阴法、麦门冬汤（半）。

方眼： 石膏石散法＋麦门冬汤（半）。

方势： 沉、补、重、滑、湿、寒。

方效： 补虚降逆，生津止渴，散结除烦，清解邪热。

按： 本条"伤寒解后"而发生"虚羸少气，气逆欲吐"，多因治伤寒表证时过用辛温发汗，导致热燥伤津液（如麻桂剂就有"燥"之药势），虽表证大致得解，而热燥和津伤依然凸显。

虚羸： 虚者，亏少也，缺失也，此处指津液亏、胃津虚。羸，《说文》："瘦也。"按：本训当为瘦羊，转而言人耳。羊，在自古所驯养的家畜中，较之猪、牛本即瘦弱，而羊中之瘦弱者曰"羸"。引申为瘦弱不堪之病人。

少气： 即是少津液，包含卫气营阴。气（津液）本有"熏肤、充身、泽毛"（《灵枢·决气》）作用，若肌肤之津液少，身体自然会消瘦虚弱；而中焦胃气的承奉制化生理功能，需要胃中津液充实，方能对上焦和表位上奉灌溉，对下焦和里位镇潜制化。

若胃中津液亏少，对上焦和表位的上奉灌溉不足，即卫外不足、濡养不足，又可加重表位津液亏虚和邪气入里；胃津亏虚，中不制下，对下焦和里位镇潜制化不及，则下焦浊水浊气即向中上焦冲逆，故而"气逆欲吐"。这种逆吐，具有

表不解、津液亏、胃津虚和浊水浊气冲逆参与的多种层面，而竹叶石膏汤可以兼顾全解，故为对治阳明中风病传水证、气证之主方。

（二）阳明中风病传火证：白虎汤

【经文辑录】

伤寒脉浮滑，此以表有热、里有寒，白虎汤主之。（《伤寒论》176 条）

三阳合病，腹满身重，难以转侧，口不仁，面垢又作枯，一云向经，谵语，遗尿。发汗则谵语，下之则额上生汗，手足逆冷。若自汗出者，白虎汤主之。（《伤寒论》219 条）

伤寒脉滑而厥者，里有热，白虎汤主之。（《伤寒论》350 条）

【方剂组成】

知母六两　　石膏一斤，碎，绵裹　　甘草二两，炙　　粳米六合

右四味，以水一斗，煮米熟，汤成去滓。温服一升，日三服。

方干： 石膏白虎法。

方眼： 石膏白虎法。

方势： 沉、泄、重、寒。

方效： 清解邪热，救阴回厥，散结除烦，解肌发汗。

按： 阳明中风病传火证，则以热实火邪为所急所苦，故去人参补益，使得白虎汤可以单刀直入降泄收重、直折火热。

（三）阳明中风病传气证：竹叶石膏汤

【经文辑录】

伤寒解后，虚羸少气，气逆欲吐，竹叶石膏汤主之。（《伤寒论》397 条）

竹叶二把　　石膏一斤　　半夏半升，洗　　麦门冬一升，去心　　人参二两　　甘草二两，炙　　粳米半升

右七味，以水一斗，煮取六升，去滓，内粳米，煮米熟，汤成去米。温服一升，日三服。

【方剂组成】

方剂组成、方干、方眼、方势、方效见阳明中风病传水证：竹叶石膏汤。

（四）阳明中风病传血证：竹皮大丸

【经文辑录】

妇人乳中虚，烦乱，呕逆，安中益气，竹皮大丸主之。（《金匮要略·妇人产后病脉证治》）

【方剂组成】

生竹茹二分　石膏二分　桂枝一分　甘草七分　白薇一分

右五味，末之，枣肉和丸，弹子大。以饮服一丸，日三、夜二服。有热者，倍白薇；烦喘者，加柏实一分。

方干： 石膏石散法、桂枝甘草汤、《千金》小温脾汤。

方眼： 石膏石散法。

方势： 升、沉、补、轻。

方效： 益胃补虚，和营养血，清热生津，解表除烦。

按： 竹皮大丸条文简略，需联系《伤寒论》27条始能全解："太阳病，发热恶寒，热多寒少。脉微弱者，此无阳也，不可发汗。宜桂枝二越婢一汤。"以上两条皆有"石膏＋桂枝甘草汤＋《千金》小温脾汤"的方干配伍特点。

"妇人乳中虚，烦乱，呕逆，安中益气，竹皮大丸主之"的断句应为"妇人乳，中虚，烦乱，呕逆，安中益气，竹皮大丸主之"。古人以"待字"代表未婚妇女，以"字"代表已婚妇女，以"不字"代表不孕妇女，以"乳"代表哺乳期妇女。

太阳病，发热恶寒，热多寒少。脉微弱者，此无阳也，不可发汗。宜桂枝二越婢一汤。（《伤寒论》27条）

若"妇人乳中虚，发热恶寒，热多寒少，烦乱呕逆，脉微弱者，此无阳也，不可发汗，安中益气，竹皮大丸主之。"本条以妇人产后哺乳期来代表津血亏虚之病机基础。

津血亏虚之人，则易外中实邪、内生虚邪，且虚人外中实邪，亦迅速邪气入中、病传入里，故去决散津血的太阳表之正药麻黄，保留"桂枝甘草汤＋《千金》小温脾汤＋石膏"的方干，以安中益气、和营养血解表，加入竹茹、白薇助石膏降逆补虚、清热养液。且用微量桂枝，有表之风寒可以解散，无表之风寒亦可和营养血以治血痹虚劳，而成石散法，故为阳明中风病传血证之主方。

第二节
阳明外证

主证主方：白虎汤

【经文辑录】

伤寒脉浮滑，此以表有热、里有寒，白虎汤主之。（《伤寒论》176 条）

三阳合病，腹满身重，难以转侧，口不仁，面垢又作枯，一云向经，谵语，遗尿。发汗则谵语，下之则额上生汗，手足逆冷。若自汗出者，白虎汤主之。（《伤寒论》219 条）

伤寒脉滑而厥者，里有热，白虎汤主之。（《伤寒论》350 条）

【方剂组成】

知母六两　石膏一斤，碎，绵裹　甘草二两，炙　粳米六合

右四味，以水一斗，煮米熟，汤成去滓。温服一升，日三服。

方干： 石膏白虎法。

方眼： 石膏白虎法。

方势： 沉、泄、重、寒。

方效： 清解邪热，救阴回厥，散结除烦，解肌发汗。

按： 阳明外证里病之急迫者，且病传路径清晰唯一，若阳明外证不解则病传三阳合病，三阳合病不解则病传太阴外证，太阴外证不解则病传少阴里病，少阴里病不解则病传三阴合病而成真厥阴病戴阳厥脱，故外证无病传水火气血夹杂之方。

第三节
阳明本病

一　主证主方：大黄黄连泻心汤

【经文辑录】

　　心下痞，按之濡，其脉关上浮者，大黄黄连泻心汤主之。(《伤寒论》154 条)

　　伤寒大下后，复发汗，心下痞，恶寒者，表未解也。不可攻痞，当先解表，表解乃可攻痞。解表宜桂枝汤，攻痞宜大黄黄连泻心汤。(《伤寒论》164 条)

【方剂组成】

　　大黄二两　黄连一两

　　右二味，以麻沸汤二升渍之，须臾绞去滓。分温再服。

方干：阳明苦寒法。

方眼：大黄。

方势：降、通、泄、寒。

方效：清热泻火，降逆止呕，消肿解毒，推陈致新。

二　病传衍化方

（一）阳明本病病传水证：小陷胸汤

【经文辑录】

　　小结胸病，正在心下，按之则痛，脉浮滑者，小陷胸汤主之。(《伤寒论》138 条)

【方剂组成】

　　黄连一两　半夏半升，洗　栝楼实大者一枚

　　右三味，以水六升，先煮栝楼，取三升，去滓，内诸药，煮取二升，去滓。分温三服。

方干：阳明苦寒法、半夏支饮法。

方眼：阳明苦寒法＋半夏支饮法。

方势：通、滑、寒。

方效：清热除烦，消痞除满，降逆化饮，和中止呕。

（二）阳明本病病传火证：大黄甘草汤

【经文辑录】

食已即吐者，大黄甘草汤主之。《外台》方又治吐水。(《金匮要略·呕吐哕下利病脉证治》)

【方剂组成】

大黄四两　甘草一两

右二味，以水三升，煮取一升，分温再服。

方干：阳明苦寒法。

方眼：大黄。

方势：降、通、泄、寒。

方效：清热泻火，降逆止呕，消食和中，推陈致新。

（三）阳明本病病传气证：小承气汤

【经文辑录】

阳明病，脉迟，虽汗出不恶寒者，其身必重，短气，腹满而喘，有潮热者，此外欲解，可攻里也。手足濈然汗出者，此大便已鞕也。大承气汤主之。若汗多微发热恶寒者，外未解也一法与桂枝汤。其热不潮，未可与承气汤。若腹大满不通者，可与小承气汤，微和胃气，勿令至大泄下。(《伤寒论》208 条)

阳明病，潮热，大便微鞕者，可与大承气汤，不鞕者不可与之。若不大便六七日，恐有燥屎，欲知之法，少与小承气汤，汤入腹中，转矢气者，此有燥屎也，乃可攻之。若不转矢气者，此但初头鞕，后必溏，不可攻之，攻之必胀满不能食也。欲饮水者，与水则哕。其后发热者，必大便复鞕而少也，以小承气汤和之。不转矢气者，慎不可攻也。小承气汤。(《伤寒论》209 条)

阳明病，其人多汗，以津液外出，胃中燥，大便必鞕，鞕则谵语，

小承气汤主之。若一服谵语止者，更莫复服。(《伤寒论》213 条)

阳明病，谵语、发潮热、脉滑而疾者，小承气汤主之。因与承气汤一升，腹中转气者，更服一升；若不转气者，勿更与之。明日又不大便，脉反微涩者，里虚也，为难治，不可更与承气汤也。(《伤寒论》214 条)

太阳病，若吐、若下、若发汗后，微烦，小便数，大便因鞕者，与小承气汤和之愈。(《伤寒论》250 条)

得病二三日，脉弱，无太阳、柴胡证，烦躁，心下鞕，至四五日，虽能食，以小承气汤，少少与，微和之，令小安。至六日，与承气汤一升。若不大便六七日，小便少者，虽不受食一云不大便，但初头鞕，后必溏，未定成鞕，攻之必溏，须小便利，屎定鞕，乃可攻之。宜大承气汤。(《伤寒论》251 条)

下利谵语者，有燥屎也。宜小承气汤。(《伤寒论》374 条)

下利谵语者，有燥屎也，小承气汤主之。(《金匮要略·呕吐哕下利病脉证治》)

【方剂组成】

大黄四两，酒洗　厚朴二两，炙，去皮　枳实三枚，大者，炙

右三味，以水四升，煮取一升二合，去滓。分温二服。初服汤当更衣，不尔者尽饮之。若更衣者，勿服之。

方干：阳明苦寒法、阳明酸寒法、厚朴三物汤。
方眼：厚朴三物汤。
方势：降、宣、通、泄、寒。
方效：清热泻火，行气导滞，散结除水，宣散透表。

（四）阳明本病病传血证：泻心汤

【经文辑录】

心气不足（编者按:《千金》作"心气不定"），吐血、衄血，泻心汤主之。(《金匮要略·惊悸吐衄下血胸满瘀血病脉证治》)

【方剂组成】

泻心汤方亦治霍乱

大黄二两　黄连　黄芩各一两

右三味，以水三升，煮取一升，顿服之。

方干：阳明苦寒法。
方眼：大黄。
方势：降、通、泄、寒。
方效：清热凉血，化瘀止血，泻火消肿，降逆止呕。

第四节
阳明府实

一　胃家燥矢

（一）主证主方：调胃承气汤

【经文辑录】

伤寒脉浮，自汗出，小便数，心烦，微恶寒，脚挛急，反与桂枝，欲攻其表，此误也，得之便厥。咽中干，烦躁吐逆者，作甘草干姜汤与之，以复其阳。若厥愈足温者，更作芍药甘草汤与之，其脚即伸。若胃气不和谵语者，少与调胃承气汤。若重发汗，复加烧针者，四逆汤主之。（《伤寒论》29 条）

发汗后，恶寒者，虚故也。不恶寒，但热者，实也。当和胃气，与调胃承气汤。《玉函》云，与小承气汤。（《伤寒论》70 条）

太阳病未解，脉阴阳俱停一作微，必先振栗，汗出而解。但阳脉微者，先汗出而解；但阴脉微一作尺脉实者，下之而解。若欲下之，宜调胃承气汤。一云用大柴胡汤。（《伤寒论》94 条）

伤寒十三日，过经，谵语者，以有热也，当以汤下之。若小便利者，大便当鞕，而反下利，脉调和者，知医以丸药下之，非其治也。若自下利者，脉当微厥，今反和者，此为内实也。调胃承气汤主之。（《伤寒论》105 条）

太阳病，过经十余日，心下温温欲吐而胸中痛，大便反溏，腹微满，郁郁微烦。先此时自极吐下者，与调胃承气汤。若不尔者，不可与。但欲呕，胸中痛，微溏者，此非柴胡汤证，以呕故知极吐下也。调

胃承气汤。(《伤寒论》123 条)

【方剂组成】

大黄四两，去皮，清酒洗　甘草二两，炙　芒硝半升

右三味，以水三升，煮取一升，去滓。内芒硝，更上火微煮令沸，少少温服之。

方干：大黄甘草汤、阳明咸寒法。

方眼：大黄甘草汤＋阳明咸寒法。

方势：降、沉、泄、寒。

方效：通府泄热，软坚散结，除烦导滞，推陈致新。

（二）病传衍化方

1. 阳明府实（胃家燥矢）病传水证：大陷胸汤

【经文辑录】

太阳病，脉浮而动数，浮则为风，数则为热，动则为痛，数则为虚。头痛，发热，微盗汗出，而反恶寒者，表未解也。医反下之，动数变迟，膈内拒痛一云头痛即眩，胃中空虚，客气动膈，短气躁烦，心中懊恼，阳气内陷，心下因鞭，则为结胸，大陷胸汤主之。若不结胸，但头汗出，余处无汗，剂颈而还，小便不利，身必发黄。大陷胸汤。(《伤寒论》134 条)

伤寒六七日，结胸热实，脉沉而紧，心下痛，按之石鞭者，大陷胸汤主之。(《伤寒论》135 条)

伤寒十余日，热结在里，复往来寒热者，与大柴胡汤。但结胸，无大热者，此为水结在胸胁也。但头微汗出者，大陷胸汤主之。(《伤寒论》136 条)

太阳病，重发汗而复下之，不大便五六日，舌上燥而渴，日晡所小有潮热一云日晡所发心胸大烦，从心下至少腹鞭满而痛不可近者，大陷胸汤主之。(《伤寒论》137 条)

伤寒五六日，呕而发热者，柴胡汤证具，而以他药下之，柴胡证仍在者，复与柴胡汤。此虽已下之，不为逆，必蒸蒸而振，却发热汗出而解。若心下满而鞭痛者，此为结胸也，大陷胸汤主之。但满而不痛者，此为痞，柴胡不中与之，宜半夏泻心汤。(《伤寒论》149 条)

【方剂组成】

大黄六两，去皮　芒硝一升　甘遂一钱匕

右三味，以水六升，先煮大黄，取二升，去滓，内芒硝，煮一两沸，内甘遂末。温服一升，得快利止后服。

方干：阳明苦寒法、阳明咸寒法、甘遂悬饮法。

方眼：阳明咸寒法＋甘遂悬饮法。

方势：降、沉、通、泄、寒。

方效：通府泄热，峻下逐水，破结除满，消积攻坚。

2. 阳明府实（胃家燥矢）病传火证：大承气汤

【经文辑录】

阳明病，脉迟，虽汗出不恶寒者，其身必重，短气，腹满而喘，有潮热者，此外欲解，可攻里也。手足濈然汗出者，此大便已鞕也。大承气汤主之。若汗多微发热恶寒者，外未解也一法与桂枝汤。其热不潮，未可与承气汤。若腹大满不通者，可与小承气汤，微和胃气，勿令至大泄下。（《伤寒论》208 条）

阳明病，潮热，大便微鞕者，可与大承气汤，不鞕者不可与之。若不大便六七日，恐有燥屎，欲知之法，少与小承气汤，汤入腹中，转矢气者，此有燥屎也，乃可攻之。若不转矢气者，此但初头鞕，后必溏，不可攻之，攻之必胀满不能食也。欲饮水者，与水则哕。其后发热者，必大便复鞕而少也，以小承气汤和之。不转矢气者，慎不可攻也。（《伤寒论》209 条）

伤寒若吐、若下后不解，不大便五六日，上至十余日，日晡所发潮热，不恶寒，独语如见鬼状。若剧者，发则不识人，循衣摸床，惕而不安一云顺衣妄撮，怵惕不安，微喘直视，脉弦者生，涩者死。微者，但发热谵语者，大承气汤主之。若一服利，则止后服。（《伤寒论》212 条）

阳明病，谵语，有潮热，反不能食者，胃中必有燥屎五六枚也。若能食者，但鞕耳。宜大承气汤下之。（《伤寒论》215 条）

汗出谵语者，以有燥屎在胃中，此为风也。须下者，过经乃可下之。下之若早，语言必乱，以表虚里实故也。下之愈，宜大承气汤。（《伤寒论》217 条）

二阳并病，太阳证罢，但发潮热，手足漐漐汗出，大便难而谵语者，下之则愈，宜大承气汤。（《伤寒论》220 条）

阳明病，下之，心中懊侬而烦，胃中有燥屎者，可攻。腹微满，初头鞕，后必溏，不可攻之。若有燥屎者，宜大承气汤。(《伤寒论》238条）

病人烦热，汗出则解，又如疟状，日晡所发热者，属阳明也。脉实者，宜下之；脉浮虚者，宜发汗。下之与大承气汤，发汗宜桂枝汤。(《伤寒论》240条）

大下后，六七日不大便，烦不解，腹满痛者，此有燥屎也。所以然者，本有宿食故也，宜大承气汤。(《伤寒论》241条）

病人小便不利，大便乍难乍易，时有微热，喘冒一作怫郁不能卧者，有燥屎也。宜大承气汤。(《伤寒论》242条）

得病二三日，脉弱，无太阳、柴胡证，烦躁，心下鞕，至四五日，虽能食，以小承气汤，少少与，微和之，令小安。至六日，与承气汤一升。若不大便六七日，小便少者，虽不受食一云不大便，但初头鞕，后必溏，未定成鞕，攻之必溏，须小便利，屎定鞕，乃可攻之。宜大承气汤。(《伤寒论》251条）

伤寒六七日，目中不了了，睛不和，无表里证，大便难，身微热者，此为实也。急下之，宜大承气汤。(《伤寒论》252条）

阳明病，发热汗多者，急下之，宜大承气汤。(《伤寒论》253条）

发汗不解，腹满痛者，急下之，宜大承气汤。(《伤寒论》254条）

腹满不减，减不足言，当下之，宜大承气汤。(《伤寒论》255条）

阳明少阳合病，必下利。其脉不负者，为顺也；负者，失也。互相克贼，名为负也。脉滑而数者，有宿食也，当下之，宜大承气汤。(《伤寒论》256条）

少阴病，得之二三日，口燥咽干者，急下之，宜大承气汤。(《伤寒论》320条）

少阴病，自利清水，色纯青，心下必痛，口干燥者，可下之，宜大承气汤。(《伤寒论》321条）

少阴病，六七日，腹胀，不大便者，急下之，宜大承气汤。(《伤寒论》322条）

痉为病一本痉字上有刚字，胸满口噤，卧不着席，脚挛急，必齘齿，可与大承气汤。(《金匮要略·痉湿暍病脉证》)

腹满不减，减不足言，当须下之，宜大承气汤。(《金匮要略·腹满寒疝宿食病脉证治》)

问曰：人病有宿食，何以别之？师曰：寸口脉浮而大，按之反涩，尺中亦微而涩，故知有宿食，大承气汤主之。脉数而滑者，实也，此有宿食，下之愈，宜大承气汤。下利不欲食者，有宿食也，当下之，宜大承气汤。(《金匮要略·腹满寒疝宿食病脉证治》)

病解能食，七八日更发热者，此为胃实，大承气汤主之。(《金匮要略·妇人产后病脉证治》)

【方剂组成】

大黄四两，酒洗　厚朴半斤，炙，去皮　枳实五枚，炙　芒硝三合

右四味，以水一斗，先煮二物，取五升，去滓，内大黄，更煮取二升，去滓，内芒硝，更上微火一两沸。分温再服。得下，余勿服。

方干：阳明苦寒法、阳明咸寒法、小承气汤、调胃承气汤（半）。

方眼：阳明咸寒法 + 小承气汤。

方势：降、沉、宣、通、泄、寒。

方效：通府泄热，软坚润燥，破结除满，消积攻坚。

3. 阳明府实（胃家燥矢）病传气证：厚朴三物汤

【经文辑录】

痛而闭者，厚朴三物汤主之。(《金匮要略·腹满寒疝宿食病脉证治》)

【方剂组成】

厚朴八两　大黄四两　枳实五枚

右三味，以水一斗二升，先煮二味，取五升，内大黄，煮取三升，温服一升，以利为度。

方干：阳明苦寒法、阳明酸寒法、小承气汤。

方眼：小承气汤。

方势：降、宣、通、泄、寒。

方效：破气除满，消导和中，散结行滞，宣散透表。

4. 阳明府实（胃家燥矢）病传血证：厚朴大黄汤

【经文辑录】

支饮胸满者，厚朴大黄汤主之。(《金匮要略·淡饮咳嗽病脉证并治》)

【方剂组成】

厚朴一尺　大黄六两　枳实四枚

右三味，以水五升，煮取二升，分温再服。

方干： 阳明苦寒法、阳明酸寒法。

方眼： 阳明苦寒法＋阳明酸寒法。

方势： 降、宣、通、泄、寒。

方效： 通府导滞，散结除水，行气化瘀，推陈致新。

按： 本条宋本《金匮要略》阙文，据《备急千金要方·淡饮》补入：

夫酒客咳者，必致吐血，此坐久饮过度所致也。其脉虚者必冒，其人本有支饮在胸中也。支饮胸满，厚朴大黄汤主之。

厚朴一尺　大黄六两　枳实四枚

右三味，咬咀，以水五升，煮取二升，分为二服，温服之。

二　血室瘀血

（一）主证主方：下瘀血汤

【经文辑录】

师曰：产妇腹痛，法当以枳实芍药散。假令不愈者，此为腹中有干血着脐下，宜下瘀血汤主之。亦主经水不利。(《金匮要略·妇人产后病脉证治》)

【方剂组成】

大黄二两　桃仁二十枚　䗪虫二十枚，熬，去足

右三味，末之，炼蜜和为四丸，以酒一升，煎一丸，取八合。顿服之，新血下如豚肝。

方干： 阳明苦寒法、阳明咸寒法、血痹法、服饵法。

方眼： 阳明咸寒法＋血痹法。

方势： 通、降、泄、滑、湿。

方效： 清热化瘀，通经散结，消癥补虚，缓急和血。

（二）病传衍化方

1. 阳明府实（血室瘀血）病传水证：大黄甘遂汤

【经文辑录】

妇人少腹满如敦状，小便微难而不渴，生后者，此为水与血并结在血室也，大黄甘遂汤主之。（《金匮要略·妇人杂病脉证并治》）

【方剂组成】

大黄四两　甘遂二两　阿胶二两

右三味，以水三升，煮取一升。顿服之，其血当下。

方干：大陷胸汤（半）、血痹法。

方眼：大陷胸汤（半）+血痹法。

方势：降、泄、补、寒。

方效：通府泄热，化瘀逐水，消积攻坚，破结和血。

2. 阳明府实（血室瘀血）病传火证：大黄牡丹汤

【经文辑录】

肠痈者，少腹肿痞，按之即痛如淋，小便自调，时时发热，自汗出，复恶寒。其脉迟紧者，脓未成，可下之，当有血。脉洪数者，脓已成，不可下也。大黄牡丹汤主之。（《金匮要略·疮痈肠痈浸淫病脉证并治》）

【方剂组成】

大黄四两　牡丹一两　桃仁五十个　瓜子半升　芒硝三合

右五味，以水六升，煮取一升，去滓，内芒硝，再煎沸，顿服之。有脓当下，如无脓当下血。

方干：调胃承气汤（半）（阳明咸寒法）、阳明苦寒法、阳明辛寒法、血痹法。

方眼：调胃承气汤（半）+血痹法。

方势：降、通、泄、滑、寒。

方效：通府泄热，凉血消痈，化瘀止痛，解肌散结。

3. 阳明府实（血室瘀血）病传气证：桃核承气汤

【经文辑录】

太阳病不解，热结膀胱，其人如狂，血自下，下者愈。其外不解者，尚未可攻，当先解其外。外解已，但少腹急结者，乃可攻之，宜桃

核承气汤。后云解外宜桂枝汤。(《伤寒论》106条）

【方剂组成】

桃仁五十个，去皮尖　大黄四两　桂枝二两，去皮　甘草二两，炙　芒硝二两

右五味，以水七升，煮取二升半，去滓，内芒硝，更上火微沸，下火。先食温服五合，日三服，当微利。

方干：大黄甘草汤、调胃承气汤、桂枝甘草汤（血痹法）。

方眼：调胃承气汤＋桂枝甘草汤（血痹法）。

方势：升、降、通、泄、滑。

方效：通府泄热，凉血活血，化瘀散结，和营缓急。

4．阳明府实（血室瘀血）病传血证：大黄䗪虫丸

【经文辑录】

五劳，虚极羸瘦，腹满不能饮食，食伤、忧伤、饮伤、房室伤、饥伤、劳伤、经络荣卫气伤，内有干血，肌肤甲错，两目黯黑，缓中补虚，大黄䗪虫丸主之。(《金匮要略·血痹虚劳病脉证并治》)

【方剂组成】

大黄十分，蒸　黄芩二两　甘草三两　桃仁一升　杏仁一升　芍药四两　干地黄十两　干漆一两　虻虫一升　水蛭百枚　蛴螬一升　䗪虫半升

右十二味，末之，炼蜜和丸，小豆大，酒饮服五丸，日三服。

方干：大黄甘草汤、芍药甘草汤、半个黄芩汤、服饵法。

方眼：大黄甘草汤＋服饵法。

方势：降、通、补、泄、滑、湿、寒。

方效：清热凉血，解毒消癥，缓中补虚，推陈致新。

阳明水热

一 主证主方：茵陈蒿汤

【经文辑录】

阳明病，发热汗出者，此为热越，不能发黄也。但头汗出，身无汗，剂颈而还，小便不利，渴引水浆者，此为瘀热在里，身必发黄，茵陈蒿汤主之。(《伤寒论》236条)

伤寒七八日，身黄如橘子色，小便不利，腹微满者，茵陈蒿汤主之。(《伤寒论》260条)

谷疸之为病，寒热不食，食即头眩，心胸不安，久久发黄，为谷疸。茵陈蒿汤主之。(《金匮要略·黄疸病脉证并治》)

【方剂组成】

茵陈蒿六两　栀子十四枚，擘　大黄二两，去皮

右三味，以水一斗二升，先煮茵陈，减六升，内二味，煮取三升，去滓。分三服。小便当利，尿如皂荚汁状，色正赤，一宿腹减，黄从小便去也。

方干：阳明苦寒法、阳明酸寒法、支饮法。

方眼：阳明苦寒法＋支饮法。

方势：降、沉、宣、通、泄、寒。

方效：清热泄火，利水通淋，退黄解毒，微透表邪。

按：伤寒体系治疗黄疸，重视表、阳明、太阴三个病位的彼此相互关联与消长，"表不解"＋"瘀热在里"＋"小便不利"是最常见的发黄病机，彼此偏重不同而已。如：

诸病黄家，但利其小便。假令脉浮，当以汗解之，宜桂枝加黄芪汤主之。(《金匮要略·黄疸病脉证并治》)

伤寒，瘀热在里（编者按：当脱"小便不利"，因麻黄连轺赤小豆汤中连轺、赤小豆、生梓白皮为利水药），身必黄，麻黄连轺赤小豆汤主之。(《伤寒论》262条)

脉沉，渴欲饮水，小便不利者，皆发黄。(《金匮要略·黄疸病脉证并治》)

而茵陈蒿汤证，除了有阳明病机的"瘀热在里"所表现出的但头汗出身无汗、渴引水浆及太阴病机的"小便不利"而腹微满等症之外，亦可兼有"表不解"之病机，故可伴随寒热（不解）、身无汗、剂颈而还等表证。但因为处于阳明水热层面，不可再用麻黄、桂枝、黄芪解表，则排除了《千金》麻黄醇酒汤、麻黄连轺赤小豆汤、茵陈五苓散、桂枝加黄芪汤等方，而选用茵陈蒿汤。

【本草解析】

茵陈蒿

《本经》：味苦，平。主风湿寒热邪气，热结，黄疸，久服轻身，益气，耐老。

《别录》：微寒，无毒。主治通身发黄，小便不利，除头热，去伏瘕，久服面白悦，长年。

茵陈蒿除了寒能清热利水退黄，尚有升散透表之功，故可"治风湿寒热邪气""除头热"，且兼顾茵陈蒿汤证可能出现的表不了了诸候。

二 病传衍化方

（一）阳明水热病传水证：己椒苈黄丸

【经文辑录】

腹满，口舌干燥，此肠间有水气，己椒苈黄丸主之。(《金匮要略·淡饮咳嗽病脉证并治》)

【方剂组成】

防己 椒目 葶苈熬 大黄各一两

右四味，末之，蜜丸如梧子大，先食饮服一丸，日三服，稍增，口中有津液。渴者，加芒硝半两。

方干：阳明苦寒法、阳明辛寒法、支饮法。

方眼：支饮法。

方势：降、沉、通、泄、轻、滑、寒。

方效：逐水除满，清热止渴，降逆散结，宣散透表。

按：防己、椒目、葶苈子皆为辛寒性味，既可逐水，又可清热，还可解表，符合支饮从里位淡饮病传兼表兼实或兼热之病机，故为支饮法常用之品。

防己

《本经》：味辛，平。主风寒，温疟，热气，诸痫，除邪，利大小便。

《别录》：味苦，温，无毒。主治水肿，风肿，去膀胱热，伤寒，寒热邪气，中风，手脚挛急，止泄，散痈肿恶结，诸蜗疥癣，虫疮，通腠理，利九窍。

椒目

《药性论》：治十二种水气，味苦辛，有小毒。

葶苈子

《本经》：味辛，寒。主癥瘕积聚，结气，饮食寒热，破坚逐邪，通利水道。

《别录》：大寒，无毒。下膀胱水，腹留热气，皮间邪水上出，面目肿，身暴中风热痱痒，利小腹，久服令人虚。

【附】《金匮要略·淡饮咳嗽病脉证并治》考

1. 淡饮考

《金匮要略》的四饮，在现行的宋本《金匮要略》中，一曰痰饮，二曰悬饮，三曰溢饮，四曰支饮。而在宋以前各种收录仲景医学的书籍中，如晋代的《脉经》、隋代的《诸病源候论》、唐代的《千金翼方》，痰饮俱作为"淡饮"。

现在通行的宋本《金匮要略》，是由北宋初年翰林学士王洙，在翰林院蠹简中所得《金匮玉函要略方》三卷抄录而成。王洙"录之以传士流"后，再经（大概20年后）精通医术的朝官林亿等人校正，而成为现在我们看到的这个版本。

而在最接近仲景时代的晋太医令王叔和的《脉经》卷八就是《金匮要略》的另一个版本，收录了《金匮要略》的大部分内容，在第十五章节中就包含了宋本《金匮要略·淡饮咳嗽病脉证并治第十二》的条文，篇名是《平肺痿肺痈咳逆上气淡饮脉证第十五》，名称分类比宋本《金匮要略》更完美，更重要的是它称为"淡饮"而不是"痰饮"，一个"痰"字，往往会禁锢了学者的思路，向"稠浊者为痰，清稀者为饮""积水成饮，饮凝成痰"等这些后世的理论靠拢，大失经方本意，不利于展开辨治。

考"淡"字，《广韵》释意："水满貌"，又《广韵》《集韵》（编者按:《广韵》《集韵》，北宋官修韵书，其最重要的蓝本是隋代的《切韵》，曾在敦煌出土过残卷，正如《切韵》的作者陆法言在序言中所说："因论南北是非，古今通塞，欲更捃选精切，除削疏缓，萧颜多所决定"，是对隋前汉语语系的一次总结）皆曰"淡"或作"澹"，可见在宋以前，"淡"和"澹"是通用字，同音同义。

比如西汉枚乘的《七发》中有"上有千仞之峰，下临百丈之溪；湍流溯波，又澹淡之"之句，两字并用；又如东汉曹操［生于公元155年，卒于公元220年，与后世学者考证的张仲景的生卒年谱（约公元150～154年—公元215～219年）基本重叠］与仲景为同一时期，曹操在公元207年东征乌桓的时候（与张仲景撰写《伤寒杂病论》的年谱相近，《伤寒杂病论》的撰写不会早于建安元年即公元196年，不会晚于仲景最晚卒年219年），写了四言名篇《观沧海》，有"东临碣石，以观沧海；水何澹澹，山岛竦峙"之句，而通观此篇，有很明显的化裁借鉴了宋玉《高唐赋》的文气，更何况在《高唐赋》中即有"濞汹汹其无声兮，溃淡淡而并入……若浮海而望碣石……徙靡澹淡，随波暗蔼"等句。可见在汉以前，澹淡、澹澹、淡淡这些字词是通用的，《广韵》《集韵》："澹淡，水播扬貌"，则这些词组是用来形容荡漾、汹涌、澎湃、激荡、上溯、潮汐的江河湖海的水（特别是自然界的寒冷的、有冲击力和急迫力的水）状态的词组。而这非常符合淡饮发于下焦肠间、走窜上逆的特点与淡饮性本寒的特性，如《金匮要略·淡饮咳嗽病脉证并治》曰："其人素盛今瘦，水走肠间，沥沥有声，谓之淡饮"，又曰："病淡饮者，当以温药和之。"

而在经方学派典籍《神农本草经》和《名医别录》中，"淡"更是作为一个病理名词频频出现，如《本经》"留饮淡癖"（巴豆条），《别录》"胸中淡热"（淡竹叶条）、"胸上淡冷"（乌头条）、"腹中淡实"（芒硝条）、"胸胁淡癖"（枳实条）、"去淡"（干姜条）、"除淡"（槟榔条）、"淡热"（松萝条）等。

尚有确切的旁证，见于《小品方·治胸胁淡冷气满诸方》，篇名"淡冷"即"虚冷（寒）淡饮"之谓。

此篇中"茱萸汤，治胸中积冷，心下淡水"，"淡水"即"淡饮"之谓。

"半夏橘皮汤，治胸中冷，淡气满"，"淡气"即"淡饮水气"之谓。

"半夏茯苓汤，治胸膈心腹中淡水冷气"，"淡水冷气"即"淡冷""虚冷（寒）淡饮"之谓。

《小品方》又名《经方小品》，是南北朝陈延之辑录的一部经方书籍，历来有羽翼《伤寒论》补阙残卷之功，如高保衡、林亿在校定《备急千金要方·后序》中云："臣尝读唐令，见其制，为医者皆习张仲景《伤寒》、陈延之《小品》……

《小品》亦仲景之比也。"《小品方》由遣唐使远渡重洋带到日本，而在中土亡佚于北宋中期，直到20世纪又从东洋流回，字句未经过后世歧义传写，证据弥足珍贵。

又，东晋书圣王羲之《干呕帖》（五代至北宋临摹本）有"胸中淡闷，干呕转剧"字句，亦言"淡闷"而非"痰闷"。

西晋末年，经历永嘉之乱衣冠南渡，吴越之地反而会保留着一些本始的汉文化，如至今在绍兴等地，"痰"的方言发音尚为"澹（dàn）"，可谓方言中宝贵的中医文化遗产。

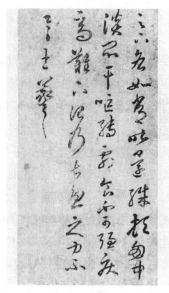

王羲之《干呕贴》

2. 四饮解

> 问曰：四饮何以为异？师曰：其人素盛今瘦，水走肠间，沥沥有声，谓之淡饮；饮后水流在胁下，咳唾引痛，谓之悬饮；饮水流行，归于四肢，当汗出而不汗出，身体疼重，谓之溢饮；咳逆倚息，气短不得卧，其形如肿，谓之支饮。（《金匮要略·淡饮咳嗽病脉证并治》）

淡饮是四饮的基础，淡饮"其人素盛今瘦"，字面意思是本来身体强壮，后来瘦弱下去了，但此为以果为因的描述手法，而非肥人无淡饮之谓，用"瘦"来代表胃虚而水谷精微吸收障碍。且只要存在胃虚病机，即使无"素盛今瘦"，而有大便溏泄、痞满不食等胃虚症状亦可。"水走肠间，沥沥有声"，亦非淡饮病家必有肠鸣症状，而是指淡饮源于下焦（肠间），是人体本该代谢排出之废水浊物上逆而成。是以肥人亦可病淡饮，瘦人亦可病溢饮。如同拈花指月，手指并非月亮，而不举手指指引则不识月亮。

故胃虚及津液不化是淡饮病机，也是四饮共同的基础病机。

淡饮治法当以温药和之，用药有两大主要方向：一是温补为主，二是温化为主。温补为主者，人参干姜（生姜）药证为主，如理中丸、生姜甘草汤类；温化为主者，茯苓白术药证多见，如大部分苓桂剂、苓术剂及苓姜剂。

> 饮后水流在胁下，咳唾引痛，谓之悬饮；饮水流行，归于四肢，当汗出而不汗出，身体疼重，谓之溢饮；咳逆倚息，气短不得卧，其形如肿，谓之支饮。（《金匮要略·淡饮咳嗽病脉证并治》）

（1）水饮形成后，在身体流行，流行到上焦，则会形成悬饮，当用攻法（以下法为主，甘遂药证多见，如十枣类方）。

（2）流行到表位，则会形成溢饮，当用汗法（以汗法为主，麻黄药证多见，如大小青龙汤）。

（3）表里三焦周流充斥者为支饮，所以支饮既有淡饮气短和悬饮咳逆的特点，又有溢饮形体肿胀的特点，是水饮病之首，所以四饮中，支饮又被称为"饮家"，类似六病中的厥阴病，表里、虚实、寒热夹杂为患，当各随所急所苦依法治之。

水饮的基础虽为胃虚和津液不化，当用温药和之为主，但是形成其他三饮后，即为有形之病邪为主，故而其他三饮可用攻法。所以水邪盛，一样可汗（大小青龙汤、越婢汤、续命类方等）、可吐（一物瓜蒂汤、瓜蒂散等）、可下（木防己汤、木防己去石膏加茯苓芒硝汤、己椒苈黄丸、甘遂半夏汤等）。

（二）阳明水热病传火证：大黄硝石汤

【经文辑录】

黄疸，腹满，小便不利而赤，自汗出，此为表和里实，当下之，宜大黄硝石汤。（《金匮要略·黄疸病脉证并治》）

【方剂组成】

大黄　黄柏　硝石各四两　栀子十五枚

右四味，以水六升，煮取二升，去滓，内硝更煮，取一升，顿服。

方干：栀子柏皮汤（半）、调胃承气汤（半）、石散法。

方眼：调胃承气汤（半）。

方势：降、沉、宣、通、泄、重、寒。

方效：通府泄热，利水退黄，破结除满，消积攻坚。

（三）阳明水热病传气证：栀子大黄汤

【经文辑录】

酒黄疸，心中懊憹或热痛，栀子大黄汤主之。（《金匮要略·黄疸病脉证并治》）

【方剂组成】

栀子十四枚　大黄一两　枳实五枚　豉一升

右四味，以水六升，煮取二升，分温三服。

方干：栀子豉汤、枳实栀子豉汤（半）、小承气汤（半）、服饵法。

方眼：枳实栀子豉汤（半）+小承气汤（半）。

方势：降、沉、宣、通、补、泄、燥。

方效：解表清里，泄火除烦，理气化湿，推陈致新。

（四）阳明水热病传血证：猪苓汤

【经文辑录】

若脉浮，发热，渴欲饮水，小便不利者，猪苓汤主之。（《伤寒论》223条）

阳明病，汗出多而渴者，不可与猪苓汤，以汗多胃中燥，猪苓汤复利其小便故也。（《伤寒论》224条）

少阴病，下利六七日，咳而呕，渴，心烦不得眠者，猪苓汤主之。（《伤寒论》319条）

夫诸病在藏，欲攻之，当随其所得而攻之。如渴者，与猪苓汤。余皆仿此。（《金匮要略·藏府经络先后病脉证》）

脉浮发热，渴欲饮水，小便不利者，猪苓汤主之。（《金匮要略·消渴小便利淋病脉证并治》）

【方剂组成】

猪苓去皮　茯苓　泽泻　阿胶　滑石碎，各一两

右五味，以水四升，先煮四味，取二升，去滓，内阿胶烊消。温服七合，日三服。

方干：猪苓散（半）、服饵法。

方眼：猪苓散（半）。

方势：降、沉、补、重、滑。

方效：利水通淋，清热凉血，除烦止渴，养血止利。

第十五章

少阳病方机

第一节
少阳中风

一 主证主方：柴胡桂枝汤

【经文辑录】

伤寒六七日，发热，微恶寒，支节烦疼，微呕，心下支结，外证未去者，柴胡桂枝汤主之。(《伤寒论》146条)

【方剂组成】

桂枝去皮 黄芩一两半 人参一两半 甘草一两,炙 半夏二合半,洗 芍药一两半 大枣六枚,擘 生姜一两半,切 柴胡四两

右九味，以水七升，煮取三升，去滓。温服一升。本云人参汤，作如桂枝法，加半夏、柴胡、黄芩，复如柴胡法。今用人参作半剂。

方干：生姜甘草汤、小半夏汤、半夏散及汤、小柴胡汤、桂枝汤。

方眼：小柴胡汤 + 桂枝汤。

方势：升、降、宣、补。

方效：解表散寒，清热和营，健胃化饮，疏利三焦。

按：柴胡桂枝汤是《伤寒论》中合法合方之典型代表方，经方施治规律，病随机转，方从法出，故病机兼见则法度并施，法度并施始方药和合。

《伤寒论》中和合之方剂，皆剂量缩减，而非加大剂量或取最大量。如柴胡桂枝汤，各取小柴胡汤和桂枝汤半量。且小柴胡汤与桂枝汤皆有甘草，小柴胡汤用三两，桂枝汤用二两，而本方只取桂枝汤半量，故甘草为一两。

其他如桂枝麻黄各半汤、桂枝二麻黄一汤、桂枝二越婢一汤，皆为剂量缩减。

经方剂量还有一个规律，即方剂药物越多，剂量越小，如侯氏黑散、薯蓣丸等。

二 病传衍化方

（一）少阳中风病传水证：柴胡加龙骨牡蛎汤

【经文辑录】

伤寒八九日，下之，胸满烦惊，小便不利，谵语，一身尽重，不可转侧者，柴胡加龙骨牡蛎汤主之。（《伤寒论》107 条）

【方剂组成】

柴胡四两　龙骨　黄芩　生姜切　铅丹　人参　桂枝去皮　茯苓各一两半　半夏二合半，洗　大黄二两　牡蛎一两半，熬　大枣六枚，擘

右十二味，以水八升，煮取四升，内大黄，切如棋子，更煮一两沸，去滓。温服一升。本云柴胡汤，今加龙骨等。

方干：小半夏汤、小半夏加茯苓汤、茯苓甘草汤、苓桂枣甘汤、桂枝甘草龙骨牡蛎汤（半）、小柴胡汤（半）、柴胡桂枝汤（半）、泻心汤（半）、石散法。

方眼：柴胡桂枝汤（半）＋苓桂枣甘汤＋泻心汤（半）＋石散法。

方势：升、降、沉、宣、通、补、泄、重。

方效：解表散邪，清热和营，调中化饮，疏利三焦。

（二）少阳中风病传火证：柴胡去半夏加栝楼汤

【经文辑录】

柴胡去半夏加栝楼汤：治疟病发渴者，亦治劳疟。（《金匮要略·疟病脉证并治》）

【方剂组成】

柴胡八两　人参　黄芩　甘草各三两　栝楼根四两　生姜二两　大枣十二枚

右七味，以水一斗二升，煮取六升，去滓，再煎取三升，温服一升，日二服。

方干：少阳表药（柴胡）法、阳明苦寒法、阳明酸寒法、生姜甘草汤、小柴胡汤（半）、黄芩汤（半）。

方眼：小柴胡汤（半）＋阳明苦寒法＋阳明酸寒法。

方势：降、宣、补、寒。

方效：清热散邪，泻火生津，和中化饮，推陈致新。

按："桂枝下咽，阳盛则毙"，少阳中风病传火证，邪入于阳明里位为主，故发温疟消渴，是以去辛温之桂枝，加阳明酸寒、苦寒法之栝楼根。

（三）少阳中风病传气证：柴胡桂枝干姜汤

【经文辑录】

伤寒五六日，已发汗而复下之，胸胁满微结，小便不利，渴而不呕，但头汗出，往来寒热，心烦者，此为未解也。柴胡桂枝干姜汤主之。（《伤寒论》147条）

柴胡桂姜汤：治疟寒多微有热，或但寒不热。服一剂如神。（《金匮要略·疟病脉证并治》）

【方剂组成】

柴胡半斤　桂枝三两，去皮　干姜二两　栝楼根四两　黄芩三两　牡蛎二两，熬　甘草二两，炙

右七味，以水一斗二升，煮取六升，去滓，再煎取三升。温服一升，日三服。初服微烦，复服汗出便愈。

方干：桂枝甘草汤、甘草干姜汤、栝楼牡蛎散、少阳表药（柴胡）法、阳明苦寒法。

方眼：少阳表药（柴胡）法＋桂枝甘草汤＋甘草干姜汤＋栝楼牡蛎散。

方势：升、降、沉、补、泄、重。

方效：解表散寒，清热除结，温中化饮，利水生津。

按：柴胡桂枝干姜汤证病势复杂，兼有太阳、少阳、阳明、太阴，而为类厥阴所统摄。

1. 证候解析

"伤寒五六日，已发汗而复下之"：太阳伤寒五六日，发汗而表邪未解，汗后表不解本宜桂枝法，而医者误用下法，导致外邪内陷而表位仍未解。

"胸胁满微结"：里位有欲实之邪微结。

"小便不利"：原因有二：一者下后伤津液；二者表不解则里不通，病兼太阴水饮。

与 28 条桂枝去芍药加茯苓白术汤证[1]小便不利机理两两相对，28 条是里有停饮导致表不透解，本条是表邪不解导致里位水液代谢不利，俱关乎太阳、太阴病位。

但 28 条以表邪内陷为主，兼有里位水饮停滞，有余之停饮，故去芍药加苓术以利有余之废水；而本条以外邪不解为主，兼有里位火邪伤津，火灼津伤则不能"游溢精气"，导致津液既有不足又有凝滞，而曰"微结"，故虽小便不利而不可再用苓术利水耗津，而用栝楼牡蛎散清滋养津、润降除结之法。

"渴而不呕"：渴为阳明火热证，故用黄芩；不呕为排除少阳之半夏生姜（小半夏汤方干）药证。

"但头汗出"：阳明之热熏蒸于上焦阳位，故但头汗出，为实邪邪热之阳明病位证候。

"往来寒热"：邪气出表入里，兼有少阳病位。

"心烦"：阳明邪热燔灼津液，津血失于滋养，导致心神不宁。

"此为未解也"：此为（外邪）未解也，尚兼有太阳表证。

2．方药解析

柴胡：少阳正药，解表散邪，清解郁火，疏利气机，推陈致新，配伍苦寒之黄芩更增清解郁火邪热之功效，加之甘草，则体现出小柴胡汤法，胃中不虚反"微结"成实，故去人参、大枣，无呕故去半夏、生姜。

炙甘草：和中缓急，甘能治水。

干姜：配伍炙甘草即成甘草干姜汤，温太阴、复阳气、化津液。

桂枝：解表散邪，配伍甘草而成桂枝甘草汤方干，但用桂枝三两、炙甘草二两而成桂枝去芍药汤方义之发越药势，与桂枝甘草汤桂四草二以降逆用量略有不同。

栝楼根：酸苦寒清热润降，治消渴，除（心）烦（胸）满，有清滋和去微结之作用。经方用药规律，人参常用于渴而呕者，栝楼根常用于渴而不呕者。

牡蛎：咸寒软坚，散结清热，利水除烦。对于火热津伤饮滞之候夹杂者，经方多用栝楼根配伍牡蛎（栝楼牡蛎散方干），如栝楼牡蛎散、牡蛎泽泻散等。

---

[1] 本方宋本《伤寒论》作"桂枝去桂加茯苓白术汤"，本书遵《医宗金鉴·卷三十一》"去芍"之论："于桂枝汤方内，去芍药，加茯苓、白术各三两，余依桂枝汤法煎服。小便利则愈"。去桂当是去芍药，此方去桂，将何以治仍头项强痛、发热无汗之表乎？细玩服此汤，曰余根据桂枝汤法煎服，其意自见。服桂枝汤已，温覆令一时许，通身漐漐微似有汗，此服桂枝汤法也。若去桂则为芍药、甘草、茯苓、白术并无辛甘走荣卫之品，而曰余根据桂枝汤法，无所谓法也。且论中有脉促胸满，汗出恶寒之证，用桂枝去芍药加附子汤主之，去芍药者，为胸满也。此条证虽稍异，而其满则同，为去芍药可知矣。

229

方名曰"柴胡桂枝干姜汤"，用柴胡、桂枝疗中风外邪，而用干姜引药入里，以表里、水火、寒热、虚实并治。如：

干姜配伍黄芩：苦辛法——除痞散结，理中健运（三泻心汤法则）。

干姜配伍桂枝：辛温法——暖胃化饮，散寒解表（小青龙汤法则）。

干姜配伍甘草：甘温法——温中暖胃，温阳补津（甘草干姜汤法则）。

干姜配伍牡蛎：辛咸法——化饮导滞，散结除烦（侯氏黑散法则）。

（四）少阳中风病传血证：鳖甲煎丸

【经文辑录】

病疟，以月一日发，当以十五日愈。设不差，当月尽解。如其不差，当云何？师曰：此结为癥瘕，名曰疟母，急治之，宜鳖甲煎丸。（《金匮要略·疟病脉证并治》）

【方剂组成】

鳖甲十二分，炙　乌扇三分，烧　黄芩三分　柴胡六分　鼠妇三分，熬　干姜三分　大黄三分　芍药五分　桂枝三分　葶苈一分，熬　石韦三分，去毛　厚朴三分　牡丹五分，去心　瞿麦二分　紫葳三分　半夏一分　人参一分　䗪虫五分，熬　阿胶三分，炙　蜂窠四分，炙　赤消十二分　蜣蜋六分，熬　桃仁二分

右二十三味，为末，取煅灶下灰一斗，清酒一斛五斗，浸灰，候酒尽一半，着鳖甲于中，煮令泛烂如胶漆，绞取汁，内诸药，煎为丸，如梧子大，空心服七丸，日三服。

《千金方》用鳖甲十二片，又有海藻三分，大戟一分，䗪虫五分，无鼠妇、赤消二味，以鳖甲煎和诸药为丸。

方干：下瘀血汤、柴胡桂枝汤（半）、柴胡桂枝干姜汤（半）、桂枝茯苓丸（半）、四逆散（半）、理中汤（半）、石散法、服饵法。

方眼：柴胡桂枝干姜汤（半）+下瘀血汤+石散法+服饵法。

方势：升、降、沉、宣、通、补、泄、轻、重。

方效：解表祛邪，清热和营，逐瘀生新，温中补虚。

第二节
少阳本病

一　主证主方：小柴胡汤

【经文辑录】

太阳病，十日以去，脉浮细而嗜卧者，外已解也。设胸满胁痛者，与小柴胡汤；脉但浮者，与麻黄汤。(《伤寒论》37 条)

伤寒五六日，中风，往来寒热，胸胁苦满，嘿嘿不欲饮食，心烦喜呕，或胸中烦而不呕，或渴，或腹中痛，或胁下痞鞕，或心下悸、小便不利，或不渴、身有微热，或咳者，小柴胡汤主之。(《伤寒论》96 条)

血弱气尽，腠理开，邪气因入，与正气相搏，结于胁下。正邪分争，往来寒热，休作有时，嘿嘿不欲饮食。藏府相连，其痛必下。邪高痛下，故使呕也一云藏府相连，其病必下，胁鬲中痛。小柴胡汤主之。服柴胡汤已，渴者属阳明，以法治之。(《伤寒论》97 条)

得病六七日，脉迟浮弱，恶风寒，手足温，医二三下之，不能食而胁下满痛，面目及身黄，颈项强，小便难者，与柴胡汤，后必下重。本渴饮水而呕者，柴胡汤不中与也，食谷者哕。(《伤寒论》98 条)

伤寒四五日，身热恶风，颈项强，胁下满，手足温而渴者，小柴胡汤主之。(《伤寒论》99 条)

伤寒，阳脉涩，阴脉弦，法当腹中急痛，先与小建中汤；不差者，小柴胡汤主之。(《伤寒论》100 条)

伤寒中风，有柴胡证，但见一证便是，不必悉具。凡柴胡汤病证而下之，若柴胡证不罢者，复与柴胡汤，必蒸蒸而振，却复发热汗出而解。(《伤寒论》101 条)

妇人中风，七八日续得寒热，发作有时，经水适断者，此为热入血室。其血必结，故使如疟状，发作有时，小柴胡汤主之。(《伤寒论》144 条)

伤寒五六日，头汗出，微恶寒，手足冷，心下满，口不欲食，大便鞕，脉细者，此为阳微结。必有表，复有里也。脉沉，亦在里也。汗出为阳微。假令纯阴结，不得复有外证，悉入在里，此为半在里半在外也。脉虽沉紧，不得为少阴病。所以然者，阴不得有汗，今头汗出，

故知非少阴也，可与小柴胡汤。设不了了者，得屎而解。(《伤寒论》148条)

伤寒五六日，呕而发热者，柴胡汤证具，而以他药下之，柴胡证仍在者，复与柴胡汤。此虽已下之，不为逆，必蒸蒸而振，却发热汗出而解。若心下满而鞕痛者，此为结胸也，大陷胸汤主之。但满而不痛者，此为痞，柴胡不中与之，宜半夏泻心汤。(《伤寒论》149条)

阳明病，发潮热，大便溏，小便自可，胸胁满不去者，与小柴胡汤。(《伤寒论》229条)

阳明病，胁下鞕满，不大便而呕，舌上白胎者，可与小柴胡汤。上焦得通，津液得下，胃气因和，身濈然汗出而解。(《伤寒论》230条)

阳明中风，脉弦浮大而短气，腹都满，胁下及心痛，久按之气不通，鼻干，不得汗，嗜卧，一身及目悉黄，小便难，有潮热，时时哕，耳前后肿，刺之小差。外不解，病过十日，脉续浮者，与小柴胡汤。(《伤寒论》231条)

本太阳病不解，转入少阳者，胁下鞕满，干呕不能食，往来寒热，尚未吐下，脉沉紧者，与小柴胡汤。(《伤寒论》266条)

呕而发热者，小柴胡汤主之。(《伤寒论》379条)

伤寒差以后更发热，小柴胡汤主之；脉浮者，以汗解之；脉沉实一作紧者，以下解之。(《伤寒论》394条)

诸黄，腹痛而呕者，宜柴胡汤必小柴胡汤，方见呕吐中。(《金匮要略·黄疸病脉证并治》)

呕而发热者，小柴胡汤主之。(《金匮要略·呕吐哕下利病脉证治》)

产妇郁冒，其脉微弱，不能食，大便反坚，但头汗出，所以然者，血虚而厥，厥而必冒，冒家欲解，必大汗出，以血虚下厥，孤阳上出，故头汗出。所以产妇喜汗出者，亡阴血虚，阳气独盛，故当汗出，阴阳乃复。大便坚，呕不能食，小柴胡汤主之。(《金匮要略·妇人产后病脉证治》)

《千金》三物黄芩汤：治妇人在草蓐，自发露得风。四肢苦烦热，头痛者，与小柴胡汤。头不痛但烦者，此汤主之。(《金匮要略·妇人产后病脉证治》)

【方剂组成】

柴胡半斤　黄芩三两　人参三两　半夏半升，洗　甘草炙　生姜切，各三两

大枣十二枚，擘

右七味，以水一斗二升，煮取六升，去滓，再煎取三升。温服一升，日三服。若胸中烦而不呕者，去半夏、人参，加栝楼实一枚；若渴，去半夏，加人参，合前成四两半，栝楼根四两；若腹中痛者，去黄芩，加芍药三两；若胁下痞鞕，去大枣，加牡蛎四两；若心下悸、小便不利者，去黄芩，加茯苓四两；若不渴、外有微热者，去人参，加桂枝三两，温覆微汗愈；若咳者，去人参、大枣、生姜，加五味子半升、干姜二两。

方干：少阳表药（柴胡）法、生姜甘草汤、小半夏汤、人参汤（半）、黄芩汤（半）、黄芩加半夏生姜汤（半）。

方眼：少阳表药（柴胡）法＋生姜甘草汤。

方势：降、宣、补、泄。

方效：解表散邪，清解郁火，温胃化饮，推陈致新。

二 病传衍化方

（一）少阳本病病传水证：柴胡加龙骨牡蛎汤

【经文辑录】

伤寒八九日，下之，胸满烦惊，小便不利，谵语，一身尽重，不可转侧者，柴胡加龙骨牡蛎汤主之。（《伤寒论》107条）

【方剂组成】

柴胡四两　龙骨　黄芩　生姜切　铅丹　人参　桂枝去皮　茯苓各一两半　半夏二合半，洗　大黄二两　牡蛎一两半，熬　大枣六枚，擘

右十二味，以水八升，煮取四升，内大黄，切如棋子，更煮一两沸，去滓。温服一升。本云柴胡汤，今加龙骨等。

方干：小半夏汤、小半夏加茯苓汤、茯苓甘草汤、苓桂枣甘汤、桂枝甘草龙骨牡蛎汤（半）、小柴胡汤（半）、柴胡桂枝汤（半）、泻心汤（半）、石散法。

方眼：柴胡桂枝汤（半）＋苓桂枣甘汤＋泻心汤（半）＋石散法。

方势：升、降、沉、宣、通、补、泄、重。

方效：解表散邪，清热和营，调中化饮，疏利三焦。

按：少阳中风与少阳本病本皆有胃虚之基础病机，故：

少阳中风病传水证，病机为：表不解为主＋淡饮＋胃虚。

少阳本病病传水证，病机为：胃虚为主＋淡饮＋表不解。

而"病淡饮者，当以温药和之"，柴胡桂枝汤与小柴胡汤两方本已有生姜甘草汤温化除水法，但少阳中风与少阳本病病传淡饮水证为所急所苦时，需配合温渗法，以苓桂剂为首选类方。柴胡桂枝法本有桂枝，再加茯苓则可温化温渗并举，小柴胡法加用桂枝茯苓配伍，即包含苓桂枣甘汤方干而衍化温渗之方势。

（二）少阳本病病传火证：柴胡加芒硝汤

【经文辑录】

伤寒，十三日不解，胸胁满而呕，日晡所发潮热，已而微利。此本柴胡证，下之以不得利，今反利者，知医以丸药下之，此非其治也。潮热者，实也。先宜服小柴胡汤以解外，后以柴胡加芒硝汤主之。（《伤寒论》104 条）

【方剂组成】

柴胡二两十六铢　黄芩一两　人参一两　甘草一两，炙　生姜一两，切　半夏二十铢，本云五枚，洗　大枣四枚，擘　芒硝二两

右八味，以水四升，煮取二升，去滓，内芒硝，更煮微沸。分温再服。不解更作。

方干：小柴胡汤、阳明咸寒法、生姜甘草汤、小半夏汤、人参汤（半）、黄芩汤（半）、黄芩加半夏生姜汤（半）。

方眼：小柴胡汤＋阳明咸寒法。

方势：降、宣、沉、补、泄、重、寒。

方效：清热散邪，泻火导滞，软坚散结，推陈致新

（三）少阳本病病传气证：四逆散

【经文辑录】

少阴病，四逆，其人或咳，或悸，或小便不利，或腹中痛，或泄利下重者，四逆散主之。（《伤寒论》318 条）

【方剂组成】

　　甘草炙　枳实破，水渍，炙干　柴胡　芍药

　　右四味，各十分，捣筛。白饮和服方寸匕，日三服。咳者，加五味子、干姜各五分，并主下利；悸者，加桂枝五分；小便不利者，加茯苓五分；腹中痛者，加附子一枚，炮令坼；泄利下重者，先以水五升，煮薤白三升。煮取三升，去滓，以散三方寸匕，内汤中，煮取一升半。分温再服。

　　方干：少阳表药（柴胡）法、阳明酸寒法、芍药甘草汤、枳实芍药散。

　　方眼：少阳表药（柴胡）法 + 枳实芍药散。

　　方势：降、宣、通、泄、寒。

　　方效：行气除结，清热排脓，养血除痹，解表散邪。

（四）少阳本病病传血证：大柴胡汤

【经文辑录】

　　太阳病，过经十余日，反二三下之，后四五日，柴胡证仍在者，先与小柴胡。呕不止，心下急一云呕止小安，郁郁微烦者，为未解也。与大柴胡汤，下之则愈。(《伤寒论》103 条)

　　伤寒十余日，热结在里，复往来寒热者，与大柴胡汤。但结胸，无大热者，此为水结在胸胁也。但头微汗出者，大陷胸汤主之。(《伤寒论》136 条)

　　伤寒发热，汗出不解，心中痞鞭，呕吐而下利者，大柴胡汤主之。(《伤寒论》165 条)

　　按之心下满痛者，此为实也，当下之，宜大柴胡汤。(《金匮要略·腹满寒疝宿食病脉证治》)

【方剂组成】

　　柴胡半斤　黄芩三两　芍药三两　半夏半升，洗　生姜五两，切　枳实四枚，炙大枣十二枚，擘

　　右七味，以水一斗二升，煮取六升，去滓再煎。温服一升，日三服。一方，加大黄二两；若不加，恐不为大柴胡汤。

　　方干：枳实芍药散、小半夏汤、黄芩汤（半）、黄芩加半夏生姜汤（半）、小承气汤（半）、小柴胡汤（半）。

方眼： 小柴胡汤（半）+枳实芍药散+小承气汤（半）。

方势： 降、宣、通、泄

方效： 解表散邪，化瘀除痹，泻火导滞，推陈致新。

按： 柴胡加芒硝汤为少阳本病病传火证之正方，而大柴胡汤虽兼能除火散结，但其方药结构重用辛温之生姜五两，生姜为经方津血之大药，乃血药中表药、水药，且配伍芍药养血除痹、大黄下血逐瘀，故乃治水火血结之病传方。方干中包含的枳实芍药散、黄芩汤、黄芩加半夏生姜汤，皆具有兼治血证之方效。

第
十
六
章

太阴病方机

第一节
太阴中风

一　主证主方：桂枝加黄芪汤

【经文辑录】

黄汗之病，两胫自冷；假令发热，此属历节。食已汗出，又身常暮盗汗出者，此劳气也，若汗出已，反发热者，久久其身必甲错。发热不止者，必生恶疮。若身重，汗出已辄轻者，久久必身瞤。瞤即胸中痛，又从腰以上必汗出，下无汗，腰髋弛痛，如有物在皮中状，剧者不能食，身疼重，烦躁，小便不利，此为黄汗，桂枝加黄芪汤主之。（《金匮要略·水气病脉证并治》）

诸病黄家，但利其小便。假令脉浮，当以汗解之，宜桂枝加黄芪汤主之。（《金匮要略·黄疸病脉证并治》）

【方剂组成】

桂枝　芍药各三两　甘草二两　生姜三两　大枣十二枚　黄芪二两（编者按：应为五两）

右六味，以水八升，煮取三升，温服一升，须臾，饮热稀粥一升余，以助药力，温服取微汗；若不汗，更服。

方干：桂枝甘草汤、芍药甘草汤、桂枝汤、太阴表药（黄芪）法、生姜甘草汤（半）。

方眼：桂枝汤＋太阴表药（黄芪）法。

方势：升、补。

方效：温卫升阳，和营养血，解表祛邪，温中除湿。

按：

1．桂枝加黄芪汤剂量考释

（1）桂枝、芍药剂量：在不同版本中，桂枝加黄芪汤中桂枝、芍药有二两和三两之别。如邓珍本中桂枝、芍药为二两；而在赵开美本、外台本，以及日本的吉野本、宽政本都是三两。赵本是按宋本所翻刻，《金匮要略》全书是北宋首刊，乃馆阁大学士在宫廷翰林内整理蠹简而成，所以赵本的剂量值得重视；《外台秘要》也是王焘整理内府善本所集，采信度更高；尚有旁证，即明洪武钞本《金匮要略方》，所据底本为北宋绍圣三年（1096 年）刊本，比通行六百余年的邓珍本还早二百余年，其桂枝、芍药俱为三两。

且根据方名分析，桂枝加黄芪汤，即应该是桂枝汤加黄芪。观桂枝汤加大桂枝用量而言桂枝加桂汤，加大芍药、生姜用量又加人参而言新加汤，麻黄附子甘草汤加大麻黄用量而言麻黄附子汤，若缩减药量，方名不至于如此直白，故桂枝加黄芪汤中桂枝、芍药剂量用三两更合理。

（2）黄芪剂量：通行的邓珍本中黄芪是二两，而在《外台秘要》中黄芪用五两，更有证据是洪武钞本中"黄汗之为病……桂枝加黄芪五两汤主之"，明言桂枝汤加黄芪五两。黄汗为太阴中风的第三个层面，病位更深、病态更虚，所以加大黄芪剂量极为必要。且据黄汗的另一主方——黄芪芍药桂枝苦酒汤黄芪用五两的法度来推衍，同为主药的黄芪用五两非常合理。

2. "黄汗""历节""劳气""痈脓"串解

"黄汗"属于太阴中风病机之一，也是太阴中风层面的最后最深的一层病机：

太阴中风第一层病机——邪风虚热。

太阴中风第二层病机——水饮血痹。

太阴中风第三层病机——风水黄汗。

而后一层病机总能包含前一层病机。故"黄汗"其实就包含着"邪风""虚热""水饮""血痹""风水"这些病机。而黄汗病机其水饮虚寒和津血虚寒程度较之"邪风"层面更重，故"两胫自冷"症状明显。

若太阴中风"黄汗"所包含"邪风"病机为主，又或加之不避寒暑、不节饮食，导致营卫虚弱、三焦不利、胃气亏虚，则病传"历节"，传为"历节"则肢节除冷痛尚兼有自觉或/和他觉之热象，表现为"足如履冰，时如入汤"。（编者按：黄汗包含血痹病机，而血痹之证"如风痹状"，据《灵枢·厥病》谓"风痹淫泺，病不可已者，足如履冰，时如入汤中……"）

若太阴中风"黄汗"所包含"血痹"病机为主，虚汗淋漓，"食已汗出""暮盗汗出""若汗出已，反发热者，久久其身必甲错"。长期汗出则损津伤血耗液，津血亏虚则更加不能固守，形成恶性循环，导致内不养藏府则五劳七伤羸弱"干血"，外不濡肌肤则"肌肤甲错""两目黯黑"，则病传虚劳（"劳气"）如大黄䗪虫丸证。

若太阴中风"黄汗"所包含"虚热"病机为主，"若汗出……发热不止者，必生恶疮"，若长期的热邪败伤津血，损坏肌肉，则可导致痈脓恶疮，而病传"痈脓"。

以上诸候，皆为太阴中风黄汗病机之延伸，故施治法则皆随主方桂枝加黄芪汤，细分病机而衍化成各自类方。如"邪风"为主病传"历节"，则取桂枝加黄芪汤中桂枝法祛风解表，以桂枝甘草汤方干为主，故治历节方桂枝芍药知母汤包含桂枝甘草汤方干；如"血痹"为主病传"虚劳"，则取桂枝加黄芪汤中芍药法养血除痹，以芍药甘草汤方干为主，故治劳气方大黄䗪虫丸包含芍药甘草汤方干。

而典型的黄汗病证候，由于"水饮"病机存在，故"身重"；"邪风"病机存在，故常"汗出"；汗后暂时缓解一部分表邪水邪，故"汗出已辄轻"；但经常汗出只会导致津血更虚，并且由于"虚热"火邪和"水饮"水邪的共同存在，火性炎上，故"腰以上必汗出"，水性润下故"下无汗"；分肉之间有水气的存在，水盛则血虚不养经脉，故出现"腰髋弛痛，如有物在皮中状"的"血痹"状态；"邪风""水饮""风水""血痹"加之"荣卫不利，则腹满胁鸣相逐"，导致寒饮冲逆到表位则"身重""身疼重"，冲逆到上焦则"胸中痛"；寒饮停蓄在下焦，则"小便不利"；"虚热"攻冲熏蒸于上焦，则"烦躁"；而寒饮和火热都可伤耗胃气，导致"剧者不能食"，胃虚不纳，"营出中焦"功能受阻，而成继续深入病传藏府之基础，故而黄汗为太阴中风在表之最后一层病机。

> 黄芪，味甘微温。主痈疽久败疮，排脓止痛，大风，癞疾，五痔，鼠瘘，补虚，小儿百病。一名戴糁。（《本经》）

黄芪可以发太阴表邪，祛风散寒；解太阴湿浊，排脓止痛；益胃温卫气，补虚起废。

故加用黄芪，将太阳中风主方桂枝汤提升而成太阴中风主方，可通治太阴中风表证表邪，病机细分则包含邪风虚热、水饮血痹、风水黄汗三个层面，或可单见或可互兼。且桂枝加黄芪汤方干遵循病机，可拆解而成"历节""劳气""痈脓""恶疮"等类方之滥觞。

二　病传衍化方

（一）太阴中风病传水证：防己茯苓汤

【经文辑录】

皮水为病，四肢肿，水气在皮肤中，四肢聂聂动者，防己茯苓汤主之。（《金匮要略·水气病脉证并治》）

【方剂组成】

防己三两　黄芪三两　桂枝三两　茯苓六两　甘草二两

右五味，以水六升，煮取二升，分温三服。

方干：桂枝甘草汤、苓桂术甘汤（半）、太阴表药（黄芪）法。

方眼：桂枝甘草汤＋苓桂术甘汤（半）。

方势：升、通、补。

方效：温卫升阳，解表祛水，温中化饮，利水降逆。

（二）太阴中风病传火证：黄芪芍药桂枝苦酒汤

【经文辑录】

问曰：黄汗之为病，身体肿一作重，发热汗出而渴，状如风水，汗沾衣，色正黄如柏汁，脉自沉，何从得之？师曰：以汗出入水中浴，水从汗孔入，得之，宜芪芍桂酒汤主之。（《金匮要略·水气病脉证并治》）

【方剂组成】

黄芪五两　芍药三两　桂枝三两

右三味，以苦酒一升，水七升，相和煮取三升，温服一升，当心烦，服至六七日乃解。若心烦不止者，以苦酒阻故也一方用美酒醯代苦酒。

方干：太阴表药（黄芪）法、血痹法、酸药法。

方眼：太阴表药（黄芪）法＋血痹法＋酸药法。

方势：升、降、补、泄。

方效：温卫升阳，和营养血，化湿清热，逐瘀消痈。

（三）太阴中风病传气证：桂枝加芍药生姜各一两人参三两新加汤

【经文辑录】

发汗后，身疼痛，脉沉迟者，桂枝加芍药生姜各一两人参三两新加汤主之。（《伤寒论》62条）

【方剂组成】

桂枝三两，去皮　芍药四两　甘草二两，炙　人参三两　大枣十二枚，擘　生姜四两

右六味，以水一斗二升，煮取三升，去滓。温服一升。本云桂枝

汤，今加芍药、生姜、人参。

方干：桂枝甘草汤、芍药甘草汤、桂枝汤、桂枝加芍药汤、生姜甘草汤。

方眼：桂枝加芍药汤＋生姜甘草汤。

方势：升、降、补。

方效：温卫解表，和营养血，温中补虚，降逆化饮。

按：太阴中风病传气证病因有三，一者表邪困束则气不旁流、攻冲上逆；二者营血亏虚，"荣卫不利，则腹满胁鸣相逐"；三者胃弱里虚、中不制下，则浊水浊气冲逆。故而施治法则不可妄用破气导滞，而应温卫解表、和营养血、补益中焦而制化浊气浊水冲逆。

新加汤方眼乃桂枝加芍药汤＋生姜甘草汤，桂枝汤温卫解表，增加芍药和营养血，生姜甘草汤则补中而制化浊气浊水冲逆，是为太阴中风病传气证之主方。如：

> 本太阳病，医反下之，因尔腹满时痛者，属太阴也。桂枝加芍药汤主之。(《伤寒论》279 条)

> 《千金》生姜甘草汤：治肺痿，咳唾涎沫不止，咽燥而渴。(《金匮要略·肺痿肺痈咳嗽上气病脉证治》)

（四）太阴中风病传血证：黄芪桂枝五物汤

【经文辑录】

血痹，阴阳俱微，寸口关上微，尺中小紧，外证身体不仁，如风痹状，黄芪桂枝五物汤主之。(《金匮要略·血痹虚劳病脉证并治》)

【方剂组成】

黄芪三两　芍药三两　桂枝三两　生姜六两　大枣十二枚

右五味，以水六升，煮取二升，温服七合，日三服。一方有人参。

方干：太阴表药（黄芪）法、血痹法。

方眼：太阴表药（黄芪）法＋血痹法。

方势：升、补。

方效：温卫升阳，散寒解表，和营养血，温中除湿。

第二节
太阴本病

一 主证主方：理中丸

【经文辑录】

伤寒服汤药，下利不止，心下痞鞕。服泻心汤已，复以他药下之，利不止，医以理中与之，利益甚。理中者，理中焦，此利在下焦，赤石脂禹余粮汤主之。复不止者，当利其小便。（《伤寒论》159条）

霍乱，头痛、发热、身疼痛，热多欲饮水者，五苓散主之。寒多不用水者，理中丸主之。（《伤寒论》386条）

大病差后，喜唾，久不了了，胸上有寒，当以丸药温之，宜理中丸。（《伤寒论》396条）

胸痹，心中痞，留气结在胸，胸满，胁下逆抢心，枳实薤白桂枝汤主之，人参汤亦主之。（《金匮要略·胸痹心痛短气病脉证治》）

【方剂组成】

理中丸方

人参　干姜　甘草炙　白术各三两

右四味，捣筛，蜜和为丸，如鸡子黄许大。以沸汤数合，和一丸，研碎，温服之，日三四、夜二服。腹中未热，益至三四丸，然不及汤。汤法：以四物依两数切，用水八升，煮取三升，去滓，温服一升，日三服。若脐上筑者，肾气动也，去术加桂四两；吐多者，去术加生姜三两；下多者还用术；悸者，加茯苓二两；渴欲得水者，加术，足前成四两半；腹中痛者，加人参，足前成四两半；寒者，加干姜，足前成四两半；腹满者，去术，加附子一枚。服汤后，如食顷，饮热粥一升许，微自温，勿发揭衣被。

人参汤方

人参　甘草　干姜　白术各三两

右四味，以水八升，煮取三升。温服一升，日三服。

方干：甘草干姜汤、服饵法。

方眼：甘草干姜汤＋服饵法。

方势：补、燥、热。

方效：温中止利，补虚生津，益胃化饮，降逆止呕。

二　病传衍化方

（一）太阴本病病传水证：甘草干姜茯苓白术汤

【经文辑录】

肾着之病，其人身体重，腰中冷，如坐水中，形如水状，反不渴，小便自利，饮食如故，病属下焦，身劳汗出，衣一作表里冷湿，久久得之，腰以下冷痛，腹重如带五千钱，甘姜苓术汤主之。（《金匮要略·五藏风寒积聚病脉证并治》）

【方剂组成】

甘草　白术各二两　干姜　茯苓各四两

右四味，以水五升，煮取三升。分温三服，腰中即温。

方干：甘草干姜汤、淡饮法。

方眼：甘草干姜汤＋淡饮法。

方势：通、补、燥、热。

方效：温中燥湿，化饮利水，暖胃补虚，通阳散寒。

（二）太阴本病病传火证：甘草小麦大枣汤

【经文辑录】

妇人藏躁，喜悲伤欲哭，象如神灵所作，数欠伸，甘麦大枣汤主之。（《金匮要略·妇人杂病脉证并治》）

【方剂组成】

甘草三两　小麦一升　大枣十枚

右三味，以水六升，煮取三升，温分三服。亦补脾气。

方干：《千金》小温脾汤、服饵法。

方眼：《千金》小温脾汤＋服饵法。

方势：补、寒。

方效：益胃补虚，生津养血，润燥缓急，清热除烦。

（三）太阴本病病传气证：排脓汤

【经文辑录】

缺。

【方剂组成】

甘草二两　桔梗三两　生姜一两　大枣十枚

右四味，以水三升，煮取一升，温服五合，日再服。

方干：桔梗汤、《千金》小温脾汤、服饵法。

方眼：桔梗汤＋服饵法。

方势：宣、补。

方效：益胃补虚，散结导滞，清热消痈，生津养血。

（四）太阴本病病传血证：大建中汤

【经文辑录】

心胸中大寒痛，呕不能饮食，腹中寒，上冲皮起，出见有头足，上下痛而不可触近，大建中汤主之。（《金匮要略·腹满寒疝宿食病脉证治》）

大建中汤：治心胸中大寒大痛，呕不能饮食，饮食下咽自知偏从一面，下流有声，决决然。若腹中寒气上冲皮起，出见有头足，上下而痛，其头不可触近方。（《备急千金要方·胃府方》）

【方剂组成】

蜀椒二合，去汗　干姜四两　人参二两

右三味，以水四升，煮取二升，去滓，内胶饴一升，微火煎取一升半，分温再服，如一炊顷，可饮粥二升，后更服，当一日食糜，温覆之。（《金匮要略·腹满寒疝宿食病脉证治》）

川椒二合　干姜四两　人参二两　胶饴一升

右四味，㕮咀，以水四升，煮取二升，去滓，内饴，微火煮，令得一升半。分三服，服汤如一炊顷，可饮粥二升许，更服。当一日食糜，

更服之。(《备急千金要方·胃府方》)

方干：理中法、建中法、服饵法。

方眼：理中法＋建中法。

方势：浮、补、燥、湿、热。

方效：温中暖胃，建中补虚，散寒止痛，降逆止呕。

第三节
太阴外证

主证主方：甘草干姜汤

【经文辑录】

伤寒脉浮，自汗出，小便数，心烦，微恶寒，脚挛急，反与桂枝，欲攻其表，此误也，得之便厥。咽中干，烦躁吐逆者，作甘草干姜汤与之，以复其阳。若厥愈足温者，更作芍药甘草汤与之，其脚即伸。若胃气不和谵语者，少与调胃承气汤。若重发汗，复加烧针者，四逆汤主之。(《伤寒论》29条)

问曰：证象阳旦，按法治之而增剧，厥逆，咽中干，两胫拘急而谵语。师曰：言夜半手足当温，两脚当伸。后如师言。何以知此？答曰：寸口脉浮而大。浮为风，大为虚，风则生微热，虚则两胫挛，病形象桂枝，因加附子参其间，增桂令汗出，附子温经，亡阳故也。厥逆，咽中干，烦躁，阳明内结，谵语，烦乱，更饮甘草干姜汤。夜半阳气还，两足当热，胫尚微拘急，重与芍药甘草汤，尔乃胫伸。以承气汤微溏，则止其谵语，故知病可愈。(《伤寒论》30条)

肺痿吐涎沫而不咳者，其人不渴，必遗尿，小便数。所以然者，以上虚不能制下故也。此为肺中冷，必眩，多涎唾，甘草干姜汤以温之。若服汤已渴者，属消渴。(《金匮要略·肺痿肺痈咳嗽上气病脉证治》)

【方剂组成】

甘草四两,炙　干姜二两

右二味，以水三升，煮取一升五合，去滓。分温再服。

方干： 甘草汤、服饵法。

方眼： 甘草汤＋服饵法。

方势： 补、热。

方效： 温中散寒，补虚生津，暖胃化饮，补中制下。

按： 太阴外证不解则病传少阴里病，少阴里病不解则病传三阴合病而成真厥阴病、戴阳厥脱，故太阴外证无水、火、气、血夹杂之病传方，阳明外证与太阴外证俱然。

第四节
太阴水病

一　主证主方：甘草干姜茯苓白术汤

【经文辑录】

肾着之病，其人身体重，腰中冷，如坐水中，形如水状，反不渴，小便自利，饮食如故，病属下焦，身劳汗出，衣一作表里冷湿，久久得之，腰以下冷痛，腹重如带五千钱，甘姜苓术汤主之。（《金匮要略·五藏风寒积聚病脉证并治》）

【方剂组成】

甘草　白术各二两　干姜　茯苓各四两

右四味，以水五升，煮取三升。分温三服，腰中即温。

方干： 甘草干姜汤、淡饮法。

方眼： 甘草干姜汤＋淡饮法。

方势： 通、补、燥、热。

方效： 温中燥湿，化饮利水，暖胃补虚，通阳散寒。

二 病传衍化方

（一）太阴水病病传水证：泽泻汤

【经文辑录】

心下有支饮，其人苦冒眩，泽泻汤主之。（《金匮要略·淡饮咳嗽病脉证并治》）

【方剂组成】

泽泻五两　白术二两

右二味，以水二升，煮取一升，分温再服。

方干：支饮法、咸温法。

方眼：支饮法。

方势：降、通、补、泄、燥。

方效：降逆化饮，暖胃和中，利水通淋，消导除满。

按：

泽泻

《本经》：味甘，寒。主治风寒湿痹，乳难，消水，养五藏，益气力，肥健，久服耳目聪明，不饥，延年，轻身，面生光，能行水上。

《别录》：味咸，无毒。主补虚损五劳，除五藏痞满，起阴气，止泄精，消渴，淋沥，逐膀胱三焦停水，扁鹊云多服病人眼。

白术

《本经》：味苦，温。主治风寒湿痹，死肌，痉，疸，止汗，除热，消食，作煎饵，久服轻身，延年，不饥。

《别录》：味甘，无毒。主治大风在身面，风眩头痛，目泪出，消痰水，逐皮间风水结肿，除心下急满及霍乱吐下不止，利腰脐间血，益津液，暖胃，消谷，嗜食。

泽泻甘咸寒，甘能制水，咸能软坚散结而破"饮家"之巢穴，故为支饮之妙品。除泽泻汤外，还可见于茯苓泽泻汤、牡蛎泽泻散、肾气丸等方。其咸味之功用常被后世忽视，而此正其有异于茯苓平淡性味之处也，配伍苦甘温之白术更可"暖胃""消痰水""除心下急满""逐皮间风水结肿"。

《名医别录》泽泻有"扁鹊云多服病人眼"句，当为"多服病人眼眩"，言其利水伤阴液之弊也，如同为《名医别录》，具有补津"强阴"之功的薯蓣即能治"眼眩"。（编者按：《名医别录》薯蓣条："平，无毒。主治头面游风，风头，眼眩，下气，止腰痛，补虚劳，羸瘦，充五藏，除烦热，强阴。"）

（二）太阴水病病传火证：猪苓散

【经文辑录】

呕吐而病在膈上，后思水者，解，急与之。思水者，猪苓散主之。（《金匮要略·呕吐哕下利病脉证治》）

【方剂组成】

猪苓　茯苓　白术各等分

右三味，杵为散，饮服方寸匕，日三服。

方干：淡饮法、阳明苦寒法、服饵法。

方眼：淡饮法＋阳明苦寒法。

方势：通、补、泄、燥。

方效：降逆化饮，清热通淋，除满止呕，和中利水。

（三）太阴水病病传气证：《外台》茯苓饮

【经文辑录】

《外台》茯苓饮：治心胸中有停痰宿水，自吐出水后，心胸间虚，气满不能食。消痰气，令能食。（《金匮要略·淡饮咳嗽病脉证并治》）

【方剂组成】

茯苓　人参　白术各三两　枳实二两　橘皮二两半　生姜四两

右六味，水六升，煮取一升八合，分温三服，如人行八九里，进之。

方干：理中汤（半）、橘皮汤、橘皮枳实生姜汤、枳术汤、淡饮法。

方眼：理中汤（半）＋淡饮法。

方势：宣、通、补、燥。

方效：温中补虚，暖胃化饮，消导和中，行气利水。

（四）太阴水病病传血证：白术散

【经文辑录】

妊娠养胎，白术散主之。（《金匮要略·妇人妊娠病脉证并治》）

【方剂组成】

白术四分　芎劳四分　蜀椒三分，去汗　牡蛎二分（剂量依《外台秘要·胎数伤及不长方三首》引《古今录验》修订）

右四味，杵为散，酒服一钱匕，日三服、夜一服。但苦痛，加芍药；心下毒痛，倍加芎劳；心烦吐痛，不能食饮，加细辛一两、半夏大者二十枚，服之后，更以醋浆水服之。若呕，以醋浆水服之，复不解者，小麦汁服之；已后渴者，大麦粥服之。病虽愈，服之勿置。

方干：淡饮法、血痹法、服饵法。

方眼：淡饮法＋血痹法。

方势：浮、补、重、燥、热。

方效：温中补虚，温胃化饮，温脉和血，温固安胎。

第五节
太阴血病

一　主证主方:《小品》甘草干姜当归大枣汤

【经文辑录】

《小品》治妊身腹中冷，胎不安方。（《医心方·治妊娠胎动不安方》）

【方剂组成】

甘草二两　当归二两　干姜三两　大枣十二枚

凡四物，以水五升，煮取三升，分三服。

方干：甘草干姜汤、血痹法、服饵法。

方眼：甘草干姜汤＋血痹法。

方势：补、热。

方效：温中散寒，暖胃补虚，温补津血，养血安胎。

二 病传衍化方

（一）太阴血病病传水证：当归芍药散

【经文辑录】

妇人怀娠，腹中㽲痛，当归芍药散主之。（《金匮要略·妇人妊娠病脉证并治》）

妇人腹中诸疾痛，当归芍药散主之。（《金匮要略·妇人杂病脉证并治》）

【方剂组成】

当归三两　芍药一斤　茯苓四两　白术四两　泽泻半斤　芎藭半斤 一作三两

右六味，杵为散，取方寸匕，酒和，日三服。

方干：泽泻汤、当归散（半）、淡饮法、血痹法、服饵法。

方眼：血痹法＋淡饮法。

方势：通、补、泄、燥。

方效：养血补虚，健胃化饮，和营止痛，除湿安胎。

（二）太阴血病病传火证：胶艾汤

【经文辑录】

师曰：妇人有漏下者，有半产后因续下血都不绝者，有妊娠下血者。假令妊娠腹中痛，为胞阻，胶艾汤主之。（《金匮要略·妇人妊娠病脉证并治》）

【方剂组成】

芎藭　阿胶　甘草各二两　艾叶　当归各三两　芍药四两　干地黄四两
（邓珍本及赵开美本后均无剂量，依《备急千金要方·妊娠诸病·下血》）

右七味，以水五升，清酒三升，合煮，取三升，去滓，内胶令消尽。温服一升，日三服，不差更作。

方干：当归散（半）、血痹法、服饵法、阳明酸寒法、厥阴甘寒法。

方眼：血痹法＋厥阴甘寒法。

方势：补、湿、寒、热。

方效：养血止血，凉血和营，活血止痛，补虚安胎。

（三）太阴血病病传气证：大建中汤

【经文辑录】

心胸中大寒痛，呕不能饮食，腹中寒，上冲皮起，出见有头足，上下痛而不可触近，大建中汤主之。(《金匮要略·腹满寒疝宿食病脉证治》)

【方剂组成】

蜀椒二合，去汗　干姜四两　人参二两

右三味，以水四升，煮取二升，去滓，内胶饴一升，微火煎取一升半，分温再服，如一炊顷，可饮粥二升，后更服，当一日食糜，温覆之。

方干：理中法、建中法、服饵法。

方眼：理中法＋建中法。

方势：浮、补、燥、湿、热。

方效：温中暖胃，建中补虚，散寒止痛，降逆止呕。

（四）太阴血病病传血证：胶姜汤

【经文辑录】

妇人陷经，漏下，黑不解，胶姜汤主之。臣亿等校诸本无胶姜汤方，想是前妊娠中胶艾汤。(《金匮要略·妇人杂病脉证并治》)

【方剂组成】

芎䓖　阿胶　甘草各二两　艾叶　当归各三两　芍药四两　干地黄四两

（邓珍本及赵开美本后均无剂量，依《备急千金要方·妊娠诸病·下血》)

右七味，以水五升，清酒三升，合煮，取三升，去滓，内胶令消尽。温服一升，日三服，不差更作。

芎归胶艾汤方：一方加干姜一两

芎䓖二两　阿胶二两　甘草二两　艾叶三两　当归三两　芍药四两　干地黄四两　干姜一两

方干：甘草干姜汤、当归散（半）、血痹法、服饵法、阳明酸寒法、厥阴甘寒法。

方眼：血痹法＋厥阴甘寒法。

方势：补、燥、湿、寒、热。

方效：温脉养血，止血化瘀，和营止痛，补虚安胎。

少阴病方机

第一节
少阴伤寒

一 主证主方：麻黄附子甘草汤

【经文辑录】

少阴病，得之二三日，麻黄附子甘草汤微发汗。以二三日无证，故微发汗也。(《伤寒论》302 条)

【方剂组成】

麻黄二两，去节　甘草二两，炙　附子一枚，炮，去皮，破八片

右三味，以水七升，先煮麻黄一两沸，去上沫，内诸药，煮取三升，去滓。温服一升，日三服。

方干：甘草麻黄汤、麻黄附子汤。

方眼：麻黄附子汤＋甘草麻黄汤。

方势：浮、补、轻、燥、热。

方效：温卫解表，散寒止痛，除湿化饮，振颓起废。

二 病传衍化方

（一）少阴伤寒病传水证：麻黄附子汤

【经文辑录】

水之为病，其脉沉小，属少阴；浮者为风，无水，虚胀者，为气。水，发其汗即已。脉沉者，宜麻黄附子汤；浮者，宜杏子汤。(《金匮要略·水气病脉证并治》)

【方剂组成】

麻黄三两　甘草二两　附子一枚，炮

右三味，以水七升，先煮麻黄，去上沫，内诸药，煮取二升半，温服八分，日三服。

方干： 甘草麻黄汤、麻黄附子甘草汤。

方眼： 甘草麻黄汤 + 麻黄附子甘草汤。

方势： 浮、补、轻、燥、热。

方效： 温卫解表，发汗除水，散寒止痛，振颓起废。

按： 麻黄附子汤，即麻黄附子甘草汤增麻黄剂量（由二两至三两）而成，其余组成及剂量完全相同，再次体现仲景经方的严谨性，剂量调整后，方名及主治即随之改变。两方互为方干，但麻黄附子甘草汤中麻黄、甘草等量，以温卫散寒、解表祛邪为主要方效；麻黄附子汤中麻黄用量重于甘草，凸显甘草麻黄汤发越里水之药势，以温卫发汗、散越溢饮里水为主要方效。

（二）少阴伤寒病传火证：麻黄细辛附子汤

【经文辑录】

少阴病，始得之，反发热，脉沉者，麻黄细辛附子汤主之。（《伤寒论》301 条）

【方剂组成】

麻黄二两，去节　细辛二两　附子一枚，炮，去皮，破八片

右三味，以水一斗，先煮麻黄，减二升，去上沫，内诸药，煮取三升，去滓。温服一升，日三服。

方干： 麻黄附子汤（半）、麻黄附子甘草汤（半）、溢饮法。

方眼： 麻黄附子汤（半）+ 溢饮法。

方势： 浮、补、轻、燥、热。

方效： 温卫解表，温中蠲饮，散寒止痛，散郁除火。

按："少阴病，始得之"，阳气不足而寒邪郁表，本应脉微浮而不发热，若"反发热，脉沉者"，皆因素体留饮停滞，"心下有水气"之故。（如《金匮要略·淡饮咳嗽病脉证并治》："脉沉者，有留饮。"）这种津液不化而生留饮，再外感新邪发热之候，实则是一种表 + 水病病传的表里合病。如：

伤寒，表不解，心下有水气，干呕，发热而咳，或渴，或利，或噎，或小便不利、少腹满，或喘者，小青龙汤主之。（《伤寒论》40 条）

伤寒，心下有水气，咳而微喘，发热不渴。服汤已，渴者，此寒去欲解也。小青龙汤主之。（《伤寒论》41 条）

少阴病，始得之，反发热，脉沉者，麻黄细辛附子汤主之。（《伤寒

这三条条文密切相关，皆有表不解的发热症状，皆可兼见少阴证候，如恶寒重、手足冷等，但皆非单纯少阴病。因三阴常互含，故一部分太阴里寒虚水饮病＋表不解时，亦可出现接近少阴表证证候，但与典型的少阴表证不尽相同。如：

素体里位不和之里寒虚水饮病，"心下有水气""（下）利""小便不利""少腹满"，若再新感外邪，表有"伤寒"则导致"发热"而"表不解"。而水饮病当里不利而表不解时，必然会上逆而"咳""喘""呕""噎"，这是生理定则。

此时发病机理是素体虚寒水饮之人，新感表邪尚在太阳病位，而太阳病发热症状较少阴病为早，故始得之即发热，但病位又不只于太阳，尚有里病虚寒水饮，故脉不浮反沉。若里虚寒水饮以水饮为主兼表不解者，小青龙汤主之；若里虚寒水饮以虚寒为主兼表不解者，麻黄细辛附子汤主之。故而小青龙汤与麻黄细辛附子汤所治之阴病初起发热咳喘者，皆包含表里合病即太阳太阴之合病，而麻黄细辛附子汤证在此基础上又有少阴之卫阳虚，病机为停水而郁热在表，停水则温药和之，郁热则火郁发之，故两方皆用温里化饮法与麻黄开表透邪法并举。

（三）少阴伤寒病传气证：桂枝去芍药加麻黄细辛附子汤

【经文辑录】

气分，心下坚，大如盘，边如旋杯，水饮所作，桂枝去芍药加麻辛附子汤主之。（《金匮要略·水气病脉证并治》）

【方剂组成】

桂枝三两　生姜三两　甘草二两　大枣十二枚　麻黄　细辛各二两　附子一枚，炮

右七味，以水七升，煮麻黄，去上沫，内诸药，煮取二升，分温三服。当汗出，如虫行皮中即愈。

方干：桂枝甘草汤、桂枝去芍药汤、麻黄细辛附子汤、麻黄附子甘草汤。

方眼：桂枝去芍药汤＋麻黄细辛附子汤。

方势：升、浮、补、轻、燥、热。

方效：温卫解表，散寒除水，温中蠲饮，通阳降逆。

按：联系前后条文始能理解本方及气分病。

师曰：寸口脉迟而涩，迟则为寒，涩为血不足。趺阳脉微而迟，微

则为气，迟则为寒。寒气不足，则手足逆冷；手足逆冷，则荣卫不利；荣卫不利，则腹满胁鸣相逐，气转膀胱，荣卫俱劳。阳气不通即身冷，阴气不通即骨疼；阳前通则恶寒，阴前通则痹不仁。阴阳相得，其气乃行；大气一转，其气乃散。实则失气，虚则遗尿，名曰气分。（《金匮要略·水气病脉证并治》）

气分，心下坚，大如盘，边如旋杯，水饮所作，桂枝去芍药加麻辛附子汤主之。（《金匮要略·水气病脉证并治》）

"寸口脉迟而涩，迟则为寒，涩为血不足"——病家营血虚而有寒。

"趺阳脉微而迟，微则为气，迟则为寒。寒气不足，则手足逆冷"——与上句构成骈体文结构，表达实质则一，即营血虚而寒邪盛。脉迟主寒邪重，寒重则收引；脉微主营血虚，虚而不充盈。

"寒气不足"是倒装结构，即（营血）不足而有寒气。气是古人常用的语气助词，称风为"风气"，称水为"水气"，称寒为"寒气"。如直到现在我们也经常称火为"火气"，称湿为"湿气"。"寒气不足"，本营血虚寒而又被寒邪所伤，故手足逆冷。

"手足逆冷，则荣卫不利"也是倒装句，即营卫（虚寒）不利则手足逆冷。

"荣卫不利，则腹满胁鸣相逐"——本句病机是互为因果的。一者，"腹满胁鸣相逐"是里虚寒而生淡饮，导致"营出中焦"障碍，水盛血虚而营卫虚寒；二者，营卫虚寒，营卫不和，导致风寒入中，"经络受邪入藏府"，又会加重里虚寒之病势。

"气转膀胱，荣卫俱劳。阳气不通即身冷，阴气不通即骨疼"——"气转膀胱"并不是膀胱中有气滞，此之"气"是假借用法，借用来代表上文"寒气"的"寒"。"气转膀胱"在《伤寒论》中有个姊妹词是"冷结关元"，皆用以说明下焦有虚寒而生淡饮，淡饮生则津液不化，津液不化则营卫不利，营卫不利则表位失和。偏于温煦的卫不利，不温则寒，故"阳气不通即身冷"；偏于濡养的营不利，不荣则痛，故"阴气不通即骨疼"。

"阳前通则恶寒，阴前通则痹不仁"——"前"是"剪"字的通假用法，"前通"是剪断、阻碍、不通之意。"阳前通则恶寒"指阳气不足、阻碍不通，温煦不及，则虚而有寒身冷；"阴前通则痹不仁"指阴血不足、阻碍不通，濡养不及，则血痹麻木不仁。

"阴阳相得，其气乃行；大气一转，其气乃散"——此证如何得愈？"阴在内，阳之守也；阳在外，阴之使也"（《素问·阴阳应象大论》），需要阴阳营卫充盈调和，卫气能行使熏肤、充身、泽毛、温分肉、充皮肤、肥腠理、司开阖之正常功能时，则"大气一转，其气乃散"。"大气"，指一身大表之营卫之气；"其气"，指前述之"寒气""水气"。"其气乃行……其气乃散"是骈体结构，皆为寒邪水邪得以行散祛除之意。

"实则失气，虚则遗尿，名曰气分"——"实则失气，虚则遗尿"，本义是因虚而生之邪气得以化解，而不是矢气就是实证，遗尿就是虚证。矢气亦有虚寒不固者，非尽实也；遗尿亦有热邪迫使者，非尽虚也。此句之义，若阴阳营卫得以充实调和，不但表位虚寒寒气得解，上窍得开，而且里虚寒水饮亦得以温化，下窍得利。谷道利则浊气得出，腹满肠鸣、矢气相逐诸症得解，而水谷精微得以上承；水道利则浊水得化，尿频遗尿、小便不利诸症得解，而正常津液得以敷布。

综上所述，可知"气分"病并不是气滞，而是下焦虚寒水气攻冲于中上焦和表位之证候，故从下焦的"气转膀胱""遗尿""矢气""腹满胁鸣相逐"冲逆到中焦"心下坚，大如盘，边如旋杯"，到表位导致"荣卫俱劳""恶寒""身冷""骨疼""手足逆冷""痹不仁"等所急所苦。

方用桂枝去芍药加麻黄细辛附子汤，因里位有虚寒水气所急所苦，故去芍药。（如《伤寒论》280条："太阴为病，脉弱，其人续自便利，设当行大黄、芍药者，宜减之。以其人胃气弱，易动故也。"）去芍药法则可将桂枝汤方势调成更偏温煦偏阳，在此基础上，再加用具有温中蠲饮、温卫解表功效的麻黄细辛附子汤，以加强表里同治、表里同温之药势，达到"阴阳相得，其气乃行；大气一转，其气乃散"之功效。

（四）少阴伤寒病传血证：麻黄醇酒汤

【经文辑录】

《千金》麻黄醇酒汤：治黄疸。（《金匮要略·黄疸病脉证并治》）

【方剂组成】

麻黄三两

右一味，以美清酒五升，煮取二升半，顿服尽。冬月用酒，春月用水煮之。

方干：血痹法、服饵法。

方眼：血痹法。

方势：浮、补、轻、燥。

方效: 解表祛邪，发越水气，和血散血，养血除痹。

第二节
少阴中风

一 主证主方：桂枝加附子汤

【经文辑录】

太阳病，发汗，遂漏不止，其人恶风，小便难，四肢微急，难以屈伸者，桂枝加附子汤主之。(《伤寒论》20 条)

【方剂组成】

桂枝三两，去皮　芍药三两　甘草三两，炙　生姜三两，切　大枣十二枚，擘
附子一枚，炮，去皮，破八片

右六味，以水七升，煮取三升，去滓。温服一升。本云桂枝汤，今加附子，将息如前法。

方干: 桂枝甘草汤、芍药甘草汤、桂枝汤、芍药甘草附子汤。

方眼: 桂枝汤 + 芍药甘草附子汤。

方势: 升、补、热。

方效: 温卫解表，和营补虚，散寒止痛，缓急除痹。

按: 桂枝加附子汤所治之少阴中风既有卫阳亏虚风寒外客，又有营阴耗伤失于固守。病机上兼有卫阳失于温煦和营阴失于濡养两端之所急所苦。如：

阳失温煦而"恶风"；

阳失固摄而汗"漏不止"；

阴失濡养而"四肢微急，难以屈伸"；

阴失润降而"小便难"。

夫"阳盛则欲衄，阴虚小便难"(《伤寒论》111 条)，是以阴经中风常有小便不利。

故而桂枝加附子汤变桂枝汤法甘草二两而为三两，配伍芍药、附子而成完整的芍药甘草附子汤，以增加补津固液的功效，发挥"发汗病不解，反恶寒者，虚故也。芍药甘草附子汤主之"(《伤寒论》68 条)之方效。

二　病传衍化方

（一）少阴中风病传水证：桂枝附子汤

【经文辑录】

伤寒八九日，风湿相搏，身体疼烦，不能自转侧，不呕，不渴，脉浮虚而涩者，桂枝附子汤主之。若其人大便鞕一云脐下心下鞕，小便自利者，去桂加白术汤主之。（《伤寒论》174 条）

【方剂组成】

桂枝四两,去皮　附子三枚,炮,去皮,破　生姜三两,切　大枣十二枚,擘

甘草二两,炙

右五味，以水六升，煮取二升，去滓。分温三服。

方干：桂枝甘草汤、桂枝去芍药汤、桂枝去芍药加附子汤、四逆汤（半）。

方眼：桂枝去芍药加附子汤＋四逆汤（半）。

方势：升、补、燥、热。

方效：温卫解表，补火助阳，散寒止痛，化湿除痹。

按：桂枝附子汤即桂枝去芍药加附子汤增加附子至三枚、桂枝为四两而成，而桂枝去芍药加附子汤即桂枝加附子汤去芍药法，故而此组证候实即桂枝加附子汤之病传方。如：

太阳病，发汗，遂漏不止，其人恶风，小便难，四肢微急，难以屈伸者，桂枝加附子汤主之。（《伤寒论》20 条）

太阳病，下之后，脉促、胸满者，桂枝去芍药汤主之。（《伤寒论》21 条）

若微寒者，桂枝去芍药加附子汤主之。（《伤寒论》22 条）

伤寒八九日，风湿相搏，身体疼烦，不能自转侧，不呕，不渴，脉浮虚而涩者，桂枝附子汤主之。若其人大便鞕一云脐下心下鞕，小便自利者，去桂加白术汤主之。（《伤寒论》174 条）

桂枝去芍药加附子汤的（脉）微而（恶）寒较之桂枝加附子汤更重，是卫阳亏虚加重之证候，阳亏甚故去芍药，将桂枝加附子汤调整成为更偏于温煦之方势。

若阳气亏损再进一步加重，温煦不及、推动不及，则会产生水湿羁留在表，

261

而导致病传水证以风湿相搏为所急所苦。

证候则在"恶风""四肢微急""难以屈伸""（脉）微（恶）寒"的基础上进展为"身体疼烦""不能自转侧""脉浮虚而涩"，此时风湿水寒之邪单纯去芍药已不足以制化，故增加附子至三枚以补火助阳、破阴散寒，同时增加桂枝至四两以成温卫化湿、止痛除痹之方效。

（二）少阴中风病传火证：桂枝加龙骨牡蛎汤

【经文辑录】

夫失精家，少腹弦急，阴头寒，目眩一作目眶痛，发落，脉极虚芤，迟为清谷，亡血失精。脉得诸芤动微紧，男子失精，女子梦交，桂枝加龙骨牡蛎汤主之。（《金匮要略·血痹虚劳病脉证并治》）

【方剂组成】

《小品》云：虚羸浮热汗出者，除桂加白薇、附子各三分，故曰二加龙骨汤。

桂枝　芍药　生姜各三两　甘草二两　大枣十二枚　龙骨　牡蛎各三两

右七味，以水七升，煮取三升，分温三服。

方干：桂枝甘草汤、芍药甘草汤、桂枝汤、桂枝甘草龙骨牡蛎汤、石散法。

方眼：桂枝汤＋桂枝甘草龙骨牡蛎汤。

方势：升、沉、补、重、涩。

方效：益卫固精，和营补虚，镇潜降逆，安神定魄。

按：桂枝加龙骨牡蛎汤、天雄散、二加龙骨汤、旋覆花汤串解：

以上诸方条文单解都存在着错简现象，需前后联系《金匮要略》篇章串解，始能全解方义，临证应用始能得当。

夫失精家，少腹弦急，阴头寒，目眩一作目眶痛，发落，脉极虚芤，迟为清谷，亡血失精。脉得诸芤动微紧，男子失精，女子梦交，桂枝加龙骨牡蛎汤主之。

桂枝加龙骨牡蛎汤方

《小品》云：虚羸浮热汗出者，除桂加白薇、附子各三分，故曰二加龙骨汤。

桂枝　芍药　生姜各三两　甘草二两　大枣十二枚　龙骨　牡蛎各三两

右七味，以水七升，煮取三升，分温三服。

天雄散方

天雄三两，炮　白术八两　桂枝六两　龙骨三两

右四味，杵为散，酒服半钱匕，日三服，不知，稍增之。

"脉极虚芤，迟……亡血失精。脉得诸芤动微紧，男子失精，女子梦交"需联系"脉弦而大，弦则为减，大则为芤，减则为寒，芤则为虚，虚寒相搏，此名为革。妇人则半产漏下，男子则亡血失精"条理解。

本条脉象非常重要，《金匮要略》中共出现过三次：

脉弦而大，弦则为减，大则为芤，减则为寒，芤则为虚，虚寒相搏，此名为革。妇人则半产漏下，男子则亡血失精。(《金匮要略·血痹虚劳病脉证并治》)

寸口脉弦而大，弦则为减，大则为芤，减则为寒，芤则为虚，寒虚相搏，此名曰革。妇人则半产漏下，男子则亡血。亡血不可发其表，汗出即慄而振。(《金匮要略·惊悸吐衄下血胸满瘀血病脉证治》)

寸口脉弦而大，弦则为减，大则为芤，减则为寒，芤则为虚，寒虚相搏，此名曰革。妇人则半产漏下，旋覆花汤主之。(《金匮要略·妇人杂病脉证并治》)

诸条之眼目在于"亡血不可发其表，汗出即慄而振"。诸条理顺如下：

1. 寸口脉弦而大，弦则为减，大则为芤，减则为寒，芤则为虚，寒虚相搏，此名曰革。妇人则半产漏下，男子则亡血。亡血不可发其表，汗出即慄而振。（妇人半产漏下）旋覆花汤主之。

旋覆花汤方
旋覆花三两　葱十四茎　新绛少许
右三味，以水三升，煮取一升，顿服之。

2. 夫失精家，少腹弦急，阴头寒，目眩一作目眶痛，发落，脉极虚芤，迟为清谷，亡血失精，天雄散主之。

天雄散方
天雄三两，炮　白术八两　桂枝六两　龙骨三两
右四味，杵为散，酒服半钱匕，日三服，不知，稍增之。

3. 脉得诸芤动微紧，男子失精，女子梦交，桂枝加龙骨牡蛎汤主之。

桂枝加龙骨牡蛎汤方

桂枝　芍药　生姜各三两　甘草二两　大枣十二枚　龙骨　牡蛎各三两

右七味，以水七升，煮取三升，分温三服。

4.《小品》云：虚羸浮热汗出者，除桂加白薇、附子各三分，故曰二加龙骨汤。

以上诸条皆是具有亡血失精病机诸证之施治法则，是以"亡血不可发其表，汗出即慄而振"为禁忌。而此句之本义实则是亡血失精家虽有表证而不可发大汗解表邪，需遵循养血固精、透邪外出之虚家解外法度。

女子半产漏下，男子亡血失精，则精血受损正气亏虚，"正气存内，邪不可干"，亡血失精后自然更易感触外邪，如：

妇人半产漏下兼表邪用旋覆花汤：虚家之人、阴寒之体兼有表邪，仲景常用葱白堪当大任，又见于白通汤、白通加猪胆汁汤等方，是以葱白有补阳气、润阴液、养血脉、散寒湿而兼透邪之妙用。而以旋覆花汤中葱白剂量最大，配伍旋覆花温中散水气、新绛活血利生化以补益而透邪。

男子亡血失精兼表邪用天雄散：天雄乃乌头之未生侧根而庞大独身者，具有乌头和附子的双重药势而更具雄伟强壮之性。经方法度，补益温养扶正多用附子，走散攻逐祛邪多用乌头。而天雄则兼之而药势更强，可温可补，可扶正可祛邪，配伍白术温中散水气、龙骨敛涩固精气、清酒养营和血气。四药和合以牵制桂枝透发之力，且杵散服用，更有轻投之意。

经方规律，虚人、阴证、津伤、血弱之甚者需桂枝解表时，多杵作散剂。如：

阴证（或水证）：半夏散、五苓散。

虚劳：肾气丸、薯蓣丸、天雄散。

津伤：乌梅丸、侯氏黑散、竹皮大丸。

血证：鳖甲煎丸、桂枝茯苓丸、蜘蛛散。

经服天雄散后，"失精家，少腹弦急，阴头寒，目眩一作目眶痛，发落，脉极虚芤，迟为清谷，亡血失精"得解，而"脉得诸芤动微紧，男子失精，女子梦交，桂枝加龙骨牡蛎汤主之"。天雄散证以亡血失精为所急所苦，脉得诸虚芤迟为虚重寒重之象，若脉象由芤象逐渐转为动而微紧者，为精血得固，阳气来复，里邪出表之候，亦即病家从"虚劳伤精"欲病解为"血痹伤营"而浅出之象。如"血痹，阴阳俱微，寸口关上微，尺中小紧，外证身体不仁，如风痹状，黄芪桂枝五物汤主之"(《金匮要略·血痹虚劳病脉证并治》)，此时男子虽"少腹弦急，阴头寒，目眩—作目眩痛，发落……清谷"已解但尚时有遗精，女子半产漏下虽已解但尚时有梦交等轻浅症状，虽兼有外邪，亦不适用攻表为主的黄芪桂枝五物汤或单用桂枝汤，而是在桂枝汤养血除痹、调和营卫、解表祛邪的基础上，再配伍龙骨、牡蛎以固护收敛精血；亦不可以旋覆花汤、天雄散等养益补里之方势为主，以防不利于里邪出表。

若病家服天雄散后，出现"虚羸浮热汗出"之症，是亡血失精之候未解，且"增桂令汗出"之候，说明病家连微量之桂枝亦不适合了。此时在里虚里寒、精亏血弱之基础上又出现虚热之候，故去桂枝加龙骨牡蛎汤中桂枝走散攻表，而加用附子以成"发汗病不解，反恶寒者，虚故也。芍药甘草附子汤主之"(《伤寒论》68条)之方干，以补虚扶正，再配伍白薇补虚除热而救逆。

（三）少阴中风病传气证：桂枝甘草龙骨牡蛎汤

【经文辑录】

火逆下之，因烧针烦躁者，桂枝甘草龙骨牡蛎汤主之。(《伤寒论》118条)

【方剂组成】

桂枝一两，去皮　甘草二两，炙　牡蛎二两，熬　龙骨二两

右四味，以水五升，煮取二升半，去滓。温服八合，日三服。

方干：桂枝甘草汤、石散法。

方眼：桂枝甘草汤 + 石散法。

方势：升、沉、补、重、涩。

方效：益卫固精，镇潜降逆，暖肌补虚，安神定魄。

（四）少阴中风病传血证：天雄散

【经文辑录】

范汪疗男子虚失精，三物天雄散方。(《外台秘要·虚劳失精方五首》)

【方剂组成】

天雄散方

天雄三两，炮　白术八两　桂枝六两　龙骨三两

右四味，杵为散，酒服半钱匕，日三服，不知，稍增之。(《金匮要略·血痹虚劳病脉证并治》)

三物天雄散方

天雄三两，炮　白术八分　桂心六分

右药捣下筛，服半钱匕，日三，稍稍增之，忌猪肉、冷水、桃李、雀肉、生葱。文仲同，出第六十八卷中。张仲景方有龙骨。文仲同，出第六十八卷中。(《外台秘要·虚劳失精方五首》)

方干:《近效》术附汤（半）、血痹法、服饵法、石散法。

方眼:《近效》术附汤（半）＋血痹法＋服饵法＋石散法。

方势: 升、沉、补、重、涩。

方效: 益卫固精，补火助阳，暖肌补虚，散寒除湿。

第三节
少阴本病

一　主证主方：白通汤

【经文辑录】

少阴病，下利，白通汤主之。(《伤寒论》314 条)

少阴病，下利，脉微者，与白通汤。利不止，厥逆无脉，干呕，烦者，白通加猪胆汁汤主之。服汤，脉暴出者死，微续者生。(《伤寒论》315 条)

【方剂组成】

葱白四茎　干姜一两　附子一枚，生，去皮，破八片

右三味，以水三升，煮取一升，去滓。分温再服。

方干: 干姜附子汤、服饵法。

方眼： 干姜附子汤＋服饵法。

方势： 升、补、滑、燥、热。

方效： 温阳救表，补火助阳，散寒除湿，温通血脉。

按： 少阴本病的基础病机是表阴证＋里阴证，即真火不足或汗、下等失治误治导致下焦虚寒，"卫出下焦"功能因而受损，出现里位下焦真阳与表位上焦表阳俱病之候。

里位下焦真阳不足则不能制水，可见腹冷厥逆、清冷下利、尿白、脉沉细微弱等候；表位上焦卫阳不足则不能御寒，可见身冷恶寒、涕泪涎沫、鼻塞咳逆等候。此时若用四逆汤温里救里，则表邪不解；若用麻桂剂温表解表，则真火散逸。

白通汤以干姜附子汤方干温固里阳，配伍葱白温升表阳，以达到表里卫阳真阳同治而以救表祛邪为主之方势。

葱白既可温卫阳而解表散寒、发汗除湿，又可温里阳而温中散寒、祛湿化饮，还可温通血脉、通闭解结、除痹缓急。如：

《本经》：主"伤寒""寒热""出汗""中风""面目肿"。

《日华子》：主"通大小肠""霍乱转筋""奔豚气""脚气""心腹痛""心迷闷""头痛""目眩""热狂""天行时疾"。

温卫阳而解表散寒、发汗除湿，故主"伤寒""寒热""出汗""中风""面目肿"。

温里阳而温中散寒、祛湿化饮，故主"通大小肠""奔豚气""心迷闷""目眩"。

温通血脉、通闭解结、除痹缓急，故主"霍乱转筋""脚气""心腹痛""头痛""热狂"。

少阴病，下利，脉微者，与白通汤。……服汤，脉暴出者死，微续者生。（《伤寒论》315条）

少阴本病，表阴证＋里阴证具备，表有风寒，里有下利，脉微弱，神疲恶寒，不欲饮食，以白通汤温阳补火、散寒除湿、解表止利。

利不止，厥逆无脉，干呕，烦者，白通加猪胆汁汤主之。（《伤寒论》315条）

若失治误治，病深入里，则里阴证更深重，故里证从"下利"食少，加重为

"利不止""干呕"（津液大伤，无物可吐）；表证从自觉恶寒为主，加重为病家自觉身冷、医者他觉"厥逆"；神志从神疲加重为"烦"（阴不涵阳），脉象从"微"加重到"无脉"。

这是因为虽里证已经深重，但表邪亦未得解。若用四逆汤，虽可救里，但不能解表；若用白通汤，虽可救表，但经过暴烦下利"利不止"，阴液已脱，干呕神烦，惮用温燥，故在白通汤之基础上配伍咸寒润降、补津固脱之猪胆汁、人尿，以表里阴阳兼顾而救逆。

人尿

《别录》：主"寒热""头疼""温气"。

猪胆汁

《伤寒论》："无猪胆，以羊胆代之"。

《别录》：猪胆主"伤寒热渴"。青羊胆主"明目""青盲"。

服汤，脉暴出者死，微续者生。（《伤寒论》315 条）

"微续"，《脉经》作"微细"，当从，而文义相通耳。《伤寒论》360 条："下利，有微热而渴，脉弱者，今自愈。"脉微、弱、细，是少火生气救逆成功之象；而脉暴出是阴不涵阳、阳气暴脱之象，故曰"微续者生"而"暴出者死"。

二 病传衍化方

（一）少阴本病病传水证：白术附子汤

【经文辑录】

伤寒八九日，风湿相搏，身体疼烦，不能自转侧，不呕，不渴，脉浮虚而涩者，桂枝附子汤主之。若其人大便鞕一云脐下心下鞕，小便自利者，去桂加白术汤主之。（《伤寒论》174 条）

伤寒八九日，风湿相搏，身体疼烦，不能自转侧，不呕不渴，脉浮虚而涩者，桂枝附子汤主之。若大便坚，小便自利者，去桂加白术汤主之。（《金匮要略·痉湿暍病脉证》）

【方剂组成】

去桂加白术汤方

附子三枚，炮，去皮，破　白术四两　生姜三两，切　甘草二两，炙　大枣十二枚，擘

右五味，以水六升，煮取二升，去滓。分温三服。初一服，其人身如痹，半日许复服之，三服都尽，其人如冒状，勿怪。此以附子、术，并走皮内，逐水气未得除，故使之耳。法当加桂四两。此本一方二法，以大便鞕，小便自利，去桂也；以大便不鞕，小便不利，当加桂，附子三枚恐多也，虚弱家及产妇，宜减服之。

白术附子汤方

白术二两　附子一枚半，炮，去皮　甘草一两，炙　生姜一两半，切　大枣六枚

右五味，以水三升，煮取一升，去滓，分温三服。一服觉身痹，半日许再服，三服都尽，其人如冒状，勿怪，即是术、附并走皮中逐水气、未得除故耳。

方干： 干姜附子汤（半）、四逆汤（半）、《近效》术附汤。

方眼： 四逆汤（半）+《近效》术附汤。

方势： 升、补、燥、热。

方效： 温阳补火，散寒除湿，温中化饮，止痛除痹。

按： 湿病是由于人体感受了湿邪，留羁于肌表，或内外湿邪相互交困而导致的，以身体疼烦肿重或恶风、恶寒、发热，甚或伴有二便失调的一类疾病。

其兼风者为风湿，兼寒者为湿家（寒湿），表里俱病湿者为湿痹。

白术附子汤所治为湿痹：

太阳病，关节疼痛而烦，脉沉而细一作缓者，此名湿痹《玉函》云：中湿。湿痹之候，小便不利，大便反快，但当利其小便。湿家之为病，一身尽疼一云疼烦，发热，身色如熏黄也。（《金匮要略·痉湿暍病脉证》）

伤寒八九日，风湿相搏，身体疼烦，不能自转侧，不呕不渴，脉浮虚而涩者，桂枝附子汤主之。若大便坚，小便自利者，去桂加白术汤主之。（《金匮要略·痉湿暍病脉证》）

证候类似太阳病，"关节疼痛而烦"，但太阳病当脉浮，治用汗法，而此"脉沉而细"，或虽浮但"虚而涩"，显然不是太阳病，脉沉身痛不可发汗，如"头痛，脉反沉……身体疼痛，当救其里"。《金匮要略·水气病脉证并治》："脉得

诸沉，当责有水"，沉脉是里有虚寒水饮之象，故"少阴病，脉沉者，急温之"（《伤寒论》323 条）；虚脉、涩脉主亡血及诸不足，如"脉虚……不可下，此亡血"（《伤寒论》347 条），"尺中自涩者，必圊脓血"（《伤寒论》363 条）；脉细主诸不足及伤饮，如"脉细者，此为阳微"（《伤寒论》148 条），"手足厥寒，脉细欲绝"（《伤寒论》351 条），"少阴脉细，男子则小便不利，妇人则经水不通"（《金匮要略·水气病脉证并治》），"脉浮而细滑，伤饮"（《金匮要略·淡饮咳嗽病脉证并治》）。湿痹里寒虚，内饮外湿，故而小便不利、大便反快，亦可小便自利、大便坚。因为脉象诸不足与里虚寒皆不可攻表，故而用四逆辈与《近效》术附汤补火温中化饮，散寒除湿除痹。

（二）少阴本病病传火证：白通加猪胆汁汤

【经文辑录】

少阴病，下利，脉微者，与白通汤。利不止，厥逆无脉，干呕，烦者，白通加猪胆汁汤主之。服汤，脉暴出者死，微续者生。（《伤寒论》315 条）

【方剂组成】

葱白四茎　干姜一两　附子一枚，生，去皮，破八片　人尿五合　猪胆汁一合

右五味，以水三升，煮取一升，去滓，内胆汁、人尿，和令相得。分温再服。若无胆，亦可用。

方干： 干姜附子汤、白通汤、服饵法。

方眼： 白通汤＋服饵法。

方势： 升、降、补、滑、湿、热。

方效： 温阳散寒，固津生脉，补火助阳，温中止利。

（三）少阴本病病传气证：《近效》术附汤

【经文辑录】

《近效方》术附汤：治风虚头重眩，苦极，不知食味，暖肌补中，益精气。（《金匮要略·中风历节病脉证并治》）

【方剂组成】

白术二两　附子一枚半，炮，去皮　甘草一两，炙

右三味，剉，每五钱匕，姜五片，枣一枚，水盏半，煎七分，去滓温服。

方干： 干姜附子汤（半）、四逆汤（半）、白术附子汤。

方眼： 四逆汤（半）+白术附子汤。

方势： 升、补、热。

方效： 温阳散寒，暖肌补中，益胃化饮，升阳解表。

（四）少阴本病病传血证：乌头赤石脂丸

【经文辑录】

心痛彻背，背痛彻心，乌头赤石脂丸主之。（《金匮要略·胸痹心痛短气病脉证治》）

治心痛彻背，背痛彻心。（《备急千金要方·心腹痛》）

仲景《伤寒论》：心痛彻背，背痛彻心，乌头赤石脂丸方主之。（《外台秘要·心背彻痛方四首》）

【方剂组成】

《金匮》赤石脂丸方

蜀椒一两 一法二分　乌头一分，炮　附子半两，炮 一法一分　干姜一两 一法一分 赤石脂一两 一法二分

右五味，末之，蜜丸如梧子大，先食服一丸，日三服。不知，稍加服。

《千金》乌头丸方

乌头六铢　附子　蜀椒各半两　干姜　赤石脂各一两

右五味，末之，蜜丸，先食服如麻子三丸，日三，不知稍增之。《范汪》不用附子，服如梧子三丸；《崔氏》用桂半两，为六味。

《外台》乌头赤石脂丸

乌头二分，炮，去皮　附子一分，炮，去皮　赤石脂二分　干姜二分　蜀椒一分，汗

右五味，捣筛，蜜和丸，先食服如麻子大，一服三丸，少少加之。忌猪肉、冷水。《千金》《必效》、文仲、范汪、《经心录》等同。出第十五卷中。《千金》分两小别。

方干：干姜附子汤、四逆汤（半）、桃花汤（半）、大建中汤（半）、服饵法。

方眼：干姜附子汤＋大建中汤（半）。

方势：升、沉、补、重、燥、热。

方效：温阳救逆，固精通脉，散寒化饮，止痛除痹。

第四节
少阴里病

一　主证主方：四逆汤

【经文辑录】

伤寒脉浮，自汗出，小便数，心烦，微恶寒，脚挛急，反与桂枝，欲攻其表，此误也，得之便厥。咽中干，烦躁吐逆者，作甘草干姜汤与之，以复其阳。若厥愈足温者，更作芍药甘草汤与之，其脚即伸。若胃气不和谵语者，少与调胃承气汤。若重发汗，复加烧针者，四逆汤主之。（《伤寒论》29条）

伤寒，医下之，续得下利清谷不止，身疼痛者，急当救里；后身疼痛，清便自调者，急当救表。救里宜四逆汤，救表宜桂枝汤。（《伤寒论》91条）

病发热头痛，脉反沉，若不差，身体疼痛，当救其里，四逆汤方。（《伤寒论》92条）

脉浮而迟，表热里寒，下利清谷者，四逆汤主之。（《伤寒论》225条）

少阴病，脉沉者，急温之，宜四逆汤。（《伤寒论》323条）

少阴病，饮食入口则吐，心中温温欲吐，复不能吐。始得之，手足寒，脉弦迟者，此胸中实，不可下也，当吐之。若膈上有寒饮，干呕者，不可吐也，当温之，宜四逆汤。（《伤寒论》324条）

大汗出，热不去，内拘急，四肢疼，又下利厥逆而恶寒者，四逆汤主之。（《伤寒论》353条）

大汗，若大下利而厥冷者，四逆汤主之。（《伤寒论》354条）

下利腹胀满，身体疼痛者，先温其里，乃攻其表。温里宜四逆汤，

攻表宜桂枝汤。(《伤寒论》372 条)

呕而脉弱，小便复利，身有微热，见厥者难治，四逆汤主之。(《伤寒论》377 条)

吐利汗出，发热恶寒，四肢拘急，手足厥冷者，四逆汤主之。(《伤寒论》388 条)

既吐且利，小便复利而大汗出，下利清谷，内寒外热，脉微欲绝者，四逆汤主之。(《伤寒论》389 条)

呕而脉弱，小便复利，身有微热，见厥者，难治，四逆汤主之。(《金匮要略·呕吐哕下利病脉证治》)

【方剂组成】

甘草二两，炙　干姜一两半　附子一枚，生用，去皮，破八片

右三味，以水三升，煮取一升二合，去滓。分温再服。若强人可用大附子一枚、干姜三两。

方干：甘草干姜汤、干姜附子汤。

方眼：干姜附子汤 + 甘草干姜汤。

方势：升、补、燥、热。

方效：回阳救逆，补津固脱，补火助阳，温中止利。

二　病传衍化方

(一) 少阴里病病传水证：茯苓四逆汤

【经文辑录】

发汗，若下之，病仍不解，烦躁者，茯苓四逆汤主之。(《伤寒论》69 条)

【方剂组成】

茯苓四两　人参一两　附子一枚，生用，去皮，破八片　甘草二两，炙　干姜一两半

右五味，以水五升，煮取三升，去滓。温服七合，日二服。

方干：甘草干姜汤、干姜附子汤、四逆汤、四逆加人参汤、理中汤（半）、

淡饮法。

  方眼：四逆加人参汤＋淡饮法。

  方势：升、通、补、燥、热。

  方效：温阳利水，暖中补虚，生津养血，降逆除烦。

（二）少阴里病病传火证：桃花汤

【经文辑录】

  少阴病，下利便脓血者，桃花汤主之。（《伤寒论》306 条）

  少阴病，二三日至四五日腹痛，小便不利，下利不止，便脓血者，桃花汤主之。（《伤寒论》307 条）

【方剂组成】

  赤石脂一斤，一半全用，一半筛末 干姜一两 粳米一升

  右三味，以水七升，煮米令熟，去滓。温服七合，内赤石脂末方寸匕，日三服。若一服愈，余勿服。

  方干：石散法、服饵法。

  方眼：石散法＋服饵法。

  方势：沉、补、重、涩、热。

  方效：温胃补虚，厚肠止利（血），敛降虚火，祛腐生新。

（三）少阴里病病传气证：附子粳米汤

【经文辑录】

  腹中寒气，雷鸣切痛，胸胁逆满，呕吐，附子粳米汤主之。（《金匮要略·腹满寒疝宿食病脉证治》）

【方剂组成】

  附子一枚，炮 半夏半升 甘草一两 大枣十枚 粳米半升

  右五味，以水八升，煮米熟汤成，去滓，温服一升，日三服。

  方干：四逆汤（半）、服饵法、支饮法。

  方眼：四逆汤（半）＋服饵法。

  方势：升、通、补、滑、热。

  方效：温胃散寒，降逆化饮，暖中补虚，生津止呕。

（四）少阴里病病传血证：四逆加人参汤

【经文辑录】

恶寒，脉微一作缓而复利，利止，亡血也。四逆加人参汤主之。（《伤寒论》385 条）

【方剂组成】

甘草二两，炙　附子一枚，生，去皮，破八片　干姜一两半　人参一两

右四味，以水三升，煮取一升二合，去滓。分温再服。

方干： 甘草干姜汤、干姜附子汤、人参救阴法。

方眼： 干姜附子汤＋人参救阴法。

方势： 升、补、热。

方效： 回阳救逆，补津固脱，暖中补虚，养血止利。

第五节

三阴合病（真厥阴病）

一　主证主方：通脉四逆汤

【经文辑录】

少阴病，下利清谷，里寒外热，手足厥逆，脉微欲绝，身反不恶寒，其人面色赤，或腹痛，或干呕，或咽痛，或利止脉不出者，通脉四逆汤主之。（《伤寒论》317 条）

下利清谷，里寒外热，汗出而厥者，通脉四逆汤主之。（《伤寒论》370 条）

下利清谷，里寒外热，汗出而厥者，通脉四逆汤主之。（《金匮要略·呕吐哕下利病脉证治》）

【方剂组成】

甘草二两，炙　附子大者一枚，生用，去皮，破八片　干姜三两，强人可四两

右三味，以水三升，煮取一升二合，去滓，分温再服，其脉即出者愈。面色赤者，加葱九茎；腹中痛者，去葱，加芍药二两；呕者，加生

姜二两；咽痛者，去芍药，加桔梗一两；利止脉不出者，去桔梗，加人参二两。病皆与方相应者，乃服之。

方干：甘草干姜汤、干姜附子汤、四逆汤。

方眼：四逆汤。

方势：升、补、燥、热。

方效：回阳救逆，补火固脱，温中止利，引火归原。

二　病传衍化方

三阴合病病传真厥阴病：通脉四逆加猪胆汤

【经文辑录】

吐已下断，汗出而厥，四肢拘急不解，脉微欲绝者，通脉四逆加猪胆汤主之。（《伤寒论》390 条）

【方剂组成】

甘草二两，炙　干姜三两，强人可四两　附子大者一枚，生，去皮，破八片　猪胆汁半合

右四味，以水三升，煮取一升二合，去滓，内猪胆汁。分温再服，其脉即来。无猪胆，以羊胆代之。

方干：甘草干姜汤、干姜附子汤、四逆汤、通脉四逆汤、服饵法。

方眼：通脉四逆汤＋服饵法。

方势：升、降、补、燥、湿、热。

方效：回阳救逆，敛降固脱，固津生脉，引火归原。

第十八章

厥阴病方机

第一节

厥阴中风

一　主证主方：前胡（桂枝）汤

【经文辑录】

前胡（桂枝）汤：主胸中逆气，心痛彻背，少气不食，方。（《备急千金要方·胸痹》）

【方剂组成】

前胡　甘草　半夏　芍药各二两　黄芩　当归　人参　桂心各一两　生姜三两　大枣三十枚　竹叶一升

右十一味，㕮咀，以水九升，煮取三升，分四服。

方干： 生姜甘草汤、小半夏汤、半夏散及汤、桂枝甘草汤、芍药甘草汤、小前胡汤、桂枝汤、黄芩汤、黄芩加半夏生姜汤、当归散（半）、竹叶汤（半）。

方眼： 小前胡汤＋桂枝汤。

方势： 升、降、通、补。

方效： 解表散寒，清热和营，健胃化饮，养血降逆。

按： 少阳与厥阴阴阳相对，厥阴中风即少阳中风之偏于"阴"（偏寒、偏里、偏虚、偏水、偏血）者。如：

少阳中风，两耳无所闻、目赤，胸中满而烦者，不可吐下，吐下则悸而惊。（《伤寒论》264 条）

伤寒六七日，发热，微恶寒，支节烦疼，微呕，心下支结，外证未去者，柴胡桂枝汤主之。（《伤寒论》146 条）

厥阴中风在以上基础上，更偏趋寒水、偏趋里趋下、偏虚、偏血，如《伤寒论》355 条："病人手足厥冷，脉乍紧者，邪结在胸中，心下满而烦，饥不能食者，病在胸中，当须吐之，宜瓜蒂散。"

本条类比了可吐下与不可吐下两种证型：

1. 可吐下（可攻）——厥应（吐）下之

"手足厥冷"无"脉乍紧"反而"心下满而烦，饥不能食者，病在胸中，当须吐之，宜瓜蒂散"；脉不紧，或反数滑，此为"厥应（吐）下之"之候，热邪盛在里故满烦易饥，实邪结在胸中故不能食，此乃热实在上焦，可吐以祛邪，宜瓜蒂散。若热实在下焦，则以大承气汤下之，如：

> 痉为病一本痉字上有刚字，胸满口噤，卧不着席，脚挛急，必龂齿，可与大承气汤。（《金匮要略·痉湿暍病脉证》）
>
> 脉数而滑者，实也，此有宿食，下之愈，宜大承气汤。（《金匮要略·腹满寒疝宿食病脉证治》）
>
> 少阴病，得之二三日，口燥咽干者，急下之，宜大承气汤。（《伤寒论》320条）

2. 不可吐下（不可攻）——厥不可（吐）下

"病人手足厥冷，脉乍紧者，邪结在胸中"，厥而脉紧者则禁用吐下，如"（脉）今反紧，本自有寒，疝瘕，腹中痛，医反下之，下之即胸满短气"（《金匮要略·水气病脉证并治》）。

脉紧而手足逆冷，邪结在胸中，胸满气短、少气不食，此乃寒热水火互结在胸中，虚实夹杂之候，故不可吐下，为"厥不可（吐）下"之候，但《伤寒论》原文治法方药脱简。

而《千金翼方·胸中热》所载条文方药可补此阙：

> 前胡（桂枝）汤：主胸中逆气，痛彻背，少气不食方。
>
> 前胡　半夏洗　芍药　甘草炙,各二两　桂心各一两　生姜三两,切　黄芩　人参　当归各一两　大枣三十枚,去核　竹叶一升,切
>
> 右一十一味，哎咀。以水一斗，煮取三升，分三服。

"邪结在胸中""胸中热""胸中逆气""痛彻背""少气不食""病人手足厥冷""脉乍紧者"，前胡（桂枝）汤主之。

再类比少阳中风条文，前胡（桂枝）汤证不可吐下之理更加明确：

> 少阳中风，两耳无所闻、目赤，胸中满而烦者，不可吐下，吐下则悸而惊。（《伤寒论》264条）
>
> 伤寒六七日，发热，微恶寒，支节烦疼，微呕，心下支结，外证未去者，柴胡桂枝汤主之。（《伤寒论》146条）

《千金》前胡（桂枝）汤，乃柴胡桂枝汤以前胡易柴胡，针对类厥阴病机又加竹叶（兼治水火）、当归（加强血药）而成，为厥阴中风之主方。

二 病传衍化方

（一）厥阴中风病传水证：枳实薤白桂枝汤

【经文辑录】

胸痹，心中痞，留气结在胸，胸满，胁下逆抢心，枳实薤白桂枝汤主之，人参汤亦主之。（《金匮要略·胸痹心痛短气病脉证治》）

【方剂组成】

枳实四枚　厚朴四两　薤白半斤　桂枝一两　栝楼实一枚，捣

右五味，以水五升，先煮枳实、厚朴，取二升，去滓，内诸药，煮数沸，分温三服。

方干： 桂枝生姜枳实汤（半）、血痹法、酸药法。

方眼： 桂枝生姜枳实汤（半）＋血痹法＋酸药法。

方势： 升、降、宣、通、泄、滑、热。

方效： 解表散寒，化饮温中，下气除痞，降逆导滞。

按： 厥阴中风本即有"邪结在胸中""胸中热""胸中逆气""痛彻背""病人手足厥冷""脉乍紧"等证候，若病传水证，浊水从"胁下逆抢心"，则在"胸中逆气""留气结在胸"的基础上加重为"胸满""胸痹心中痞"，"胸中有留饮，其人短气而渴，四肢历节痛"（《金匮要略·淡饮咳嗽病脉证并治》）、"留饮者，胁下痛引缺盆，咳嗽则辄已—作转甚"（《金匮要略·淡饮咳嗽病脉证并治》）、"心下有留饮，其人背寒冷如手大"（《金匮要略·淡饮咳嗽病脉证并治》）。

厥阴中风前胡（桂枝）汤证"胸中热"，病传水证枳实薤白桂枝汤证加重为"短气而渴"；厥阴中风前胡（桂枝）汤证"邪结在胸中""胸中逆气""痛彻背"，病传水证枳实薤白桂枝汤证更加重为"胁下逆抢心""胁下痛引缺盆，咳嗽则转甚""胸痹心中痞"；厥阴中风前胡（桂枝）汤证"病人手足厥冷"，病传水证枳实薤白桂枝汤证加重为"背寒冷如手大""四肢历节痛"；脉象也会由紧渐沉或阳微阴弦，如"脉沉者，有留饮"（《金匮要略·淡饮咳嗽病脉证并治》）、"阳微阴弦，即胸痹而痛"（《金匮要略·胸痹心痛短气病脉证治》），此虚实、寒热、水火夹杂，但以水逆留饮寒证为所急所苦，故以散寒温中、导滞降逆的枳实薤白桂枝汤主之。

（二）厥阴中风病传火证：桂枝去芍药加蜀漆牡蛎龙骨救逆汤

【经文辑录】

伤寒脉浮，医以火迫劫之，亡阳必惊狂，卧起不安者，桂枝去芍药加蜀漆牡蛎龙骨救逆汤主之。（《伤寒论》112 条）

火邪者，桂枝去芍药加蜀漆牡蛎龙骨救逆汤主之。（《金匮要略·惊悸吐衄下血胸满瘀血病脉证治》）

【方剂组成】

桂枝三两，去皮　甘草二两，炙　生姜三两，切　牡蛎五两，熬　龙骨四两　大枣十二枚，擘　蜀漆三两，洗去腥

右七味，以水一斗二升，先煮蜀漆，减二升，内诸药，煮取三升，去滓。温服一升。本云桂枝汤，今去芍药，加蜀漆、牡蛎、龙骨。

方干： 桂枝甘草汤、桂枝去芍药汤、桂枝甘草龙骨牡蛎汤、阳明咸寒法。

方眼： 桂枝甘草龙骨牡蛎汤 + 阳明咸寒法。

方势： 升、降、沉、泄、重。

方效： 解表散寒，清热散结，降逆化饮，安神除烦。

按： 桂枝去芍药加蜀漆牡蛎龙骨救逆汤以治火邪，意义隐幽，人多难会。

此即经方重表位表邪，遵病传病解治之之范例也。欲领会本条，需全解四部病，而四部病即经典经方学术体系提炼四证理论来源之一，详见上篇第六章。

桂枝去芍药加蜀漆牡蛎龙骨救逆汤中，重用咸寒之牡蛎至五两（经方中用牡蛎最大量者），以清热散结、除水降逆，配伍三两辛咸寒的蜀漆和四两性平潜阳的龙骨（经方中用龙骨最大量者），形成了以清泄肃降为主的方势而制化火邪火逆，表不解则保留桂枝解表，以达到清热降逆、化饮除烦、解表散邪之功效。

蜀漆

《本经》：味辛，平。有毒。治疟，及咳逆寒热，腹中癥坚，痞结，积聚，邪气，蛊毒，鬼疰。

《别录》：主治胸中邪结气，吐出之。

蜀漆为常山苗，常山"味苦（性）寒"（《本经》）、"辛（性）微寒"（《别录》），综合仲景用法，蜀漆味辛咸性寒。阳明热盛或热结或火邪上逆熏蒸，或水热互结时，常用蜀漆。如《备急千金要方·少小婴孺方上》言蜀漆汤：

治小儿潮热，蜀漆汤方：

蜀漆　甘草　知母　龙骨　牡蛎各半两

右五味，㕮咀，以水四升，煮取一升，去滓。一岁儿少少温服半合，日再。

此方即桂枝去芍药加蜀漆牡蛎龙骨救逆汤之去桂加知母法，"潮热"为阳明火邪之代名词，如《伤寒论》201条"阳明病……必潮热"、208条"阳明病……有潮热"、209条"阳明病，潮热"、229条"阳明病，发潮热"等。

（三）厥阴中风病传气证：桂枝生姜枳实汤

【经文辑录】

心中痞，诸逆，心悬痛，桂枝生姜枳实汤主之。（《金匮要略·胸痹心痛短气病脉证治》）

【方剂组成】

桂枝　生姜各三两　枳实五枚

右三味，以水六升，煮取三升，分温三服。

方干：血痹法、酸药法。

方眼：血痹法＋酸药法。

方势：升、通、泄。

方效：解表散寒，下气散结，降逆除痞，养血除痹。

（四）厥阴中风病传血证：乌梅丸

【经文辑录】

伤寒脉微而厥，至七八日肤冷，其人躁无暂安时者，此为藏厥，非蛔厥也。蛔厥者，其人当吐蛔。令病者静，而复时烦者，此为藏寒。蛔上入其膈，故烦，须臾复止，得食而呕，又烦者，蛔闻食臭出，其人常自吐蛔。蛔厥者，乌梅丸主之。又主久利。（《伤寒论》338条）

【方剂组成】

乌梅三百枚　细辛六两　干姜十两　黄连十六两　当归四两　附子六两，炮，去皮　蜀椒四两，出汗　桂枝六两，去皮　人参六两　黄柏六两

右十味，异捣筛，合治之。以苦酒渍乌梅一宿，去核，蒸之五斗米

下，饭熟捣成泥，和药令相得，内臼中，与蜜，杵二千下，丸如梧桐子大。先食饮服十丸，日三服，稍加至二十丸。禁生冷滑物臭食等。

方干： 干姜附子汤、干姜黄芩黄连人参汤（半）、当归四逆汤（半）、酸药法

方眼： 干姜附子汤＋干姜黄芩黄连人参汤（半）＋当归四逆汤（半）＋酸药法。

方势： 升、降、补、泄、涩、燥、湿。

方效： 解表散寒，化饮温中，清热散结，养血除痹。

第二节
厥阴本病

一　主证主方：小前胡汤

【经文辑录】

小前胡汤，疗伤寒六七日不解，寒热往来，胸胁苦满，默默不欲饮食，心烦喜呕，寒疝腹痛方。胡洽云出张仲景。（《外台秘要·崔氏方一十五首》）

【方剂组成】

前胡八两　半夏半升，洗　生姜五两　黄芩　人参　甘草炙，各三两　干枣十二枚，擘

右七味，切，以水一斗，煮取三升，分四服，忌羊肉、饧、海藻、菘菜。

方干： 厥阴表药（前胡）法、生姜甘草汤、小半夏汤、人参汤（半）、黄芩汤（半）、黄芩加半夏生姜汤（半）。

方眼： 厥阴表药（前胡）法＋生姜甘草汤。

方势： 升、降、通、补、泄。

方效： 解表散邪，补虚清热，温胃化饮，推陈致新。

按： 类厥阴本病与少阳本病阴阳相应，少阳本病表里、寒热、虚实交互，而以正邪交争、寒热往来为所急所苦；类厥阴本病表里、寒热、虚实交互，而以虚实夹杂、寒热杂错为所急所苦。

小前胡汤，即小柴胡汤以前胡易柴胡，并增生姜量为五两而成，加强了温表散寒、温中补虚之功效，故小前胡汤治半病偏阴者为主，而小柴胡汤治半病偏阳者为主。

类厥阴病太阴、阳明夹杂而以太阴虚寒为主，故小前胡汤条文中突出了"寒疝腹痛"里寒失温之候，而用温性之前胡，并重用生姜以温胃补虚、散寒化饮。

而少阳病太阴、阳明夹杂而以阳明邪热为主，故小柴胡汤证以里热蒸腾之候显著，而重用凉性之柴胡，配伍黄芩以清热解郁、除火散结。如小柴胡汤证可见"鼻干"（《伤寒论》231 条），"口苦，咽干"（《伤寒论》263 条），"烦"（《伤寒论》265 条），"苦烦热"（《金匮要略·妇人产后病脉证治》），"大便反坚"（《金匮要略·妇人产后病脉证治》），"蒸蒸而振"（《伤寒论》101 条、149 条），"潮热"（《伤寒论》104 条、229 条、231 条），"身热恶风……手足温而渴者"（《伤寒论》99 条）。

二 病传衍化方

（一）厥阴本病病传水证：生姜泻心汤

【经文辑录】

伤寒汗出解之后，胃中不和，心下痞鞭，干噫食臭，胁下有水气，腹中雷鸣下利者，生姜泻心汤主之。（《伤寒论》157 条）

【方剂组成】

生姜四两，切　甘草三两，炙　人参三两　干姜一两　黄芩三两　半夏半升，洗　黄连一两　大枣十二枚，擘

右八味，以水一斗，煮取六升，去滓，再煎取三升。温服一升，日三服。附子泻心汤，本云加附子。半夏泻心汤，甘草泻心汤，同体别名耳。生姜泻心汤，本云理中人参黄芩汤，去桂枝、术，加黄连并泻肝法。

方干：生姜甘草汤、小半夏汤、干姜黄芩黄连人参汤、理中汤（半）。

方眼：生姜甘草汤。

方势：降、通、补。

方效：散寒化饮，温中止利，清热除水，降逆除痞。

（二）厥阴本病病传火证：半夏泻心汤

【经文辑录】

伤寒五六日，呕而发热者，柴胡汤证具，而以他药下之，柴胡证仍在者，复与柴胡汤。此虽已下之，不为逆，必蒸蒸而振，却发热汗出而解。若心下满而鞕痛者，此为结胸也，大陷胸汤主之。但满而不痛者，此为痞，柴胡不中与之，宜半夏泻心汤。（《伤寒论》149条）

呕而肠鸣，心下痞者，半夏泻心汤主之。（《金匮要略·呕吐哕下利病脉证治》）

【方剂组成】

半夏半升，洗　黄芩　干姜　人参　甘草炙，各三两　黄连一两　大枣十二枚，擘

右七味，以水一斗，煮取六升，去滓，再煎取三升。温服一升，日三服。须大陷胸汤者，方用前第二法。一方用半夏一升。

方干： 半夏干姜散、干姜黄芩黄连人参汤、理中汤（半）。

方眼： 半夏干姜散。

方势： 降、通、补。

方效： 清热散结，和胃止呕，温中化饮，降逆除痞。

按： 太阳"伤寒五六日"，则可入里传变，太阳以传少阳和阳明为主。且五六日间多传入少阳，故现"呕而发热"等"柴胡证"。仲景书中常以"柴胡证"代表少阳病，以"桂枝证"代表太阳病。欲诠释149条，需彻解"柴胡证"病机与治则，而知本条为少阳病误下后一源三岐之滥觞也。

"呕而发热者，柴胡汤证具"，少阳柴胡证可有呕和发热，但非见呕而发热即可断为少阳病。如：

伤寒五六日中风，往来寒热，胸胁苦满，嘿嘿不欲饮食，心烦喜呕，或胸中烦而不呕，或渴，或腹中痛，或胁下痞鞕，或心下悸、小便不利，或不渴、身有微热，或咳者，小柴胡汤主之。（《伤寒论》96条）

伤寒五六日，头汗出，微恶寒，手足冷，心下满，口不欲食，大便鞕，脉细者，此为阳微结。必有表，复有里也。脉沉，亦在里也。汗出为阳微。假令纯阴结，不得复有外证，悉入在里，此为半在里半在外也。脉虽沉紧，不得为少阴病。所以然者，阴不得有汗，今头汗出，故知非少阴也，可与小柴胡汤。设不了了者，得屎而解。（《伤寒论》

148 条）

96 条、148 条、149 条三条，皆为伤寒五六日病传少阳柴胡证，除了"呕而发热"，尚具诸多繁杂证候，此即少阳病"必有表，复有里""半在里半在外"病机特点所致。证候虽繁，但结合少阳病篇提炼后，可知少阳病柴胡证具有七种典型症状，即 263 条之"少阳之为病，口苦、咽干、目眩"和 96 条的"往来寒热，胸胁苦满，嘿嘿不欲饮食，心烦喜呕"。

而从病机的高度来俯瞰，所有外在之症状皆由内在之病机引起，故少阳病柴胡证必须符合四大典型病机：

1. 正邪交争于半表里（往来寒热）

2. 上焦郁火（口苦，咽干）

3. 中焦胃虚（嘿嘿不欲饮食，胸胁苦满）

4. 下焦饮逆（心烦喜呕，目眩）

既然"柴胡汤证具"，为何会"以他药下之"？因为少阳病首先是禁汗的，如"少阳不可发汗，发汗则谵语。此属胃，胃和则愈，胃不和，烦而悸—云躁。"（《伤寒论》265 条）而汗法和下法是汉晋医者常用的治法，既然不可汗，又属胃，医者就误用了攻下肠胃的治法而导致出现三种类型的变证。

若少阳病柴胡汤证具备时，正确的治法只需用柴胡汤去和解外邪（《伤寒论》104 条小柴胡汤以解外）、宣通上焦（《伤寒论》230 条上焦得通）、肃降津液（《伤寒论》230 条津液得下）、调和胃气（《伤寒论》230 条胃气因和）而推陈致新（《本经》柴胡药证），则半表之邪可得汗而解（《伤寒论》230 条），在半里之邪可得屎而解（《伤寒论》148 条）。

是以少阳柴胡证必须用柴胡汤兼顾表里、三焦、胃气、津液，和解而润下，若单纯用他药攻下，会出现三种变证：

1. 柴胡证（少阳证）

"此虽已下之，不为逆"（《伤寒论》149 条）。当攻下力度较轻或病家正气尚支，胃气津液亏损未甚，病邪仍在少阳病位，还属柴胡汤所主范畴，则复与柴胡汤调和表里、和胃养津，可得战汗而解。

2. 结胸证（阳明证）

"病发于阳，而反下之，热入因作结胸"（《伤寒论》131 条）。结胸证见心下满、硬、痛，需用大陷胸汤峻下热实对治。

3. 痞证（类厥阴证）

"病发于阴，而反下之，（寒入）因作痞也"（《伤寒论》131 条）。阴证为主而兼热的寒热杂错之痞证心下以满，常伴有"呕而肠鸣"（《金匮要略·呕吐哕下利病脉证治》），则需用半夏泻心汤去调和寒热虚实以对治。

（三）厥阴本病病传气证：旋覆代赭汤

【经文辑录】

伤寒发汗、若吐、若下，解后，心下痞鞕，噫气不除者，旋覆代赭汤主之。（《伤寒论》161 条）

【方剂组成】

旋覆花三两　人参二两　生姜五两　代赭一两　甘草三两，炙　半夏半升，洗

大枣十二枚，擘

右七味，以水一斗，煮取六升，去滓，再煎取三升。温服一升，日三服。

方干：生姜甘草汤、生姜半夏汤、人参汤（半）、石散法。

方眼：生姜半夏汤。

方势：降、沉、通、补、轻、重。

方效：和胃止呕，降逆除痞，温中化饮，补虚散寒。

（四）厥阴本病病传血证：甘草泻心汤

【经文辑录】

伤寒中风，医反下之，其人下利日数十行，谷不化，腹中雷鸣，心下痞鞕而满，干呕，心烦不得安。医见心下痞，谓病不尽，复下之，其痞益甚。此非结热，但以胃中虚，客气上逆，故使鞕也，甘草泻心汤主之。（《伤寒论》158 条）

狐惑之为病，状如伤寒，默默欲眠，目不得闭，卧起不安。蚀于喉为惑，蚀于阴为狐。不欲饮食，恶闻食臭，其面目乍赤、乍黑、乍白。蚀于上部则声喝一作嗄，甘草泻心汤主之。（《金匮要略·百合狐惑阴阳毒病证治》）

【方剂组成】

甘草四两，炙　黄芩三两　干姜三两　半夏半升，洗　大枣十二枚，擘　黄连

一两

右六味，以水一斗，煮取六升，去滓，再煎取三升。温服一升，日三服。臣亿等谨按：上生姜泻心汤法，本云理中人参黄芩汤，今详泻心以疗痞。痞气因发阴而生，是半夏、生姜、甘草泻心三方，皆本于理中也，其方必各有人参。今甘草泻心中无者，脱落之也。又按《千金》并《外台秘要》治伤寒䘌食，用此方，皆有人参，知脱落无疑。

方干：甘草干姜汤、半夏干姜散、干姜黄芩黄连人参汤、理中汤（半）。

方眼：甘草干姜汤。

方势：降、通、补。

方效：益胃生津，补虚止利，养血生肌，降逆除痞。

【附】泻心汤源流详考兼论广痞证

1. 三泻心汤条文汇集

（1）半夏泻心汤

半夏半升，洗　黄芩　干姜　人参　甘草炙，各三两　黄连一两　大枣十二枚，擘

右七味，以水一斗，煮取六升，去滓，再煎取三升。温服一升，日三服。

伤寒五六日，呕而发热者，柴胡汤证具，而以他药下之，柴胡证仍在者，复与柴胡汤。此虽已下之，不为逆，必蒸蒸而振，却发热汗出而解。若心下满而鞕痛者，此为结胸也，大陷胸汤主之。但满而不痛者，此为痞，柴胡不中与之，宜半夏泻心汤。（《伤寒论》149条）

呕而肠鸣，心下痞者，半夏泻心汤主之。（《金匮要略·呕吐哕下利病脉证治》）

（2）生姜泻心汤

生姜四两，切　甘草三两，炙　人参三两　干姜一两　黄芩三两　半夏半升，洗　黄连一两　大枣十二枚，擘

右八味，以水一斗，煮取六升，去滓，再煎取三升。温服一升，日三服。附子泻心汤，本云加附子。半夏泻心汤，甘草泻心汤，同体别名耳。生姜泻心汤，本云理中人参黄芩汤，去桂枝、术，加黄连并泻肝法。

伤寒汗出解之后，胃中不和，心下痞鞕，干噫食臭，胁下有水气，腹中雷鸣下利者，生姜泻心汤主之。（《伤寒论》157条）

（3）甘草泻心汤

甘草四两，炙　黄芩三两　干姜三两　半夏半升，洗　大枣十二枚，擘　黄连一两

右六味，以水一斗，煮取六升，去滓，再煎取三升。温服一升，日三服。臣亿等谨按：上生姜泻心汤法，本云理中人参黄芩汤，今详泻心以疗痞。痞气因发阴而生，是半夏、生姜、甘草泻心三方，皆本于理中也，其方必各有人参。今甘草泻心中无者，脱落之也。又按《千金》并《外台秘要》治伤寒䘌食，用此方，皆有人参，知脱落无疑。

伤寒中风，医反下之，其人下利日数十行，谷不化，腹中雷鸣，心下痞鞭而满，干呕，心烦不得安。医见心下痞，谓病不尽，复下之，其痞益甚。此非结热，但以胃中虚，客气上逆，故使鞭也，甘草泻心汤主之。（《伤寒论》158 条）

狐惑之为病，状如伤寒，默默欲眠，目不得闭，卧起不安。蚀于喉为惑，蚀于阴为狐。不欲饮食，恶闻食臭，其面目乍赤、乍黑、乍白。蚀于上部则声喝一作嗄，甘草泻心汤主之。（《金匮要略·百合狐惑阴阳毒病证治》）

2. 生姜泻心汤方后注如何解读（重点阐述"本云理中人参黄芩汤，去桂枝、术，加黄连并泻肝法"如何转变为三泻心汤）

（1）林亿等宋医官们的解读：现在通行的宋本《伤寒论》生姜泻心汤与甘草泻心汤方下各有一段论注，生姜泻心汤方下的论注是原书的，甘草泻心汤方下的注是林亿等北宋医官注述的。

故在赵开美明刻宋本《仲景全书》影印本中，生姜泻心汤后注为大字，而甘草泻心汤后"臣亿等谨按"是小字（部分严谨的现代印制版此处亦保留了大小字的区别）。

而更早于宋本的版本如《康平本伤寒论》，出现在宋本《伤寒论》生姜泻心汤后注文其实是列于甘草泻心汤方下的，亦无"臣亿等谨按……知脱落无疑"这段话。由此可知，宋本甘草泻心汤后注确是林亿等整理《伤寒论》时加入的，相当于医官们的读书笔记。

这段读书笔记可分为四段：

①生姜泻心汤法出于理中人参黄芩汤（但林亿并未考证出理中人参黄芩汤为何方）。

②三泻心汤是治痞的，它们都有阴病的层面，所以半夏泻心汤、甘草泻心汤、生姜泻心汤的源出都与理中汤相关。

③既本于理中汤，必有人参，是以甘草泻心汤六味之误是因遗漏人参。

④《千金》《外台》的甘草泻心汤中皆有人参，可佐证此处脱漏，应当补入。

其实这四段论述都证明了甘草泻心汤是有人参的，这个论点很正确，也提示了后学者，其实北宋医官在整理《伤寒论》时，亦参考补入了《备急千金要方》《外台秘要》《古今录验方》《近效方》等经方资料。然医官们并未解释"本云理中人参黄芩汤，去桂枝、术，加黄连并泻肝法"这段关乎三泻心汤前世今生的重要条文。而且将"理中人参黄芩汤"简约成理中汤，对理中人参黄芩汤何来桂枝之说模糊带过，留下一个千百年的悬案，至今未解。

（2）考证解读

> 附子泻心汤，本云加附子。半夏泻心汤，甘草泻心汤，同体别名耳。生姜泻心汤，本云理中人参黄芩汤，去桂枝、术，加黄连并泻肝法。

此段文字即蕴含着附子泻心汤、半夏泻心汤、甘草泻心汤、生姜泻心汤、理中汤、人参黄芩汤的前世今生，非常重要。

"本云理中人参黄芩汤"，这里面存在着一个断句的问题，其实应该断为"本云：理中、人参黄芩汤"，即分指理中汤与人参黄芩汤二方。但宋本《仲景全书》并无"理中人参黄芩汤"方，而理中汤（人参汤）中无黄芩，黄芩汤中又无人参，且理中汤、人参汤、黄芩汤中皆无桂枝，可谓左右掣肘，迷雾重重。

编者经考证解读如下：

1)《外台》(六物)黄芩汤即是人参黄芩汤。

"本云理中人参黄芩汤，去桂枝、术，加黄连"，理中汤有术而无桂枝，则桂枝应在人参黄芩汤中。

而纵览《伤寒论》《金匮要略》，人参黄芩相配伍且含桂枝的经方有四首：柴胡桂枝汤、侯氏黑散、黄连汤、《外台》(六物)黄芩汤。

柴胡桂枝汤去桂枝后还剩柴胡、白芍、黄芩、半夏、人参、甘草、生姜、大枣，而柴胡、芍药皆与三泻心汤不侔；且《伤寒论》149条半夏泻心汤条明言"柴胡不中与之"之诫，是以首先可排除柴胡剂。

侯氏黑散去人参、黄芩、桂枝外，还剩菊花、细辛、防风、川芎、当归、桔梗、茯苓、干姜、白术、牡蛎、矾石，此等药物与三泻心汤的理法治则迥异。且侯氏黑散属五石散类方，主"大风，四肢烦重，心中恶寒不足"(《金匮要略·中风历节病脉证并治》)，并疗"风癫"等风疾之候(《外台秘要·风癫方七首》)，方剂功效完全不同于泻心类方。

黄连汤体例与三泻心汤相类,亦有桂枝,但缺少黄芩,且含有黄连并以为方名,这与论注中"加黄连"之说又相互矛盾,故亦被排除在外。

经分析后仅剩《外台》(六物)黄芩汤,其组成为:人参、黄芩、干姜、半夏、桂枝、大枣,既有人参、黄芩,又有桂枝,去桂后则剩人参、黄芩、干姜、半夏、大枣,诸药恰是三泻心汤之主干而必具之品;"本云理中、人参黄芩汤,去桂枝、术,加黄连",则理中汤去术后还剩人参、干姜、炙甘草,和合《外台》(六物)黄芩汤去桂枝再加入黄连,即得到了七味药物的配方:人参、干姜、炙甘草、黄芩、黄连、大枣、半夏。这是完整的半夏泻心汤与甘草泻心汤的药味,所以这两方叫作"同体别名",再加生姜则为生姜泻心汤。而在古代,生姜是"生者尤良"(《本经》)的干姜之特殊使用一法。

上段推理考据于2010年,成文并用于教学中,数年后编者得阅洪武钞本(抄自北宋绍圣三年)《金匮要略方》,找到了直接的证据来支持上述推论,在该书《呕吐哕下利病脉证治第十七》中记载:

干呕下利,黄芩汤主之,方《玉函经》云:人参黄芩汤:

黄芩 人参 干姜各三两 桂枝去皮,二两 大枣十二枚,擘 半夏半升,洗

右六味,哎咀,以水七升,煮取三升,去滓,温分三服。见《外台》。

显而易见,这个黄芩汤与《伤寒论》中的黄芩汤(黄芩、芍药、甘草、大枣)并非同一张方,后人为区别《伤寒论》中的黄芩汤而称其为(六物)黄芩汤或《外台》(六物)黄芩汤。

更重要的是,从洪武钞本补入《玉函经》的方名,可以得知此方即为养在深闺人未识的人参黄芩汤。人参黄芩汤确切是当有桂枝的,"人参黄芩汤去桂枝"之说确实成立。如此一来,就可完全与《伤寒论》中生姜泻心汤方后论注相印证。

重新整合解读这段论注如下:

半夏泻心汤,甘草泻心汤,同体别名耳。

同体,谓药物相同,区别仅在于甘草泻心汤比半夏泻心汤多用了一两甘草,因加重甘草比例使得方势、功效有所不同,故别取一名;同体别名的半夏泻心汤、甘草泻心汤再加"生姜泻心汤",此三方皆"本云理中汤""人参黄芩汤"之变方也。

如何变化？理中汤去"术"，则剩人参、干姜、甘草；人参黄芩汤（六物黄芩汤）"去桂枝"，则剩黄芩、人参、干姜、大枣、半夏；再"加黄连"，"并泻肝法"，即合并进泻肝法则。

如何泻肝？《内经》云："肝苦急，急食甘以缓之"，《辅行诀》："陶云……肝苦急，急食甘以缓之，适其性而衰之也"，则此组药物中甘草、大枣等甘药之甘补益中缓急也。

经此番演变，可得干姜、黄芩、黄连、人参、半夏、炙甘草、大枣这组药物。此即完整的半夏泻心汤与甘草泻心汤药味，故曰此两方"同体别名"，仅甘草剂量不同而已，再加"生者尤良"（见《本经》干姜条）之生姜，则又会成为生姜泻心汤。故云"是半夏、生姜、甘草泻心三方，皆本于理中也"。

2）"附子泻心汤，本云加附子"为衍文。

"附子泻心汤，本云加附子"是一段衍文，本应附于《金匮要略》泻心汤后始当，如此，即可与大黄黄连泻心汤形成完整脉络，整理附述如下：

①先从大黄黄连泻心汤

伤寒大下后，复发汗，心下痞，恶寒者，表未解也。不可攻痞，当先解表，表解乃可攻痞。解表宜桂枝汤，攻痞宜大黄黄连泻心汤。（《伤寒论》164条）

心下痞，按之濡，其脉关上浮者，大黄黄连泻心汤主之。（《伤寒论》154条）

大黄黄连泻心汤

大黄二两　黄连一两

右二味，以麻沸汤二升渍之，须臾绞去滓。分温再服。

②演变成泻心汤

心气不足（编者按：《千金》作"心气不定"），吐血、衄血，泻心汤主之。（《金匮要略·惊悸吐衄下血胸满瘀血病脉证治》）

泻心汤方

大黄二两　黄连 黄芩各一两

右三味，以水三升，煮取一升，顿服之。

③泻心汤方加附子即是附子泻心汤

心下痞，而复恶寒汗出者，附子泻心汤主之。（《伤寒论》155条）

大黄二两　黄连一两　黄芩一两　附子一枚，炮，去皮，破，别煮取汁

292

右四味，切三味，以麻沸汤二升渍之，须臾绞去滓，内附子汁。分温再服。

故言："附子泻心汤，本云（泻心汤）加附子。"可知宋本《伤寒论》大黄黄连泻心汤条下林亿之注："臣亿等看详，大黄黄连泻心汤，诸本皆二味。又后附子泻心汤，用大黄、黄连、黄芩、附子，恐是前方中亦有黄芩，后但加附子也。故后云附子泻心汤，本云加附子也。"不当也，即大黄黄连泻心汤有黄芩之说不能成立，此未详参《金匮要略》之故也。

另，本方煎服法，是大黄黄连泻心汤方后注错简所致，当从泻心汤煎服法，四药同煎为宜。

（3）痞有阴、阳、半阴阳之别，并非皆是"发阴而生"：林亿按曰："今详泻心以疗痞，痞气因发阴而生"（《伤寒论》甘草泻心汤条文下按），而详考痞证在仲景书中有三类。

①里之虚寒之痞，太阴之痞也，以里虚为主，人参汤（理中汤）[1]温补以主之。当病传为以里寒为主时，可转成腹满寒疝，不能食、大寒痛而不可近的大建中汤证（津液受寒而凝，则出现相对津液不足的虚燥虚烦虚满，大建中汤温中散寒、补虚润燥以主之），如：

胸痹，心中痞，留气结在胸，胸满，胁下逆抢心……人参汤亦主之。（《金匮要略·胸痹心痛短气病脉证治》）

②里之实热之痞，阳明之痞也，以里热为主，大黄黄连泻心汤寒下以攻之。当病传为以里实为主时，可转成腹满热结，不能食、大热痛而不可近的三承气汤证（津液受热而干，则出现绝对津液不足的实燥实烦实满，三承气汤苦寒攻下、急下存津以主之）。

当病传为其热亦虚时，可转成虚劳里急，不能食[2]、急刺痛而喜温喜按的三建中汤证（在三泻心汤类方病机中津液因虚寒不化而成水饮为主要病机，转成三建中汤证后，因虚热耗伤，津血被灼，则出现津血绝对不足的虚燥虚烦虚满，三建中汤甘缓滋养、调和营卫以主之）。

---

[1] 人参汤治痞：胸痹，心中痞，留气结在胸，胸满，胁下逆抢心，枳实薤白桂枝汤主之，人参汤亦主之。（《金匮要略·胸痹心痛短气病脉证治》）

[2] 建中汤证多不能食：《金匮要略·妇人产后病证治》附方："《千金》内补当归建中汤：治妇人产后虚羸不足，腹中刺痛不止，吸吸少气，或苦少腹中急，摩痛引腰背，不能食饮。产后一月，日得服四五剂为善，令人强壮，宜。"

③里之虚实寒热杂错之痞，厥阴之痞也，而厥阴以偏于太阴里寒虚为重，故言"痞气因发阴而生"。即三泻心汤证之痞以发于人参汤（理中汤）太阴虚寒证为主也。

（4）从人参汤（理中汤）、人参黄芩汤［《外台》（六物）黄芩汤］到干姜黄芩黄连人参汤

伤寒本自寒下，医复吐下之[1]，寒格，更逆吐下，若食入口即吐，干姜黄芩黄连人参汤主之。（《伤寒论》359条）

干姜　黄芩　黄连　人参各三两

右四味，以水六升，煮取二升，去滓。分温再服。

本条论述伤寒表未解而病传入里，不但出现虚寒下利，而且兼有呕吐。如何得知？"医复吐之"，"复"是本有呕吐，医者又用吐法逆治，此则为复吐之。故而形成上热下寒的寒格证，病情更为复杂。故云"更逆吐下"，逆，是逆治的意思；"更"，是"更"逆吐和"更"逆下之意。此则又证明病家本有吐下，否则何言"更逆吐下"。

更逆吐下，若食入口即吐，干姜黄芩黄连人参汤主之。

人参汤、人参黄芩汤、干姜黄芩黄连人参汤，于方名可读出，人参汤倚重人参，则证以胃虚为主；人参黄芩汤倚重人参、黄芩，则证以胃虚兼热为主；干姜黄芩黄连人参汤将方中四味药并举为方名，则其证以寒热格拒、虚实杂错为主。

显而易见，比起人参汤（理中汤）、人参黄芩汤［《外台》（六物）黄芩汤］，干姜黄芩黄连人参汤单凭一方就可凸显出三泻心汤的方根和主干，并且此方证的形成也确实与人参汤、人参黄芩汤的条文密切相关，甚或有直接从此两方证误治而来之迹象。

①从人参汤到干姜黄芩黄连人参汤

或问：理中汤证如何转为干姜黄芩黄连人参汤证？为何干姜黄芩黄连人参汤是理中汤去白术、甘草，加黄芩、黄连？

答曰：欲明此理，需参看如下条文。

理中汤（丸）条文：

霍乱，头痛、发热、身疼痛，热多欲饮水者，五苓散主之。寒多不用水者，理中丸主之。（《伤寒论》386条）

---

[1] 医复吐下之:《金匮玉函经》《脉经》《千金翼方》皆作"医复吐之"，当从。

大病差后，喜唾，久不了了，胸上有寒，当以丸药温之，宜理中丸。(《伤寒论》396条)

胸痹，心中痞，留气结在胸，胸满，胁下逆抢心，枳实薤白桂枝汤主之，人参汤亦主之。(《金匮要略·胸痹心痛短气病脉证治》)

如上所述，理中汤主治"头痛，发热，身疼痛""喜唾""痞""胸满，胁下逆抢心"等类似太阳病桂枝证（头痛，发热，身疼痛）和上焦水饮停留之候（喜唾、痞、胸满，胁下逆抢心），而这一系列症状又与误吐而致的干姜黄芩黄连人参汤证密切相关。

"伤寒本自寒下"，伤寒表不解，还伴虚寒下利，正确的治法应先救里，或表里兼治以里为主。治里的主方是理中汤；表里兼治以里为主，主方是人参黄芩汤[即《外台》（六物）黄芩汤]。

至于医者为何用吐法其实亦有所本：

病如桂枝证，头不痛，项不强，寸脉微浮，胸中痞鞕，气上撞咽喉，不得息者，此为有寒，当吐之一云此以内有久痰，宜吐之。(《伤寒论·辨可吐》)（编者按：此段亦见于《脉经》卷七。)

可见这组证候与理中汤证极为相似，但却是一组可吐，一组不可吐。

而医者若"省病问疾，务在口给"，听闻病家"病如桂枝证"，或粗略问得尚有"心中痞，留气结在胸，胸满，胁下逆抢心"，套用症状"病如桂枝证"再兼"胸中痞鞕，气上撞咽喉，不得息"，则以为可吐之证，故用吐剂治疗，而忽略了"头痛，发热，身疼痛"证候与吐法"头不痛，项不强"不尽相同，更忽略了虚寒下利之候。此皆寻常医者按寸不及尺，握手不及足，相对斯须便处（吐剂）汤药之误也。

具体到359条"伤寒本自寒下"与理中汤误治的联系，就在病家应先以理中汤实里而后解表，而医者却误用吐法。吐法之中，汗法存焉，吐法往往伴随汗出，故而一吐一汗，表亦得解。

但由于不是正治，加之上焦津液丢失过重，太阳表邪得传阳明里位，邪热在阳明里位燔灼，而下焦的虚寒下利尚未解，即成寒热格拒之况，称为寒格，以"更逆吐下"为所急所苦，即上吐下泄更为严重。

胃反是"朝食暮吐，暮食朝吐，宿谷不化"，食物在胃中尚可停留半日，而寒格是"食入口即吐"，根本无停留的时间。

由于食物在胃中不能停留，并不需要补胃消食，故去掉"消食"(《本经》)

之白术与补胃之甘草；又则干姜黄芩黄连人参汤证寒格是寒热格拒，上热下寒，上吐下利，食入即吐，津液大伤，需急救胃中津液，故保留人参，人参且可止"吐逆"（《别录》）；寒下，故保留干姜，且干姜既可以止利以治"下利"（《本经》），又可以下气以治呕逆疗"霍乱"（《别录》）；而对治上热则选用黄芩、黄连这两味既能清热又能止利的药物（《本经》：黄芩治"肠澼泄利"；黄连治"肠澼""下利"）。

上药皆是药简力繁，身兼数任，此乃仲景经方之一贯风格也，如此即从理中汤而转成干姜黄芩黄连人参汤。

②从人参黄芩汤到干姜黄芩黄连人参汤

或问：人参黄芩汤［《外台》（六物）黄芩汤］证如何转为干姜黄芩黄连人参汤证？为何干姜黄芩黄连人参汤是人参黄芩汤去桂枝、半夏、大枣，加黄连？

答曰：欲明此理，需要参看如下条文。

人参黄芩汤［《外台》（六物）黄芩汤］条文：

干呕下利，黄芩汤主之，方《玉函经》云：人参黄芩汤：（洪武钞本《金匮要略·呕吐哕下利病脉证治》）

黄芩　人参　干姜各三两　桂枝二两，去皮　大枣十二枚，擘　半夏半升，洗

右六味，㕮咀，以水七升，煮取三升，去滓，温分三服。见《外台》［即《外台》（六物）黄芩汤］。

病胸上诸实一作寒，胸中郁郁而痛，不能食，欲使人按之，而反有涎唾，下利日十余行，其脉反迟，寸口脉微滑，此可吐之。吐之，利则止。（《伤寒论·辨可吐》）（编者按：此经方吐法治利法则。）

少阴病，饮食入口则吐，心中温温欲吐复不能吐者，宜吐之。（《伤寒论·辨可吐》）（编者按：此经方吐法治吐法则。）

可知仲景书中确有用吐法治下利者，亦有用吐法治呕吐者。治下利用吐法者，上焦痰实证所致之利也；治呕吐用吐法者，上焦胸中感外邪所致之吐也。

故《证治准绳·伤寒·卷一》曰："凡病在膈上者，脉大胸满多痰者，食在胃口脉滑者，俱宜吐之。华佗谓伤寒三四日，邪在胸中者，宜吐之，凡吐用瓜蒂散，或淡盐汤，或温茶汤与之。"可见在汉代，仲景与华佗诸经方名家，皆遵守此治法治则。

如上所述，"伤寒本自寒下"的呕利是兼表证的，当需表里兼治以里为主、当用人参黄芩汤［《外台》（六物）黄芩汤］时，医者误用吐剂（医复吐之），造成病家"寒格，更逆吐下"和"食入口即吐"的干姜黄芩黄连人参汤证出现。

人参黄芩汤转成干姜黄芩黄连人参汤的轨迹，即因此时证候是表解而里未和也。由于吐法兼汗法而使得太阳表证得解，故去解表发汗之桂枝；吐后津液更伤，故去除水耗津之半夏，而留止"吐逆"（《别录》）救津液之人参。

寒热格拒食入即吐，治法贵在辛温苦寒之配伍急除其寒热，而不在于甘药缓补健胃，故去大枣而保留干姜、黄芩，再加入止吐止利之黄连，经过这一系列救逆的方药法则随证转换之后，人参黄芩汤即变为干姜黄芩黄连人参汤。

（5）理中法则以干姜为主及干姜黄芩黄连人参汤可作为三泻心汤之广泛方眼解

正如林亿考证所言："是半夏、生姜、甘草泻心三方，皆本于理中也"，而仲圣书中凡是理中法则必须以干姜为主，故《本经》明言干姜"温中"，与之呼应的亦有《伤寒论》386条："寒多不用水者，理中丸主之"、《伤寒论》396条："胸上有寒[1]，当以丸药温之，宜理中丸"。

不单理中法，伤寒经方中能贯穿诸如理中、建中、三泻心法亦皆是以干姜（或"生者尤良"的生姜）为主药。如理中汤、理中丸皆用干姜三两；大建中汤用干姜四两；小建中汤则用生姜三两；半夏泻心汤、甘草泻心汤皆用干姜三两；而人参汤（理中汤）与干姜黄芩黄连人参汤用干姜三两，人参黄芩汤［《外台》（六物）黄芩汤］用干姜二两，生姜泻心汤用干姜一两、生姜四两。

既言"是半夏、生姜、甘草泻心三方，皆本于理中也"，又知贯穿理中的法则是以干姜为主，这也就是为什么三泻心汤方名虽曰"泻心"，但是在治法中却往往能体现出"理中"药势之缘由。本于理中，此理中即理中人参黄芩汤之简称也。更重要的是，干姜黄芩黄连人参汤证的形成与方剂的来源更是与此两方息息相关。

与人参汤（理中汤）、人参黄芩汤［《外台》（六物）黄芩汤］相比，干姜黄芩黄连人参汤更是一张一箭即可三雕、一方即可贯穿三泻心汤三方的方眼，即半夏泻心汤、生姜泻心汤、甘草泻心汤三方皆含有干姜黄芩黄连人参汤之主干也。

表1　从理中人参黄芩汤到三泻心汤简表

甘草泻心汤	半夏泻心汤	生姜泻心汤
益胃生津	清热散结	散寒化饮
补虚止利	和胃止呕	水逆表寒
更近于理中汤	更近于干姜黄芩黄连人参汤	更近于人参黄芩汤

---

[1] 胸上有寒：通行的赵本《伤寒论》396条："大病差后，喜唾，久不了了，胸上有寒，当以丸药温之，宜理中丸。"而考更早、更古朴的版本——《金匮玉函经》、成本《注解伤寒论》，则皆为"胃上有寒"。胸者，上（焦）也；胃者，中（焦）也，既言理中则当是理胃，故当从《玉函》及成本《注解伤寒论》。

后记

"经典经方"是编者在读《伤寒》用《伤寒》过程中提出的一个学术概念，其特点是严格遵循仲景的方药结构，不加不减原方原量地施用经方，以区别于具有加减变化合方学术特点的"宽泛经方"体系。

蒙学子们追随，编者从事"经典经方"学术体系讲授工作已达十余年，坚持网络教学、年会发布、医院授课和临床带教相结合，讲义课件集腋成裘，聚沙成塔，犹感怀医界全窥此体系之呼声日涨，故岂可敝帚自珍，乃不揣浅陋，整理成书，以飨知我爱我者。

本书由经典经方学术体系传承弟子刘建廷医生、林树元博士、刘畅博士等一众才俊参与整理。在统稿和文字校对过程中，杨洋、周帅、付克祥、范辉、李骁原、石贤强、韩嘉如、刘倩、袁亮、谢雨吟、廖琪、张丽萍、钟晓辉、李文龙、卓琪翔、张艺佳等团队内许多优秀同学也协助了相关事宜。

吕玉波院长、冯世纶教授、黄煌教授、曹灵勇教授拨冗作序，人民卫生出版社齐立洁编辑为本书的出版做了大量工作，在此一并致谢！

经典经方学术倡立人　许家栋

庚子年仲秋

心印（代跋）

十年一梦何人追？
松风鹤露洗碧髓。
愚心指月秋夜阑，
素手浇梅春雪瑞。
为凿橘井常苦参[1]，
既佩青囊愿甘遂[2]。
满堂书卷玉竹色[3]，
千载神丹南星晖[4]！

许家栋
庚子年暑月结稿于山东五莲

【用典小释】

[1] 橘井：晋葛洪《神仙传·苏仙公》："天下疾疫……井水一升，橘叶一枚，可疗一人"，后世乃以橘井代指治病救人的良医良药。
　　苦参：本为药名，在这里借读 kǔ cān，苦苦参悟之意。

[2] 青囊：典故源出三国名医华佗，佗曾将医书装满一青囊赠与狱卒，后狱吏亦行医，使得华佗的部分医术流传下来，据此后世用青囊术代指医术。
　　甘遂：本为药名，在这里引申为心甘情愿追随之意。

[3] 玉竹：本为药名，在这里分指玉石与竹子的品性。

[4] 神丹：《伤寒论》有"神丹安可误发"之语，在这里指经方灵验有神丹妙药之誉。
　　南星：本为药名，在这里有星曜生辉之意。

诗意：
坚持用十数年乃至数十年的时间追寻同一梦想能有几人呢？！

要做到这些，需远离灯红酒绿喧哗浮躁，需胸中有丘壑，心底无尘埃；

闭门即是深山，书中自有净土，用心去聆听古人的大音希声；

如是，则愚昧之心也能皓如秋月之明；

中医经典学术之所以能够传承千载绵延不绝，正是因为在历朝历代都有见贤思齐探索奉献的大医学者们去承前启后！

而我们站在这些学术巨人们的肩膀上，怎么可以素手无功惭对先贤呢？

是以要长时精进，勤勉用功，用智慧的醍醐去浇灌心田，让医界绵延不绝地绽放出丰年瑞雪般的清正洁雅学术之花！

只要能够凿开源头活水的经方橘井，正本清源，又何惧那些漫长暗夜里的苦苦参悟？

既然选择了青囊之术来行道救人，我会心甘情愿地用一生去践行！

圣贤的医书不但教给我们治病疗疾的医术，更熏陶出了我们玉石和修竹般的品性；

医圣垂定的经方穿越了历史长河，一如既往的神验直至今天还如星曜一样熠熠生辉，照耀着我们前行！